中医药临床研究数据监查委员会

实践与案例解析

主编 ◆ 王 忠 申春悌

CMDMC

U0201359

中国中医药出版社
·北 京·

图书在版编目（CIP）数据

中医药临床研究数据监查委员会实践与案例解析 /
王忠,申春悌主编 . -- 北京：中国中医药出版社，
2024.12
ISBN 978-7-5132-9039-5

Ⅰ. R24

中国国家版本馆 CIP 数据核字第 20242NV365 号

中国中医药出版社出版

北京经济技术开发区科创十三街 31 号院二区 8 号楼
邮政编码　100176
传真　010-64405721
廊坊市佳艺印务有限公司印刷
各地新华书店经销

开本 710×1000　1/16　印张 16　字数 277 千字
2024 年 12 月第 1 版　2024 年 12 月第 1 次印刷
书号　ISBN 978 - 7 - 5132 - 9039 - 5

定价　69.00 元
网址　www.cptcm.com

服 务 热 线　010-64405510
购 书 热 线　010-89535836
维 权 打 假　010-64405753

微信服务号　zgzyycbs
微商城网址　https://kdt.im/LIdUGr
官 方 微 博　http://e.weibo.com/cptcm
天猫旗舰店网址　https://zgzyycbs.tmall.com

如有印装质量问题请与本社出版部联系（010-64405510）

王　序

当今世界，新一轮科技革命和产业变革深入推进，全球迈入创新密集时代，新理论、新方法、新技术不断涌现，突破固有意识形态和研究范式，催生新质生产力。中医药作为我国极具原创优势的科技资源，在新时代焕发出新的生命力，是我国科技自立自强的重要体现。用好现代评价手段，充分尊重几千年的经验，说明白、讲清楚中医药的疗效是摆在中医人面前的重要任务。

传统中医中药要想被世界认可，走向科学前沿、融入主流医学体系，必须走标准规范之道，这既体现了国家需求，也是学科自身发展的必经之路。现代中医药临床研究在遵循国际规范和指南的同时，在坚守中医原创思维的基础上，创新临床试验组织形式与方法，提高研究质量和效率，积极成为国际临床研究方法的参与者与贡献者。

"工欲善其事，必先利器。"我们要将新的方法运用于中医药研究，首先要坚持重始源，守正创新，深入学习国学哲理，并基于相关学科长期、大量的工作基础；在总结、凝练之时，需要新方法、新思路的涌现作为范例与支撑。在天为玄，在人为道，在地为化，现在面向辽阔的太空、深海的观测都已经展开深入的工作，这是人类科技文明的进步，而数据的整理、数据的监控，以及进一步对数据的发掘，也是非常重要的一项工作。中药新药的研发与注册依赖于对中药临床有效性和安全性的准确评价，同时中药的安全性一直是广受关注的问题。而真实、规范、完整的临床试验数据，是药品安全性和有效性的源头保障。

王忠教授、申春悌教授等编写本书的专家是中医药学界最早关注"临床研究数据监查委员会"的学者，并较早在中药临床研究中付诸实践，推动其在中药临床研究中的广泛应用。本书对建立完整的中药临床研究质量控制和质量保证体系，提高中医药临床研究质量，使中医药临床研究质量尽早达到国际水平具有重要意义。

本书立足于临床研究数据监查委员会工作发展的基础与现状，结合国际药品临床评价与研究中数据监查委员会的定位、作用、工作机制与相关技术规范，结合中医药临床评价的特点，并附以大量的实践案例进行多维、生动的展示，将本土化与国际化结合，实现中医药学术的传承与创新，促进新医学的发展。这将为提高中医药临床研究质量和成功率，逐步建立符合中医药特点并能够得到国际认可的中医药临床研究质量控制体系添砖加瓦。

书稿即将付梓，邀余为序，有感编委学人的信任与鼓励，谨致数语，乐观厥成。

中央文史研究馆馆员、中国工程院院士、中国中医科学院名誉院长　王永炎
2024 年 5 月

马　序

　　数据监查委员会由独立于临床研究组织者、申办方和研究者之外的专家组成，持续监查包括受试者安全在内的各种风险，审查评估安全性或有效性累积数据。设立数据监查委员会是保护受试者安全、保证临床研究科学性的关键措施之一。2015 年，国家药品监督管理局药品审评中心印发的《中药新药临床研究一般原则》中首次提到在中医药临床研究中引入数据监查委员会。2016年，世界中医药学会联合会成立"临床研究数据监查工作委员会"（现更名为"临床数据监查与决策专业委员会"），着力推进数据监查委员会在中医临床研究中的应用与推广，促进中医药临床研究的标准化、规范化发展。

　　中医药作为中华文明和优秀传统文化的杰出代表，对推动构建人类命运共同体具有鲜明特色优势和重大战略作用。习近平总书记强调，我们要发展中医药，注重用现代科学解读中医药学原理。保障临床数据的准确、完整，形成科学的决策建议，推动产生高质量循证证据，是提高中医药临床研究水平的重要环节，更是中医药现代化、产业化和国际化进程中亟待突破的节点。数据监查委员会则是保障产生高质量证据的重要举措与路径。为此，世界中医药学会联合会临床数据监查与决策专业委员会荣誉会长申春悌教授和王忠会长牵头，组织国内外数据监查委员会领域专家组成编写团队，经过两年多的组织、筹划、分工、编写、修改，终于在 2024 年成稿。本书是国内首部体现中医药临床研究数据监查与决策特点的专著，也是国际传统药物临床研究领域首部关于数据监查委员会的专著。该书以案例解析为切入点，以数据监查委员会在不同临床研究场景下发挥决策作用为基础，进行了分类阐释解析。

　　数载耕耘自见功，几番磨琢终成器，该书的出版与发行在中医药临床研究中具有里程碑式的价值。全书内容丰富，案例解析翔实到位，凝聚了临床研究数据监查与决策专业委员会诸多专家的心血，颇具临床价值和指导意义，值得广大中医药临床研究领域学者阅读、借鉴，特此祝贺并为序。

世界中医药学会联合会主席　马建中

2024 年 5 月

前　　言

数据监查委员会（Data Monitoring Committee，DMC），也称数据安全监查委员会（Data and Safety Monitoring Board，DSMB）或独立数据监查委员会（Independent Data Monitoring Committee，IDMC）等，是独立于临床研究组织者、申办者和研究者之外的专家组，持续监查受试者安全性在内的各种风险，审查评估安全性或有效性累积数据，是保护受试者安全、保证临床研究科学性的关键措施。经过几十年的探讨和实践，已有越来越多的制药和医疗器械企业采纳 DMC 审核，DMC 已成为国际上大规模、多中心、高风险的临床研究中不可或缺的组成部分。同时，为了对 DMC 的运行进行规范，欧洲药品管理局（EMEA）和美国食品药品管理局（FDA）分别制定了相应的管理规范和操作指南。

随着我国药品监管机构对药物临床试验的监管力度逐步加强，为进一步保证受试者利益、确保研究科学性与合理性，DMC 也被引入我国相关注册法规技术指导原则中，例如 2015 年发布的《中药新药临床研究一般原则》、2016年先后发布的《儿科人群药物临床试验技术指导原则》《药物临床试验的生物统计学指导原则》《临床试验数据管理工作技术指南》和 2018 年《药物临床试验质量管理规范》均明确提出必要情况下应考虑建立 DMC 及其重要性。直至2020 年发布了《药物临床试验数据监查委员会指导原则（试行）》，这为保护临床试验受试者权益和安全、保证临床试验质量和效率树立了鲜明导向，昭示着一个临床试验监查新时代的到来。

不同国家颁布的 DMC 指南或规范中，DMC 运行的重要原则与程序上基本相同，但不同地域或不同的临床研究中，根据实际情况，DMC 操作和运行的方法也稍有差异。从 2006 年开始，世界中医药学会联合会临床研究数据监查工作委员会首届会长申春悌教授牵头，探索性地将 DMC 逐步应用于地奥心血康胶囊治疗慢性稳定性心绞痛的适应性随机对照临床试验、丹红注射液Ⅳ期临床试验、芪蛭通络胶囊治疗脑梗死恢复期的适应性富集随机对照试验等多项中医药临床研究中。在临床应用的研究过程中，专家团队一致认为中国不能照搬国外经验，而应该根据中医药行业特点及我国临床研究的基本现状灵活变通，实现 DMC 技术规范的本土化，这对于建立完整的中医药临床研究质量控制和质量保证体系、提高中医药临床研究质量具有重要的意义。

为推进 DMC 工作在国内的开展，在世界中医药学会联合会（以下简称"世中联"）原主席李振吉先生的大力支持下，申春悌教授联袂业内多领域专家于 2015 年开始筹建中医药临床研究数据监查工作委员会。2016 年 4 月，工作委员会正式在北京成立。在世中联的大力支持下，工作委员会以中医药 DMC 标准化工作为引领，以 DMC 项目为带动，积极推进中医药临床研究与数据管理的规范化，提高中医药临床研究质量，推动建立符合中医药特点并能够得到国际认可的中医药临床研究质量控制体系。2019 年 10 月，经过专委会成员三年的不懈努力，国内首个中医药临床研究数据监查委员会（CMDMC）的团体标准《中医药临床研究数据监查技术规范》（CMDMC-SOP）由中华中医药学会正式发布。该规范的发布填补了我国中医药临床研究质量控制和质量保证体系的空白，随即引起了业内学术界的广泛响应。

2023 年 2 月，经世中联批推，"临床研究数据监查工作委员会"更名为"临床研究数据监查与决策专业委员会"，旨在进一步发挥专业委员会多学科专家云集优势，强化学术引领，强化开展中医药特色的临床数据监查与评价等研究工作的开展。目前，DMC 在我国的运用发展尚处于起步阶段。很多本土临床研究中，包括中医药领域，DMC 体系尚未得到广泛推进，无论是在理念还是操作流程规范上，或多或少存在一些偏差。同时，国内可供公开查询的应用案例及参考文献也较少，对 DMC 的具体实践、操作过程及所面临的问题缺乏直观的感受。因此，对 DMC 工作流程充分、清晰的系统解析，展示具体、多维的实践案例，将是 DMC 工作有效推进的重点任务，也是推动中医药临床研究规范化的迫切要求。

鉴于此，我们组织具有丰富专业知识及 DMC 经验的专家，以 DMC 标准化操作指南为支撑，依托世界中联临床研究数据监查与决策专业委员会平台，进行《中医药临床研究数据监查委员会实践与案例解析》专著的编写。本书分为上、下两篇，上篇为 DMC 工作的技术规范，围绕 DMC 组建，DMC 与相关参与者和团体的关系，DMC 的独立性、保密性与伦理问题，DMC 运行方式，DMC 中的统计学考量等议题撰写；下篇为典型案例，包括实操全景案例及主题案例；全景案例涵盖从临床研究全过程、全覆盖、全跟踪的动态介入与管理角度阐释 DMC 的实践及其重要意义，呈现完整的 DMC 实践；主题案例则依据 DMC 决策及建议进行了分类，包括继续按照原方案研究执行相关案例、修改方案后开展研究相关案例、终止研究相关案例（有效提前终止、无效提前终止、安全性问题提前终止等）及 DMC 在真实世界研究中或在高风险临床试验应用等相关案例等。案例主要围绕 DMC 建立的目的、想要解决的问题、在相关问题上的运作方式、给出了怎样的决策、申办方对决策的接受情况以及对该案例的点评。此外，主题案例不仅包括 DMC 成功的案例，还包括 DMC 建议失败的案例。

　　本书将帮助相关人员（如试验组织方，申办方，DMC 成员，统计学者，生物伦理专业人员，对临床研究感兴趣的医生、护士等）更清晰地理解 DMC 结构及运作，明晰 DMC 成员职责范围。大量的真实案例可以帮助相关人员解决现实中遇到的困难，推进 DMC 的专业知识、理论与临床实践的融合，保障我国 DMC 工作有效推进，与国际接轨。同时，随着 DMC 开展需求的不断增长，本书也可以作为 DMC 人才培训的教材和参考资料。随着临床研究新技术、新方法的不断革新以及对 DMC 职能新的要求等，欢迎广大读者与编者们进行沟通交流，以便本书与时俱进，不断完善和提高。

王　忠　申春悌

2024 年 8 月

目　录

下　篇

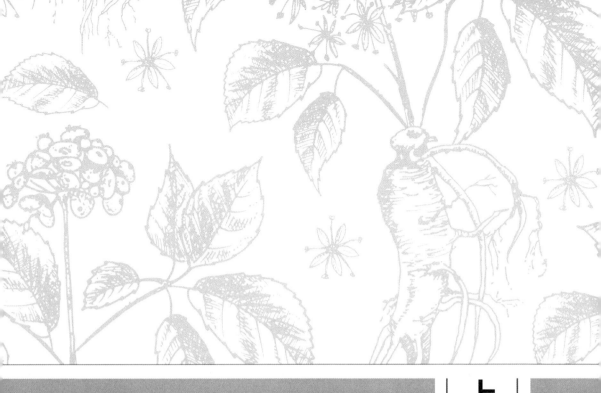

CMDMC

上篇

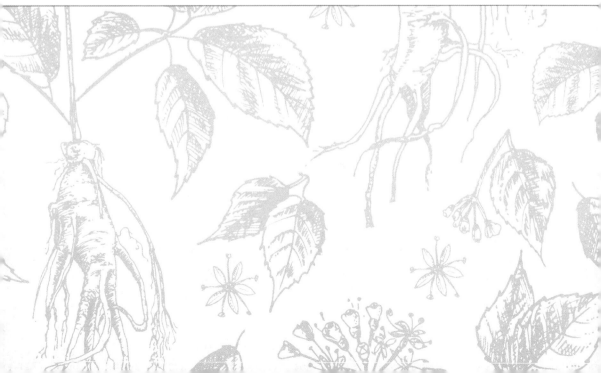

第一章

绪　　论

　　DMC 即数据监查委员会（Data Monitoring Committee），也称为数据和安全监查委员会（Data and Safety Monitoring Board，DSMB）或独立数据监查委员会（Independent Data Monitoring Committee，IDMC），通常是由具有相关专业知识的临床专家及统计学家组成的独立团体。通过定期审查一个或多个正在进行的临床试验过程及其累积数据，如通过查看公开的临床试验安全性或有效性数据，监督试验结果是否达到了完成试验所需的预定量信息，及时发现项目研究中的安全性问题、无效或明显有效性结果，并向指导委员会（Steering Committee，SC）或申办方提出建议，以确保已纳入或即将纳入的受试者的持续安全性及研究数据真实可信，并保障试验结果的科学性和伦理性。

　　临床试验作为评估治疗措施获益 – 风险的重要方式之一，其基本优先事项是保护受试者安全及其权益，以及确保试验数据的完整性。因此，研究者必须对临床试验进行监督，以确保参与试验的患者不会面临不可避免的危害风险，确保临床试验的基本优先事项得到满足。

　　DMC 是临床研究的重要组成部分。一般来说，DMC 的主要任务是安全监测，同时也评估临床试验的其他方面，如研究完整性、研究设计等。如今，DMC 已经发展成为独立的专家委员会，负责保护参与者的安全和试验的数据质量，并监督期中分析的实施和解释。在临床研究中，DMC 的组建应独立于被监查的临床研究项目，且 DMC 所有成员均应与该项目无利益冲突。同时举行周期性的会议，以确保数据能被科学且符合伦理地收集，并确保受试者在整个研究过程中不会暴露在没有必要的风险中。虽然美国食品药品监督管理局（Food and Drug Administration，FDA）的现行法规中并未强制要求设立DMC，但仍有一些政府机构要求临床研究申办方在某些临床试验中必须设立DMC。随着临床试验中保护受试者的观念不断提升，DMC 在临床试验中的应用逐年增加。

第一节 ┃ 历史、现状及发展趋势

一、发展历史

（一）萌芽期及首次应用

DMC 的理念出现于 20 世纪 50 年代开展随机临床试验后不久。20 世纪 60 年代初，DMC 已经成为一些临床试验的组成部分。美国国家心肺血液研究所（NHLBI）最早提出为临时监测临床试验中积累的数据而设立专家委员会，最初 DMC 主要用于由美国国立卫生研究院（National Institutes of Health，NIH）和美国退伍军人事务部（Veterans Administration，VA）等美国联邦机构和国外类似机构主办的大型随机多中心试验中，目的是改善患者生存率或降低严重疾病的发病率（如急性心肌梗死）。1967 年，在北卡大学 Greenberg 博士的带领下，NIH 在严重疾病干预治疗的多中心临床试验中做出了较为规范的 DMC 报告，也称为 Greenberg 报告，该报告指出临床试验需要一个不直接参与该试验的专家咨询小组，主要负责研究方案审核及在临床试验实施过程中提出建议。该报告一方面肯定了监测积累的研究数据对于确保试验参与者安全的必要性，另一方面也强调了 DMC 应邀请研究者、赞助者和调查人员之外的专家顾问参与。考虑到密切参与试验设计和实施的个人可能无法完全客观地审查出现问题的试验数据，独立 DMC 可以用更公正的方式解决这些问题。

首次应用 Greenberg 报告的临床试验为 NIH 主导的冠状动脉药物项目（coronary drug project，CDP），该项目为一项多中心、多组别、安慰剂对照、评价用于治疗心血管病的 5 种降脂药物的临床试验，共纳入 8000 多例患者，预期进行 5 年随访。该研究是最早建立政策委员会的项目，委员会的组建旨在评价该项临床试验的整体进展与实施情况，且该项目在临床试验开始前又成立了一个分委员会，主要目的是评价对于患者的安全性并监查效果，通过分委员会给独立的政策委员会与 NIH 提供建议，今天我们称这个分委员会为 DMC。

CDP 研究小组于 1981 年公布了关于期中结果和 DMC 决策结果的细节。该委员会建议早期停止高剂量的雌激素、低剂量的雌激素与右旋甲状腺素 3 个剂量组。在 CDP 临床研究过程中，DMC 的作用非常明显。在 CDP 之后，NIH 在其他临床研究中也考虑组建与 CDP 中类似的含 DMC 的临床研究组织结构。此后，在由 NIH 或 VA 等政府机构主导的大型多中心临床研究中，DMC 成为其中的重要组成部分。

（二）政策文件初步规范 DMC 的应用

20 世纪 70 年代到 80 年代，DMC 在美国联邦政府资助的试验中被广泛使用，偶尔也用于工业界所资助的试验中。20 世纪 70 年代，VA 提出针对 VA 患者实施临床试验协作组的指南（包含 DMC 指南），这些指南历经不断的修改与更新，目前最新版本为 2013 年版。20 世纪 80 年代，Mayo 诊所的北中腺癌治疗组（North Central Cancer Treatment Group，NCTCG）首次在一项癌症研究中建立 DMC。该 DMC 小组成员包括来自北中腺癌治疗组协调中心的研究成员和统计学家，而非外部专家，即该 DMC 小组不独立于这项癌症临床试验。但该项临床研究中的临时数据仅限于该 DMC 小组成员访问，而非对所有研究者共享，这是当时癌症临床试验研究中的常见做法之一。

1988 年，FDA 发布了数据和安全监测的第一项政策《新药申请中临床和统计部分的格式和内容指南》，该指南要求申办人提交新药申请来描述数据和安全监测计划，但申办人不需要为此建立一个外部委员会。10 年后，美国监察长办公室发表了一份报告，建议 FDA 和 NIH 制定临床试验安全和监测标准。同年，NIH 发布了建立在 1979 年的建议基础上的数据和安全监测要求，要求所有的临床试验都应该为数据安全和监测做好准备。在 1992 年的 NIH 研讨会上，根据数十年的经验，对监查委员会的功能和运作进行了讨论。

1994 年，美国国家癌症研究院（National Cancer Institute，NCI）发布数据监查政策，随后根据数据监查结果资助了同年芬兰关于 α- 生育酚、β- 胡萝卜素的癌症预防试验，以及 1996 年美国 β- 胡萝卜素与视黄醇对癌症治疗有效性的临床试验。1994 年 NIH 院外研究处（Office of Extramural Research）推荐所有 NIH 临床试验考虑组建 DMC。1995 年到 1998 年间，人用药品注册技术要求国际协调理事会（ICH）在 E3、E6 和 E9 的指南中均包含 DMC 相关内容。根据 1998 年的政策，NIH 开展或发起的多项临床试验中，对受试者有伤害风险的临床试验必须有一个"数据和安全监查委员会"，DMC 对受试者的保护作用被着重强调。

（三）DMC 应用于药品和医疗器械行业、制药公司赞助的临床试验

从 20 世纪 90 年代开始，DMC 的应用范围迅速扩大，不少药品和医疗器械行业赞助的试验也将 DMC 纳入其中，几乎所有由美国联邦医疗机构主导的随机临床试验均建立 DMC，其他发达国家由工业界发起的试验也越来越多地应用 DMC。其中主要有以下几个原因：①越来越多的行业赞助试验的死亡率或重大发病率提高。②在赞助重大临床试验方面，工业界和政府之间的合作越来越多，导致在政府资助机构的政策下进行的工业试验往往要求有 DMC。③工业界对于临床试验行为和分析中可能存在不准确或有偏见结果的认识提高，需要采取措施防止此类问题发生。④伦理委员会更加关注正在进行的多中心临床试验的数据监查和患者安全。

继药品和医疗器械行业赞助的临床试验中设立 DMC 后，制药公司赞助的临床试验中也开始设立 DMC。究其原因有四：① 20 世纪 80 年代及 90 年代初，制药公司赞助的临床试验中，使用替代指标来获得临床终点事件（如死亡）的研究逐渐增多，引起了研究者对替代指标可靠性的担忧。②制药公司和 NIH 在心血管和艾滋病研究等领域的合作，制药公司接触 NIH 的新临床试验模式（特别是 DMC 负责的期中监测独立性）越来越多，研究人员强烈建议在制药公司的临床试验中也设立 DMC。③ FDA 逐渐建议制药公司为某些类型的试验建立 DMC。④伦理委员会对于正在进行的试验的数据监查和多中心试验中患者的安全存在担忧。

（四）政策文件进一步规范 DMC 的应用

2005 年 7 月，欧洲药品评价局（European Medicines Evaluation Agency，EMEA）发布了针对 DMC 的指南，对 DMC 的设立、职责及操作进行说明。2006 年 3 月，FDA 发布了建立和运行临床试验 DMC 的指南，就 DMC 的建立、运作、职责及标准操作程序进行介绍，认为所有的临床试验都需要进行安全性监测，但并非所有的试验都需要正式的 DMC 进行监测。同时，选择 DMC 成员时需要考虑的因素不仅要有相关专业知识、临床试验经验，以及与被监查项目无严重的利益冲突，参与过数据与安全监查的经验也很重要。该指南旨在帮助临床试验申办方确定 DMC 何时用于研究监测，以及 DMC 应如何运作。

ICH E6 指南为临床试验监查提供指导，要求申办方考虑建立 DMC，定期评价临床试验，包括评估临床试验的进度、监查阶段性的安全数据和关键疗

效终点指标，并向申办方给出建议，继续、调整或终止该试验，此外还要求 DMC 在临床试验的实施中发挥数据管理作用的角色，对数据管理进行严格的质量监督，强调临床试验过程中使用电子数据和电子签名等以保证临床数据的真实可靠。

NIH 指南规定，所有的临床试验，无论是通过院内还是院外的程序，必须有数据和安全的监控计划，并且计划必须在申请资金时进行描述。同时，美国国家过敏和传染病研究所（NIAID）要求随机、多中心的大型 II 期试验，所有 III 期和 IV 期试验，以及所有院内研究（DIR）的随机、双盲试验，若运用如基因转移等潜在高风险的干预措施，均需要正式的 DMC。而对于单臂试验、早期阶段试验、缓解常见症状的治疗等短期试验，以及不需要严格的伦理监查的临床安全性或疗效比较的试验，则一般不需要 DMC。

2013 年，《赫尔辛基宣言》（Declaration of Helsinki，DoH）第 17 条提到："所有涉及人类受试者的医学研究项目在开展前，必须认真评估研究对个人和群体造成的可预见的风险和负担，并比较该研究为他们或其他受影响的个人或群体带来的可预见的益处。这是建立 DMC 的依据。" 2017 年，WHO 发布的《世界卫生组织中医药临床研究文件》（WHO technical document on clinical research in TCM）提出 DMC 应在整个研究进程中进行监查，DMC 成员的组成应包括该领域的专家和生物统计学家。

（五）DMC 在中国的发展历程

随着我国国家药品监督管理局（National Medical Products Administration，NMPA）逐渐重视对于药物临床试验的监管，为进一步保证受试者利益、确保试验的完整性和可信性，并及时、准确地为临床领域提供研究依据，我国相关注册法规技术指导原则中也尝试引入 DMC。例如，2010 年印发《药物临床试验伦理审查工作指导原则》第三十四条："批准临床试验项目必须至少符合以下标准……（五）如有需要，试验方应有充分的数据与安全监察计划，以保证受试者的安全。"

2015 年《中药新药临床研究一般原则》中提出，采用成组序贯设计的临床研究，实施时要求由申请人设立一个独立的数据和安全监查委员会，委员会定期对研究进展、安全性数据和有效性终点进行评估，向申请人建议继续或停止试验。

2016 年先后发布的《儿科人群药物临床试验技术指导原则》《药物临床试

验的生物统计学指导原则》和《临床试验数据管理工作技术指南》，以及《中药新药治疗流行性感冒临床研究技术指导原则》中提到，中药新药治疗流行性感冒要合理制定临床试验方案，积极进行安全性研究与评价。

2017 年《药物临床试验的一般考虑指导原则》明确提出，开展任何临床试验之前，其非临床研究或以往临床研究的结果必须足以说明药物在所设计的人体研究中有可接受的安全性基础，并且在整个药物研发过程中，应当由药理毒理专家和临床专家等动态地对药理毒理数据和临床数据进行评价，以评估临床试验可能给受试者带来的安全性风险。同时定期对累积数据进行期中分析，以便及时发现安全性问题和显著的有效性，并针对临床研究数据进行风险效益动态评估，以便 DMC 提出研究继续、调整或终止该试验的相关建议。对于正在或将要进行的临床试验方案，也应进行必要的调整。这些指导原则、指南均明确提出必要情况下应考虑建立 DMC 及其重要性。

2019 年 9 月，中华中医药学会发布《中医药临床研究数据监查技术规范》，该规范由中国中医科学院中医临床基础医学研究所提出，由王忠、申春悌、陈启光等专家负责起草。2021 年 7 月，该团队发布英文版规范。该规范主要根据我国现行相关法律、法规及管理办法，参照国际 DMC 操作的规范、技术要求与方法，结合中医药临床研究特点与现状，提出开展中医药领域 DMC 工作的技术要求与规范，指导 DMC 在中医药临床研究中规范开展数据工作，为全面提升我国中医药临床研究的质量和水平起到积极的推动作用。

2020 年 9 月，为指导药物临床试验的申办方建立 DMC，并规范 DMC 的监查活动，促进受试者权益保护和临床试验可靠性，国家药品监督管理局药品审评中心组织制定并发布了《药物临床试验数据监查委员会指导原则（试行）》（以下简称"指导原则"）。该指导原则就 DMC 的职责和任务、DMC 的建立、DMC 的操作规范、DMC 运作中的统计学考虑，以及 DMC 与申办方、独立统计团队、监管机构、申办方与监管机构等 DMC 相关方间的互动做了具体的说明与规范。

二、现状

目前 DMC 在各种情况下广泛使用，并且已经有不同的操作模式。现在还没有统一的单一模式适合所有的研究项目，且正在使用的 DMC 的不同模式也各有利弊。一方面，运用 DMC 来监督干预试验的进展和质量，使研究参与者的安全性大大提高。另一方面，正在使用的 DMC 的模式也存在一些问题，主要表现在以下 3 方面。

1. 在社交或行为干预的试验中没有 DMC 指南发布　现有的关于安全监测和不良事件（AE）报告的大部分文献和指南都以医疗干预为重点，而对进行社交和行为试验的调查人员几乎没有指导性的指南发布。Susan 等认为，在社会行为干预试验中，DMC 的组成作用、如何进行标准化跟踪和报告不良事件的方案，以及不良事件的明确定义等，都是目前 DMC 应用在社会行为干预试验中面临的挑战。

2. 监管机构的介入对 DMC 的独立性产生威胁　Karl 等以肾素抑制剂阿利克仑（Aliskiren）对急性心力衰竭预后影响的试验（ASTRONAUT）为例，认为目前监管机构的介入开始对 DMC 的独立性产生威胁，且 DMC 同时与监管机构进行数据分享会导致更多非盲数据被公布，从而可能影响到监测试验的完整性。

3. DMC 成员经验不足　DMC 在临床试验中的应用正逐年增长，相比之下，DMC 的成员常因缺乏系统的训练而显得经验不足。因为 DMC 工作被认为是"临床医学中最困难的工作"，通常需要经验丰富的专家才能胜任，有监查经验往往是加入 DMC 的先决条件，所以目前 DMC 还需要加强对成员的系统管理培训。目前我国尚未有《药物临床试验质量管理规范》（GCP）要求建立 DMC，数据管理及监管水平亟待提高。

三、发展趋势

随着对循证治疗和转化研究的需求不断增长，DMC 的应用也会越来越广泛，当然在临床试验中也有一些需要解决的数据和安全监查问题。

首先，DMC 实践需要在保护研究参与者和最大限度提高研究试验的质量和科学有效性之间取得适当的平衡。未来，DMC 在众多机构、组织中保持独立性将会是一个必然的趋势，这需要监管机构、行业和学术界的合作。

其次，在不同的研究领域中，DMC 也将调整模式使其更适合该研究领域的监查。

最后，加强 DMC 成员的培训也迫在眉睫，可以从临床试验操作的基本知识入手，重点介绍参与 DMC 所需的具体技能和知识，讨论与 DMC 功能和决策相关的高级问题。网络教育可能会是更方便的选择，基于案例的研究也应是

DMC 培训的重要组成部分，课程还应辅以真实监查的经验，通过对真实监查的学习和模拟达到培训目的。

对于我国而言，随着"共建共享、全民健康"这一建设"健康中国"战略主题和我国重大新药创制战略的实施，为满足患者治疗需求和保障民众健康、由研究者或企业发起或由政府资助的多中心、大样本临床研究项目将不断增多，DMC 在我国临床试验的应用还会有更大的发展空间。并且当前我国面临中医药现代化的大环境和国际化大趋势，在中医药临床研究中引入 DMC 更关系到中医药行业发展，以及中医药防治疾病的国际影响力，其意义深远而重大。

第二节 ┃ 必要性

曾有一项关于肌萎缩侧索硬化症的多中心、随机、双盲、安慰剂对照试验，评价一种新的睫状神经营养因子（ciliaryneurotrophic factor，CNTF）治疗肌萎缩侧索硬化症（amyotrophic lateral sclerosis，ALS）或葛雷克氏症患者的疗效。ALS 患者的呼吸困难会迅速恶化，从发病开始只有几年的生存时间。CNTF 被认为可以增加肌肉力量，至少可以防止病情进一步恶化。该项目是由一家小型生物技术公司发起的，该公司成立了负责期中分析的独立指导委员会、DMC 和独立统计中心。因此，申办方在试验过程中完全保持盲态。由于观察到在新疗法中肌肉力量强度比安慰剂更差并存在不良反应，DMC 提出提前终止试验。试验结果于 1996 年在 *Neurology* 上发表（作者为 ALS CNTF 治疗研究组）。在决定终止后，DMC 立即通知指导委员会和申办方。申办方当天就提醒了投资者。后来，对这项新疗法抱有很大期望的投资者对申办方提起法律诉讼，声称申办方误导了他们，因为他们没有提前通知其负面结果（《华尔街日报》报道）。但是申办方在整个临床试验中对积累的数据保持盲法，直到结果公布前一天他们才知道。DMC 的设立为申办方提供了强有力的证据，拒绝了投资者的索赔。

所有临床试验都需要认真监查，但并不需要常规设立 DMC。在很多短期或低风险干预的随机临床试验中，没有必要设立 DMC。监查的主要目的是尽快发现可能出现的严重安全性问题，以尽量减少患者可能处于高风险的时间；并且找出临床试验中可能需要纠正的问题，以保证试验成功完成。然而，

DMC 增加了临床试验的复杂性，也增加了试验申办方的成本，因此要适当地选择是否设立 DMC。

DMC 主要用于治疗可能降低死亡率与严重疾病发病率的随机试验中，Ellenberg SS 提出了几个准则，可以帮助确定在临床试验中 DMC 的必要性和价值：①试验是否能提供关于医疗干预所定义的有效性和（或）安全性的确切信息。②是否有先前的数据表明，正在研究的干预措施有可能诱发不可接受的不良事件。③试验是评估死亡率还是另一个主要终点，使得治疗组既有疗效上的非劣效性又存在安全性上的非劣效性？④即使次要问题或完整的安全信息尚未完全解决，但主要指标已经得到明确答复，这时早期停止试验是否符合伦理要求？

如果满足不少于两个准则，通常需要设立 DMC；如果都不满足，通常不考虑设立 DMC。但在高风险干预措施的早期研究中，无论是否随机，如果有不可预防的、潜在致命的并发症风险，或可能发生常见的、引起关注的、可预防的不良事件，即使非随机研究也应当设立 DMC（即只满足准则②）。

DMC 主要评价那些旨在延长生命或减少威胁健康结局的风险（死亡、严重疾病的进展，生命危险事件等），例如冠心病、脑梗死、肿瘤等方面的研究。如果有证据表明受试者置于不必要的风险中，DMC 通过修改方案或终止研究来保护受试者。因此，在随机试验中设立 DMC 可能会挽救生命或预防严重疾病进展。即使次要疗效终点和长期安全性仍未得到充分解决，安全性和主要疗效终点的早期结果也可以用来判断是否可以终止试验。

试验中的疗效终点也可能具有安全意义。例如，旨在降低死亡率的治疗可能会产生不良反应，从而导致死亡率的增加，这些试验显然需要对疗效和安全性数据进行详细的期中评估。再如，来自死亡或严重疾病的发病高危人群的累积数据，即使治疗不针对死亡终点（如晚期癌症研究中，主要关注治疗疼痛或减少放化疗引起的骨髓抑制、心脏毒性等不良反应），如果有可能增加死亡风险或其他可能被认为与疾病相关的严重不良反应，也应考虑对累积数据进行客观分析，从而做出试验修改或终止的建议。因此，一般应该为这些试验设立 DMC。

即使在没有随机化的情况下，具有重大风险的早期阶段临床试验也需要设立 DMC。一般来说，高危干预仅用于预防死亡率或严重结局，因为潜在的严重危害性通常对于治疗危害较轻的健康结局是不可接受的。对于具有潜在不良事件的新治疗方法，伦理委员会和资助机构有时需要设立独立的 DMC 用于早期试验。例如 1999 年一项关于心脏骤停患者的治疗装置的研究中，就设立了 DMC 用于 I 期和 II 期随机对照试验。Walters 于 2000 年提倡，基因治疗的早期临床试验中也需设立 DMC。

弱势群体参与的试验也需要设立 DMC，如抗抑郁治疗的儿童、阿尔茨海默病患者等。在这些试验中，治疗一般不会产生严重不良反应，也不会由于达到预期的治疗结果而提前终止，但可能存在相对较小的引起受试者不适的不良反应（如显著瘙痒或恶心等）。由于受试者可能无法保护自己（如无法判断对不良事件的容忍性、无法做出退出研究的决定等），此时 DMC 可以提供额外的保护。

2006 年 3 月，FDA 发布了关于设立和运行临床试验 DMC 的最终指导原则，推荐在任何考察死亡率或主要发病率的对照试验中设立 DMC。设立 DMC 是为了在安全性风险非常高的情形下，强调对于试验药安全性问题的关注，常规方法是对现有累积数据进行期中分析。DMC 在期中分析后提出建议时考虑的因素包括是否探索到干预措施的潜在受益，以及风险是否比预期大。

我国《药物临床试验的生物统计学指导原则》指出，可以考虑设立 DMC 的情况包括但不局限于下列一种或多种：①对安全性或有效性的累积数据进行期中分析，以决定是否提前终止试验。②试验存在特殊安全问题，如治疗方式有明显危害性。③试验药物可能存在严重毒性。④试验纳入潜在的弱势人群进行研究，如儿童、孕妇、高龄者或其他特殊人群（如疾病终末期患者或智力障碍患者）。⑤受试者有死亡风险或其他严重结局风险。⑥大规模、长期、多中心临床研究。对于具有以上 1 种或多种特征的研究，DMC 提供的补充监督可以进一步保护受试者。

第三节 ┃ 建议引入 DMC 的中医药临床研究

参考国家药品监督管理局药品审评中心《药物临床试验数据监查委员会指导原则（试行）》及中华中医药学会发布的《中医药临床研究数据监查技术规范团体标准》，中医药临床研究数据监查委员会（简称 CMDMC）的必要性主要体现在以下几类研究中。

扫码查看
相关资源

一、大规模、长期、多中心研究

这类研究中建立 CMDMC 是非常必要的，主要基于以下几点。

1. 保护受试者安全 CMDMC 的首要职责是进行安全性监查，以确保受试者的安全。在长期或大规模的临床研究中，可能存在一些不可预见的风险。CMDMC 的定期评估可以帮助及时发现并处理这些风险。

2. 有效性监查 大规模、长期、多中心的研究涉及众多中心和大量受试者，数据复杂且分散。CMDMC 可对试验的有效性进行监查，包括期中分析数据，以评估试验是否达到既定的有效性标准。这对于确保资源的合理利用和节约受试者的时间至关重要。

3. 质量控制 CMDMC 负责监查试验操作的质量，包括方案依从性、招募状态、受试者脱落率和数据完整性等。这有助于保证试验结果的可靠性和有效性。

4. 适应性调整 在长期或大规模的试验中，可能需要根据期中分析结果对试验设计进行调整。CMDMC 可以根据累积的数据提供建议，即继续、调整或停止试验。

5. 保护数据完整性 CMDMC 的独立性可以确保数据审查的客观性和公正性，保护数据的完整性和真实性。

6. 提高受试者信任 建立 CMDMC 可以提高受试者对试验的信任度，因为受试者看到有一个独立的组织在监督试验的进行以确保他们的安全和权益，对该类研究中受试者的依从性大有裨益。

二、采用了适应性设计的研究

这类研究之所以要建立 CMDMC 主要是由其特点决定的。

1. 期中分析的决策重要性 适应性设计的研究通常会在研究过程中进行多次期中分析，以评估治疗效果和安全性，并据此决定是否调整治疗方案或研究策略。这些决策需要基于可靠和准确的数据。

2. 数据质量和完整性的监督 CMDMC 负责监督数据收集和记录过程，确保数据质量和完整性，这对于适应性设计的研究尤为重要，因为这些研究依赖于实时的数据分析来指导后续的研究步骤。

3. 安全和效果的平衡评估 在适应性设计的研究中，CMDMC 可以评估不良事件的发生率，以及判断这些事件是否影响研究的安全性和有效性。

4. 研究进度的监控 CMDMC 可以监控研究进度，确保研究按照既定时间表进行，并在必要时提供关于调整研究设计的建议。

5. 风险管理的建议 对于可能存在风险的研究，CMDMC 可以提供关于如何管理这些风险的建议，以及定期审阅临床研究的累积数据，及时发现潜在的风险和问题，并迅速采取相应措施保护受试者的安全。

三、干预措施存在潜在风险的研究

相比于传统口服制剂，由于中药注射剂、创新型中医特色诊疗技术缺乏足够的安全性和有效性证据，故建立 CMDMC 十分必要，其作用体现为以下几点。

1. 风险评估与监控 CMDMC 能够对研究中的潜在风险进行评估和监控，确保及时识别和处理可能的安全问题。

2. 保障受试者安全 CMDMC 的关注点是受试者的安全和权益，它可以监督研究过程中的不良反应，并在必要时建议暂停或终止研究，以保护受试者免受不必要的伤害。

3. 数据质量和准确性的监督 由于存在潜在风险，CMDMC 需要确保数据收集的准确性和完整性，这对于评估干预措施的安全性和有效性至关重要。

4. 独立评估 CMDMC 提供了一个独立的评估平台，其成员通常具有专业知识和经验，能够对研究的设计和执行提供客观的评价。

5. 期中分析与决策 对于存在潜在风险的研究，CMDMC 可以监督期中分析，确保分析过程的透明度和合理性，并根据分析结果提出相应的建议。

6. 伦理性和法律合规性 CMDMC 负责确保研究遵循伦理准则和法律法规，特别是涉及潜在风险较高的治疗方式时。

7. 促进治疗方式的发展 CMDMC 的建议和指导有助于改进和优化治疗方式，促进创新型中医特色诊疗技术的发展。

四、临床药物具有已知或潜在严重毒性的研究

与上一点类似，该类研究（如处方组成含有大毒或剧毒中药，或处方配伍可能引起毒性反应的研究）中安全性问题尤为突出。例如，马兜铃酸是一种有毒的成分，在多种常用中药中存在，近年来多次被报道与肾脏损害和致癌风险

相关。再如，乌头类植物是临床上温经止痛的良药，但其毒性大，且与多种中药有配伍禁忌，故在临床使用时必须尤为注意。在该类药物的临床研究中，建立 CMDMC 显得尤为必要，具体体现在以下几点。

1. 风险评估与监控 CMDMC 能够对研究中药物的潜在毒性进行评估和监控，确保及时识别和处理可能的安全问题。

2. 保障受试者安全 CMDMC 可以监督研究过程中包括毒性反应在内的不良反应，在必要时建议暂停或终止研究，以保护受试者安全。

3. 数据质量和准确性的监督 由于药物具有毒性，CMDMC 需要确保数据收集的准确性和完整性，这对于评估药物的安全性和有效性至关重要。

4. 促进药物安全性的提升 CMDMC 的建议和指导有助于改进和优化药物的安全性，促进医疗实践的发展。

5. 其他 CMDMC 提供了一个独立的评估平台，可以监督期中分析，对研究的设计和执行提供客观的评价，根据分析结果提出相应的建议，确保研究遵循伦理准则和法律法规，提高研究的可信度和公众对研究结果的接受度等。这些与其他各类研究具有颇多相似之处。

五、纳入弱势受试者的研究

在人体生物医学研究中，纳入弱势受试者，如儿童、孕妇、高龄者及其他特殊人群（如疾病终末期的患者），是出于对人类健康和医学发展的考虑。这类受试者由于其在生理、心理或社会地位上的特殊性，可能面临更多的健康风险和伦理问题。因此，为了确保研究的规范性和受试者权益得到有效保护，CMDMC 在临床研究中的设立变得尤为必要，成为保障医学研究伦理性、科学性和合法性的关键环节。它可以实现以下几点。

1. 保护受试者权益 弱势受试者可能由于信息不对等、缺乏自主决策能力或受到外部压力，难以有效行使知情同意权。CMDMC 可以作为独立的监督机构，确保研究过程中受试者的权益得到尊重和保护。

2. 风险控制 相对于其他人群，儿童和特殊人群的健康风险通常更高。CMDMC 的专业人员可以对研究设计进行审查，确保研究的风险控制措施得当，避免对受试者造成不必要的伤害。

3. 伦理审查 涉及弱势群体的研究往往需要更加严格的伦理审查。CMDMC 可以提供专业的伦理建议，确保研究符合伦理标准，尤其是在受试者可能无法完全理解研究性质和潜在风险的情况下。

4. 数据质量和安全 CMDMC 负责监督数据收集、管理和分析的过程，确保数据质量和研究的安全性。特别是在长期随访和数据跟踪方面，CMDMC 的作用不可替代。

5. 及时干预 在研究过程中，弱势受试者更容易出现严重的安全问题或伦理问题，CMDMC 可以及时建议研究者或监管机构采取相关措施，如暂停或终止研究，以防止伤害的进一步扩大。

6. 符合国际标准 许多国家和地区的法律法规要求在涉及特殊人群的研究中设立 DMC，以确保研究的合法性和合规性。

六、受试者有死亡或其他严重结局风险的研究

在临床研究设计及开展过程中，由于该类研究后果严重且无法挽回，故安全性是关注度最高的内容。CMDMC 在其中是不可或缺的，具体体现在以下几方面。

1. 保护受试者安全 研究可能涉及高风险的治疗或试验性干预时，CMDMC 的存在可以确保研究过程中及时识别和处理潜在的安全问题，减少受试者受危害的风险。

2. 监督风险管理 CMDMC 负责评估研究过程中的风险管理措施，确保研究团队对潜在风险有充分的认识，并采取适当的预防措施。

3. 伦理责任 涉及高风险研究的伦理审查不仅需要伦理委员会的参与，还需要 CMDMC 的监督。CMDMC 可以提供关于研究设计、受试者知情同意和数据处理的独立伦理意见。

4. 数据监督和质量控制 CMDMC 对研究数据的收集、存储和分析进行监督，确保数据质量和研究的可靠性。在高风险研究中，数据的准确性和完整性尤为重要。

5. 快速应对机制 如果研究出现意外的严重不良事件（SAE）或伦理问题，CMDMC 可以迅速建议研究者或监管机构采取行动。例如一项干预性研究（临床研究注册号：NCT02930837，2016 年 11 月至 2017 年 12 月）旨在评估 120 名中国急性缺血性卒中受试者在卒中发病后 3 小时至 4.5 小时内开始溶栓时使用阿替普酶的安全性和有效性，试验过程中 CMDMC 根据欧洲合作急性卒中研究（ECASS）Ⅲ，定义试验安全性指标为集中评估 90 天内症状

性颅内出血（sICH）受试者的百分比。最终3名未使用肝素的受试者［2.5%，95%CI（0.5～7.1）］出现了sICH，其中两人死亡，均发生在开始阿替普酶治疗后24小时内。根据CMDMC的评估，此情况与阿替普酶相关，故提前终止了试验，保障了受试者的安全。

七、涉及中医复杂证候诊断及疗效判定的研究

在涉及中医复杂证候诊断及疗效判定（如证候亚组分层、证候类药物、较复杂的中医证候量表）的研究中，建立CMDMC具有重要意义。

1. 保证专业性与公正性 中医证候的诊断和疗效评估往往涉及复杂的临床判断和主观评价。CMDMC由不同领域的专家组成，能够提供专业的意见和建议，确保研究过程的公正性。

2. 实时监测与风险管理 CMDMC可以实时监测研究进展，评估潜在的风险，及时识别任何可能导致偏差或误差的因素，并建议采取相应措施。

3. 质量控制与数据审核 CMDMC负责审核研究数据的真实性和有效性，确保数据收集和分析的过程符合科学标准，这对于中医证候的准确分类和疗效评定的可靠性至关重要。

4. 伦理考量 由于中医药复杂证候的干预过程中多成分、多靶点、多通路等特性，在其临床研究中，确保受试者的伦理安全和权益是核心问题。CMDMC可以提供独立的伦理评估，确保研究设计符合伦理标准。

5. 适应性管理 中医复杂证候不是一成不变的，而是会随着疾病自然进程、外界环境、个人体质等动态变化，针对其"动态时空"的特点，中医药临床研究可能需要根据临床实践和研究成果灵活调整研究方案。CMDMC可以提供关于研究设计的适应性建议，以适应临床需要和研究进展。

6. 提高研究的可信度 近年来，中医药（特别是复方）的临床研究在国际上的认可度虽然有所提高，但尚有很大进步空间，而CMDMC的参与不仅可以提高研究的透明度，增强研究结果的可信度，且对于促进中医药在国际上的认可度和推广具有重要意义。

八、缺乏足够人用经验的中药创新新药临床研究

中药注射剂和利用中药有效部位、中药有效成分的创新新药在许多案例中报道了真实疗效，这彰显了中医药的运用价值和巨大临床潜力，但其人用经验

尚显缺乏，故通过科学设计临床研究来提供更多循证证据显得迫在眉睫。在临床研究阶段，建立 CMDMC 的必要性主要体现在以下几点。

1. 保障临床研究质量　中药注射剂等创新药物的成分复杂，作用机理多样，可能涉及多个治疗靶点。CMDMC 由独立于药品研发和销售利益的人组成，能够提供客观的监督和评估，确保临床研究的合规性和数据的科学性。

2. 风险管理与不良反应监测　中药注射剂的不良反应报告曾占中药不良反应病例报告总体的很大比例。CMDMC 可以对临床研究过程中的安全数据进行实时监控，快速识别潜在的安全风险，及时采取措施，保障患者安全。

3. 提高临床研究效率　CMDMC 可对临床研究的设计、执行和分析提供专业建议，帮助研究者优化试验方案，提高临床研究的有效率和成功率。

4. 适应证拓展与再评价　随着临床实践的积累，中药注射剂的适应证可能不断拓展。CMDMC 可对新适应证的研究设计进行评估，并对已上市药物进行再评价，实现药物重新定位，确保药品的安全性和有效性始终符合临床需求。

5. 促进中药国际化　中药的现代化、国际化一直被广泛关注，中药注射剂（如康莱特注射液）在美国获得认可并进入Ⅲ期临床，显示了中药国际化的潜力。CMDMC 的设立有助于符合国际药品研发标准，提高中药的国际认可度。

6. 政策法规的要求　国家对中药注射剂等药品的管理越来越严格，设立 CMDMC 是遵循相关政策法规的要求，有助于药品上市后监管的持续性。

九、其他认为有必要建立 CMDMC 的研究

除了上述研究中需要建立 CMDMC 外，还有其他情况也需要设立 CMDMC。比如在一些突发公共卫生事件中，CMDMC 可以发挥巨大作用。

1. 数据整合与评估　CMDMC 负责整合来自不同来源的数据，包括医疗机构、实验室、监测系统等，确保数据的完整性和准确性。通过对数据的评估，CMDMC 能够监控疫情发展趋势，为决策提供科学依据。

2. 风险监测与预警　CMDMC 通过分析数据，监测公共卫生风险，及时发现潜在的疫情苗头，触发预警机制，从而使相关部门能够迅速采取措施，防止疫情扩散。

3. 提高信息准确性与透明度　CMDMC 确保所有发布的信息经过严格审查，避免错误信息和谣言的传播，提高信息的可信度和透明度，维护社会稳定

和公众信心。

4. 资源优化配置 CMDMC 分析数据并评估资源分布，确保医疗资源如药品、疫苗、医疗设备等得到合理分配和有效利用，提高应对突发公共卫生事件的能力。

5. 政策效果评估 CMDMC 对已经实施的公共卫生政策进行效果评估，根据数据反馈调整防控策略，确保政策的针对性和有效性。

6. 法律与伦理审查 CMDMC 还负责审查公共卫生措施的法律合规性和伦理合理性，确保疫情防控工作的开展符合法律法规和伦理标准。

7. 国际合作与交流 CMDMC 在必要时与其他国家或国际组织的数据检查机构进行合作与交流，共享信息，协调国际援助，加强全球公共卫生安全。

8. 保障数据安全及隐私 在许多公共卫生事件发生时，需避免面对面接触，研究会议通常采用线上形式，为防止外部黑客造成计算机安全风险，CMDMC 还会制定有效程序以保护临时数据和 CMDMC 审查过程的机密性，这对确保临床研究的数据安全和试验有效进行至关重要。

另外，临床研究一般花费高、耗时长，往往离不开投资者的支持，且临床研究具有相当高的失败率，故投资者和申办方之间容易出现纠纷，而由于CMDMC 独立于临床研究，可有效避免他们之间的矛盾。

总之，CMDMC 的设立与否需要结合具体情况进行分析。但不可否认的一点是，由于其在保证临床研究设计科学性、保证临床研究数据的真实性和可靠性、监管临床研究顺利进行、及时进行期中分析、保证独立性和专业性的同时及时提供临床建议、保护受试者安全、确保临床研究符合法律法规要求等多方面提供有效助力，其在许多临床研究中变得不可或缺。相信未来会有越来越多的临床研究纳入 CMDMC，CMDMD 也将在促进中医药临床研究有效性、安全性方面发挥越来越大的作用。

第二章

组织架构及运行

第一节 | 组织架构

一、成员选择

1. 独立性 DMC 成员必须与该临床研究没有任何利益冲突，尤其是经济利益，应保证其独立性。研究者和其他有重大利益冲突的人不能成为 DMC 成员。

2. 多学科性 一般来说，DMC 成员应包括与临床研究数据解释和保证患者安全性有关的所有学科的专家，包括临床研究专家、生物统计学家和医学伦理学家等。

临床研究专家应具有丰富的专业知识背景，能够解释临床研究中出现的不良事件、获益 – 风险和研究期间出现的外部数据等问题。

统计学专家需熟知各种临床研究统计方法，特别是对于有期中分析的临床研究，具有临床研究数据统计分析和适应性设计的经验。

医学伦理学家需要熟悉临床研究的设计、实施和结果解释，并在研究过程中可以根据具体情况对知情同意等文件提出修改建议。

对于某些特定的研究，DMC 还需要纳入相关受试者代表或其他领域的专家，如流行病学专家、律师、临床一线医生、药理学家、毒理学家等。

3. 任职经验 在将 DMC 作为整体考虑时，建议至少有一部分成员具有 DMC 任职经验，尤其是成员中只有 1 位统计学家专家的委员会，该统计学专家应具有 DMC 工作经历。

二、规模

1. 一般至少应有 3 名成员　如果希望体现多个科学准则或更广泛的观点，则需扩大规模。但如果人员过多，会给组织工作和协调会议增加困难。因此，DMC 应设置合理的成员数，既要保证观点的多样化和专业技能的代表性，又应避免 DMC 会议冗杂，便于会议组织和成员参与。

2. 对于特别复杂的临床研究，DMC 构成人数应扩大　对于预计周期较长或期间必须频繁开会而难以保证全体成员出席所有会议的临床研究，需要配备充裕的人员，并且事先规定会议生效的最少参会人数。如果 DMC 同时监查多项临床研究，其规模应大于监查单项临床研究的成员数。

3. 保证参与投票的成员人数需为奇数　当 DMC 成员意见不一致时，可以通过投票方式给出建议书，因此参与投票的成员人数需为奇数。

三、主席

DMC 主席通常由申办方任命，但需得到研究者或临床研究指导委员会的同意，一般是由临床医生或在医药领域具有丰富统计分析经验的统计师担任，但不能是政府或申办企业的雇员或指导委员会的成员。

DMC 主席需要具备一定的 DMC 经历，并承诺参加整个试验期间的 DMC 工作。除外一般职责，DMC 主席还有如下职责：准备和主持"闭门会议"，向申办方传达会议的建议意见（无论是口头还是书面的）。少数情况下，DMC 主席也可以委托一位 DMC 成员来做此项工作。

四、支持小组

由于 DMC 实施期中分析往往需要较多人员参与，耗费大量时间和精力，因此在 DMC 成立之初即需配备人员成立专门的 DMC 工作支持小组，进行一些支持工作。应注意支持小组成员的保密性及成员与该试验的利益冲突。

一般情况下，DMC 工作支持小组应包括但不限于以下人员。

1. 独立统计师（团队）　通常是指与研究负责人和其他主要研究者合作，负责设计临床研究并管理临床研究实施的统计师个人或统计小组。其职责主要是为 DMC 进行非盲态数据分析，定期为 DMC 发放安全性报告，并在 DMC 会议前撰写分析报告。独立统计师（团队）应该非常熟悉该临床研究的设计、背景和目标，并有足够的时间获取数据以提供有见解性的分析来对应 DMC 的需要。为了最大程度地保证试验的真实性，该统计师（团队）应该与申办方无利益冲突。

2. 会议秘书 为 DMC 准备相关材料，撰写章程草案，联络数据库传达，获取各方信息并汇总。

3. 后勤人员 为 DMC 会议顺利进行提供相应后勤保障和会务工作。

4. 各方联络人 如 DMC 委员会联络人（代表 DMC 联系申办方，就一些后勤和会务等双方合作事项与申办方沟通协商，并保证文件在传输过程中的安全性和保密性），申办方联络人（代表申办方与 DMC 联络人进行联系，传达申办方意愿，对后勤和会务等方面提出意见，进行 DMC 文档和数据的传输，并保证其安全性和保密性）。

第二节 ┃ 相关参与者和团体

一、申办方

申办方即负责临床试验的发起、管理和提供临床试验经费的组织机构，通常是由各大药品或医疗器械研发企业担任此角色。DMC 在临床研究中需要独立于申办方。

二、临床研究指导委员会

临床研究指导委员会通常由研究者、与试验无关的其他专家及申办方代表组成。在临床研究指导委员会存在时，一般由该指导委员会与 DMC 讨论交流，而不是申办方直接与 DMC 沟通，并且多采用 DMC "公开会议"形式进行讨论交流。临床研究指导委员会将对 DMC 每次的试验评估结果提出建议，该指导委员会在临床研究过程中主要起技术咨询作用。

三、伦理委员会

伦理委员会由医学、科学及非科学背景人员独立组成，其职责是通过审查、同意、跟踪审查试验方案及相关文件，获得和记录受试者知情同意所用的方法和材料等，确保受试者的权益和安全受到保护。DMC 和伦理委员会关注的角度不同，DMC 在临床试验中的监查重点是临床试验数据，通过获取疗效和安全性的大量数据对临床试验实施过程中的科学性和受试者面临的风险进行持续评估，必要时可以向伦理委员会提出建议。

四、终点判定委员会

终点判定委员会（也称临床事件委员会）主要评估试验中研究者报告的重要终点是否符合方案规定的标准，是对试验的每个终点进行评估。DMC 是对临床研究过程中的数据持续监查，尤其是承担期中数据比较评估的职责。终点判定委员会的评估结果有助于保证 DMC 评估的数据准确且无偏倚。

五、合同研究组织

合同研究组织（CRO）是指由申办方签订合同授权，执行申办方在临床试验中的某些职责和任务的单位。申办方可以将与临床研究有关的工作和任务，部分或全部委托给一个 CRO，但在临床研究中，申办方仍然是临床试验数据质量和可靠性的最终责任人。

CRO 为申办方提供的服务可以包括项目管理、数据库设计和构建、数据输入和验证、临床研究数据管理、医学和疾病编码、质量和指标报告、统计分析计划和报告、验证编程等。

因此，在临床试验中，CRO 承担的是申办方代表的角色，而 DMC 在临床试验中独立于申办方和研究者，是作为第三方角色对临床试验的安全性或有效性累积数据进行动态监查，评估研究质量和风险，也包括对 CRO 工作质量的评估。

六、监管机构

在大多数情况下，DMC 不需要在试验过程中与监管机构互动。在过去一些特别引人注目的试验中，监管人员被邀请或主动选择参加 DMC 的公开会议。这种互动可以在某些情况下发挥更积极的作用，如当试验结果为阳性，监管机构将迅速采取行动。例如在一项由 NIH 资助的有关人类免疫缺陷病毒（HIV）感染及其后遗症治疗方法的早期研究中，即使 FDA 工作人员没有参加期中数据比较的审查，他们仍可定期与 DMC 成员及其他参加试验的人员会面，讨论试验进展和安全性问题，以及非盲态期中数据审查之外的其他问题。

当负责评审的监管科学家没有参与到非盲态监查过程时，监管机构最能证明对试验数据的监管评审是客观的。该模式在热点领域的应用效果很好，因为在证实有效且安全之后，迫切需要尽快提供产品。

DMC 和监管机构人员之间直接沟通的方案通常是由研究申办方提出的。申办方应了解并同意此类互动，尽管在大多数情况下，申办方本身不会参与相关数据的审查。如果这种互动总结出需要对研究进行变更的重要建议，应该向申办方提供导致该建议的信息以征得其同意，但提供的信息应被严格限制，从而使组间比较的结果维持在盲态。

在某些情况下，DMC 可能认为有必要就某些研究结果与监管机构沟通或进行咨询。例如，DMC 可能会注意到一些异常的毒性，这些毒性与许多试验参与者使用的伴随治疗有关，DMC 可能希望在对该疗法在试验中的使用给出建议之前，咨询监管机构工作人员。在另一个案例中，DMC 监查一项针对严重疾病、由企业申办的安慰剂对照试验，在期中分析中观察到非常显著的获益。企业申办方表示无论观察到的差异有多大，都不应因为疗效提前终止。鉴于观察到的获益非常显著，该研究的 DMC 认为不宜继续试验，但又不希望因为采取任何行动而对最终上市批准产生可能的负面影响。该 DMC 采取了极不寻常的行动，直接与 FDA 联系以讨论情况。他们之所以没有经过申办方，是因为如果这样做，他们将不得不向申办方透露有关期中结果的重要信息，从而陷入两难境地。该产品的 FDA 审评部门同意与 DMC 会面，并向他们解释由于几个原因，现有数据不足以支持上市申请，包括随访时长不足和需要进行该公司尚未完成的额外实验室研究。但 FDA 评审部门表示，如果后续数据仍具有很强的支持性，那么该申请的审评肯定会被加快。之后，DMC 更放心地给出让研究按计划进行的建议。这一案例充分展示了 DMC 作为具有高度专业知识并承担保护临床试验受试者等重要职责的小组，可能遇到的不同情况。

而在某些情况下，监管机构也可能认为有必要和 DMC 联系。有一个 FDA 直接与 DMC 沟通的案例，当时 FDA 正在考虑根据免疫功能标志物非对照研究的相关结果，快速批准一种治疗 HIV 感染的新药。与此同时，监管 NIH 艾滋病临床试验的 DMC 正在监查同一种药物的其他几个重要的随机试验。这些试验的主要目的是评价临床效果，但同时也收集了标志物数据作为重要的次要指标信息。FDA 认为，快速批准新的药物是极其重要的，因为当时针对该疾病的有效治疗非常有限。然而，FDA 对基于相对很小的数据量就批准新药存在担忧，而此时通过正在进行的随机试验可以获得大量的额外数据。由于这些试验已接近尾声，FDA 要求 DMC 同意由该项研究的统计中心提供标志物数据的做法是可以接受的，且不会影响试验最终得出有效性结论的能力。因此，FDA 能够实现其迅速提供有希望的新疗法的目标，DMC 也能够履行其职责以确保所监查研究的完整性，从而最终获得对临床问题的可靠结论。

第三节 ┃ 独立性、保密性与伦理性问题

一、独立性

保证 DMC 独立性的目的是避免利益冲突。一般来说，利益冲突包括以下 3 种：申办方和研究者的经济利益冲突；申办方、研究者和管理者的科研利益冲突；研究者和患者代表的精神情感利益冲突。

1. 独立性取决于 DMC 成员与试验申办方、组织方、试验实施和管理人员的关系　与研究试验有重大利益冲突的人员不能参加该试验的 DMC，DMC 成员应为研究者之外的完全独立人士，除获得为 DMC 服务所得的酬劳之外，与试验没有任何经济上、科研上或其他方面的利益冲突。除服务所得酬劳，DMC 成员不收受申办方的定期咨询费，不直接参与试验设计，不作为主要研究者或直接主管医师参与研究计划中的其他研究课题，也不同时参与其他申办方组织的任何类似试验。此时，DMC 的独立性最强。

2. 独立的定义是相对的　DMC 极少（如果有的话）完全独立于申办方，因为申办方一般会选择 DMC 成员，向 DMC 提供费用，并对 DMC 成员的工作支付薪酬。但是，除因 DMC 成员的职责而得到酬劳外，最好这些成员与试验的商业化申办方没有持续的经济关系，且不能以 DMC 成员外的其他任何身份参与试验的实施。

DMC 独立于申办方具有以下优点。

（1）独立于申办方有助于防止申办方的利益过度影响 DMC，从而增强客观性，对受试者和试验均有益。

（2）DMC 的独立性能增强试验客观性，减少偏倚的可能性，从而增加试

验结论的可信性。

（3）DMC 保持独立性及申办方对期中结果数据保持完全盲态，可以使得申办方根据外部信息对试验进行某些修正的同时不造成偏倚。

（4）对于商业化申办方的试验，通过独立的 DMC 可以使申办方维持完全盲态，从而使申办方及试验远离安全性问题。

二、保密性

保密性是指试验的期中组间比较数据仅 DMC 成员和准备期中分析报告的统计学人员可见，这是对试验完整性最好的保护。

指导 DMC 运作的一个重要原则是，仅 DMC 的成员（包含进行期中分析的统计人员）能够获取关于试验干预的相对安全性和有效性的期中数据。此原则是为了避免基于有限的试验数据而进行不可靠的大范围试验结果的预判。这种预判可能会对患者入组、试验方案的依从性及对试验结果的无偏、完整评估产生影响，也可能导致公开的试验早期数据与最终试验结果在试验干预的获益－风险上出现偏差。

国际上曾经开展过一项 HIV/AIDS 研究，并进行了期中分析。实践表明，如果早期分析的结果将对试验产生误导性时，应该对于该结果进行严格保密才能保证后续试验的成功完成。该研究比较了两种干预方式，即扎西他滨（ddC）和去羟肌苷（ddI）。期中分析显示随机分入 ddI 组的患者其主要终点事件（如症状性的 AIDS 活动或死亡）的发生率仅为 ddC 组的一半（19∶39；$P=0.009$）；另外，评价试验药物对患者免疫系统保护的一个重要指标 CD4 在 ddI 组患者体内的水平也有显著高于 ddC 组患者。DMC 通过以 O'Brien–Fleming 成组序贯法审核数据，并广泛考量所有现有数据，判断这些早期结果不能提供有关此疗法相对疗效的可靠证据。该试验继续开展，并按计划完成，然而试验结果却出现了惊人的反转。先前观察到的 ddI 预防终点事件发生的显著优势消失了，而 ddI 组患者反而表现出更高的死亡率。如果 DMC 在期中分析时泄露了早期试验结果，则非常可能导致 ddI 已被证明较 ddC 有效的误判，丧失获得更多、更可靠数据的机会，也就不会有最后关于试验干预有效性评价的惊人反转。

有相当多的事例都能够证明，将期中有效性数据过早泄露给不参与数据监查的人员，有对研究完整性造成不利的风险。Green 将多项大型随机对照的肿瘤临床研究分为两组进行比对研究，观察期中分析结果的保密性对后续试验的影响。一组研究的期中有效性分析结果仅 DMC 成员可见；而另一组研究没有 DMC，期中分析数据向研究者和其他人员大范围公开。结果表明，无 DMC 组中 50% 的研究出现患者入组率下降；一些研究因过早的预判结果和无法完成入组而提前终止，仅得出一些模棱两可的研究结果；即使研究完成，得出的最终结论也与早期公开的数据不一致。与此相反，有 DMC 的研究则没有出现这些问题。Green 的这项研究为 DMC 保护研究完整性的积极作用提供了充实的依据。

DMC 对于期中分析结果的保密是保证研究结果可靠、可信的关键，能够将对研究干预安全性及有效性产生不可靠早期预判的风险最小化，避免对受试者入组时效、治疗依从性及观察指标的无偏、完整分析产生不利影响。DMC 对于期中分析结果的保密不仅对其监查的研究至关重要，对于同期进行的其他相关研究也相当重要。

（一）数据保密类型

可公开资料是指可与申办方和研究管理部门共享的关于试验管理方面的独立数据汇总报告。尽管对于比较性期中分析结果的保密是极其重要的，然而定期与保证试验顺利进行的各个责任方进行非保密信息的交换和共享也是必不可少的。在 DMC 会议的不同环节准备两份不同类型的报告，即可兼顾结果的保密和非保密信息的共享。一份是可以自由共享的研究管理和（或）汇总数据的报告（公开报告），另一份则是包含试验干预有效性和安全性比较分析等保密数据的报告（保密报告）。

DMC 会议一般至少一年一次，可根据所监查的研究性质和体量适当增加会议频率。一般会议包含以下两个环节。

首先是公开会议环节，研究团队成员、申办方代表等研究相关人员可应 DMC 要求参加，回答 DMC 成员提问，以便 DMC 成员审查研究的开展。此环节讨论的重点应为受试者入组情况、研究依从性等，研究观察结果不应在此环节讨论。公开会议环节应准备公开报告，此报告向所有参加此环节的人员公开，一般包括招募数据、有无违背纳排标准的情况、基线特征、研究干预的依从性及随访的完整性和时效等（详见表 2-1）。报告中的大部分信息依据组别进行汇总。此报告不应包含任何与研究干预有效性和安全性相关的信息。

表 2-1 公开的统计报告一般包括的内容

- 关于研究设计的概述，可附研究流程图

- 关于报告中数据和表格的统计学解释

- DMC 数据监查计划及上一期公开报告数据的总结

- 方案的重大变更

- 受试者筛选信息

- 按月、按机构汇总的研究入组信息

- 违背纳排标准的情况

- 基线特征（按组别汇总）

  - 人口学信息

  - 实验室检查指标及其他检查信息

  - 前期治疗用药情况及其他相关信息

- 研究治疗开始与随机化分组间隔的时间（按组别汇总）

- 治疗的依从性（按组别汇总）

- 随访的依从性（按组别汇总）

- 关键事件的延迟报告（按组别汇总）

- 随访时长及随访数据有效性（按组别汇总）

- 受试者治疗和研究现状（按组别汇总）

公开会议环节之后是闭门会议环节，此环节仅允许 DMC 成员和统计人员参加，此环节中 DMC 和统计人员获得的应为完全揭盲的数据。为此环节准备的报告需保密，仅参加此会议环节的人员可见。该保密报告应包含此前的公开报告中汇总报告信息的所有数据元素，以及主要和次要疗效指标分析、亚组和校正分析、不良事件和症状严重程度分析、实验室检验检查值的分析等（详见表 2-2）。公开和保密报告最好均由独立于研究团队之外的生物统计学人士完成。

关于试验所有组别的有效性和安全性指标的汇总数据（例如所有组别发生研究终点事件数目的汇总），因会涉及具体参比治疗的获益 – 风险信息，一般也需要保密，大多数情况下这些数据不应该被公开。如一项针对晚期癌症患者的药物临床试验，既往证据表明对照组的两年生存率在 15% 左右。当该研究的期中分析结果显示各组受试者总体的两年生存率为 25% 或 10% 时，此结果会给予人们试验药物有效或无效非常直观的暗示。但是这可能是错误的，研究者、申办方或受试者因此结果而产生的后续行为可能会使研究的完整性和可靠性大打折扣。

表 2-2　保密的统计报告一般包括的内容

- 关于报告中数据和表格的详细统计学解释（研究组别信息代码化处理，组别代码单独发送给 DMC 成员）
- DMC 数据监查计划及上一期保密报告数据的总结
- 更详尽的关于公开报告的信息
- 主要和次要疗效指标分析
- 基线特征的亚组分析和校正分析
- 不良事件和整体安全性数据分析
- 实验室检验检查数据分析，包括总结和纵向数据分析
- 药物停用
- 组间交叉患者的信息

对于有效性和安全性汇总数据的保密级别也需要基于研究性质而定。如果将这类数据公开能够促使研究者提升研究质量，而又不会泄露关于参比治疗的获益 - 风险信息，那么这类数据是可以包括在公开报告中的。例如，评价皮下注射 Proleukin 的国际多中心随机对照 III 期临床试验（ESPRIT），旨在研究给予 HIV 患者白介素 - 2 联合抗逆转录病毒疗法，相比单独使用抗逆转录病毒疗法，是否能够降低 AIDS 相关机会性致病的发病率和死亡率。前期研究已经证实，白介素 - 2 联合抗逆转录病毒疗法相较单独使用抗逆转录病毒疗法，能够显著提高患者 $CD4^+$ T 细胞计数。在期中分析报告中公开 $CD4^+$ T 细胞计数的变化能够为研究者提供评估受试者用药依从性及试验开展质量的参考。

（二）数据保密程度

DMC 需要能够获得完全揭盲的数据，包含实际的试验干预，而非代码化的信息以供审查。但究竟对 DMC 分析数据是有限公开还是完全揭盲，尚存在争论。

对研究的有效性和安全性数据设盲已被证明是非常重要的，然而有不同观点认为，不仅应将这些数据对受试者、研究医生及申办方设盲，还应该对 DMC 成员设盲，即向 DMC 提供代码化的研究信息，而不是完全揭盲的信息。持有这个观点者依据的理由主要有以下 3 点。

1. 向 DMC 提供盲态报告可以防止这些信息误入他人之手而造成泄密。对于这个理由，误送造成泄密是可以解决的。可以在提交给 DMC 审查的报告中将治疗信息用代码替代，并另外再向 DMC 单独呈送一份解码信息，这样就可以避免报告误送他人造成泄密。此外，这种方法也能为 DMC 成员提供审查盲态数据的机会。

2. 向 DMC 提供代码化的研究信息能够降低因 DMC 泄密的风险。虽然越少人接触到揭盲的数据，泄密的可能性就越小。然而实践证明，由 DMC 成员造成期中分析数据泄密发生的可能性极小，甚至迄今为止尚没有任何关于 DMC 成员泄密的报道。

3. 仅向 DMC 提供部分揭盲的信息能够减少 DMC 过早做出武断或有误导性结论的风险。对于这一点，该如何解决呢？

首先，因为不良事件的类型、频率和严重程度通常与所给予的研究治疗相关，除非将安全性数据与有效性数据单独设盲，否则试验的绝对盲态是不可能实现的。如果将安全性数据和有效性数据单独设盲（例如，使用 X、Y 作为参比治疗疗效指标的代码；使用 A、B 作为参比治疗安全性指标的代码），那么 DMC 将无法完成获益 – 风险评估，会很大程度上削弱其效力。

其次，为了充分保护受试者，需要有一方知晓治疗编码。DMC 由专业人士组成并尽可能地避免了利益冲突，可视为获知这些信息的最佳人选。因为 DMC 最重要的职责是保护受试者的权益，应该授权其在第一时间获取最真实的试验信息。仅向 DMC 提供部分揭盲的信息将导致 DMC 不能称职地完成数据监查工作，并给受试者带来风险。

例如，曾经的一项心律失常抑制试验（CAST）就是诠释不应向 DMC 设盲的例证之一。CAST 试验是一项双盲、随机、安慰剂对照的试验，旨在证实心肌梗死后使用抗心律失常药物抑制室性早搏能够降低患者死亡率的假设。CAST 的期中分析结果以盲态的形式递送给 DMC，以 X、Y 来编码试验组和安慰剂组。在第一次 DMC 会议中，DMC 收到的期中分析报告中就已显现出两组死亡率差异的趋势，两组患者死亡数之比为 13∶7。然而由于 DMC 获得的是盲态的数据，并不知晓其实是安慰剂组受试者死亡率较低。因此，DMC 没有对数据监查计划进行变更，依原计划 6 个月后进行第二次数据审查。幸亏统计中心监测到了死亡率趋势的迅速增加，并告知了 DMC。DMC 会议提前召开，DMC 成员得以完全了解和评估试验相关数据。依照 DMC 的建议，该研究提前终止，然而试验组已然呈现高死亡率（试验组 56 例，安慰剂组 22 例）。就 CAST 试验而言，第一次期中分析结果对 DMC 设盲不仅没有任何益处，反而导致 DMC 无法及时对死亡率趋势变化采取对策。

根据以往的实践经验和结果，我们认为保持期中有效性和安全性分析数据的盲态固然重要，但对 DMC 设盲却是不合适的。DMC 担负着保护受试者安全和健康的重要责任，DMC 必须能够及时获得所有研究治疗相关结果的揭盲数据，以便在第一时间发现研究干预的获益 – 风险比的变化。

三、相关伦理性问题

依照伦理准则，临床试验申办方及研究者具有保护受试者的义务和责任，在尽可能短的试验周期内确保受试者受益最大化，且不应将受试者暴露在不必要的试验风险之中。在试验数据已可推断出可信的阳性或阴性结果，或是试验表现出对受试者有损害的趋势时，应及时提前终止试验，而 DMC 肩负着这一伦理职责。

（一）提前终止研究的伦理尺度把握

在试验开始之前，DMC 应会同申办方和研究者，明确把握试验提前终止的尺度，为期中分析提供指导的统计方法也应与此一致。应至少考虑以下 3 点问题：①在表现出多大的疗效差异，以及经历多长的试验干预后，试验的阳性趋势可被确证并可提前终止试验？②对于阳性趋势的提前终止标准是否也适用于试验表现出阴性趋势时？③当试验没有表现出明显的趋势时，是否应当继续进行至计划的终点？

不同研究者对于提前终止试验尺度的认识有很大不同，一些研究者认为试验应以产生具有说服力的结果、足以效应于临床实践为目标。这种期望带来对于更大规模试验及更多精准试验数据的要求，而不满足于典型的试验目标，例如对疗效差异的双侧置信区间为 0.05 甚至 0.01。对于这类试验，为符合既定的设计和目标，DMC 在监查试验时一般不会根据疗效数据提前终止试验，除非期中分析结果比 O'Brien-Fleming 型界值（足以排外正常水平的整体假阳性结果）更为极端。

1. 如何应对早期的有利 / 阳性趋势 在理想情况下，评估试验干预产生有益效应持续时间的同时，也在较长时间段内继续评估可能的不良反应或毒性，以尽可能为其临床应用提供更全面的信息。然而，对于危重疾病患者，如心力衰竭、癌症或晚期艾滋病的患者，即使不明确这些获益是否能够长期持续，短期内治疗获益的证据也可以是令人信服的。在这种情况下，基于这一重要的短期疗效而提前终止研究可以认为是合理的，并可以通过一些后续随访以确定是否有严重的长期毒性。当然，一旦试验终止，对照组的患者开始接受能从中获益的新治疗手段后，随着时间的推移，试验的组间比较将变得不再有意义，长期持续评估长期毒性、不良反应和疗效将有一定难度。

对于患有慢性疾病，如关节炎、骨质疏松症的患者，治疗的长期效果在评价试验干预的获益 – 风险比时可能更为重要。在这种情况下，即使存在可信服的、短期的有利趋势，也应该更注重长期的试验结果。但是，当病情在进展时，尽可能多地避免产生不可逆的疾病进展，与对试验干预长期效果的观察之间可能会产生一些矛盾。这种矛盾的解决需要基于试验的性质及其他一些重要的因素，诸如疾病的进展速度和其临床后果的严重性等来进行判断。

当严重不良反应的发生风险主要发生在需长期用药的患者，如轻、中度高血压或高胆固醇及视网膜病变、早期 HIV 感染的患者，则更需要对于这些患者长期随访。这类患者早期一般无明显不适症状。在长期不良反应和（或）长期临床疗效尚不明确的情况下，提前给予这些患者干预也可能是不合理的。

20 世纪 70 年代，对于高血压的治疗，医学界普遍认为应给予重度高血压患者治疗，而对于是否给予轻、中度高血压患者治疗尚无定论。这类患者一般自我感觉健康，具有正常的生理机能，因此不愿意忍受药物可能的不良反应、长期毒性及定期服药对其生活带来的不便。于是，研究者开展了一项名为"高血压监测和随访计划"的研究。在此研究中，轻、中度高血压患者被随机分配到降压药物组或标准护理（无药物干预）组。在试验开始两三年后，降压药物降低患者发病率的有利趋势逐渐显现，但试验仍在继续。其中一个重要原因是研究者认为，在确信可为大量轻、中度高血压患者提供终身的降压治疗之前，需要充分了解降压药物的长期不良反应。5 年后，试验按计划结束，结果证明降压药物相较标准护理能够明显降低高血压患者发病率，且没有严重的长期不良反应。如果没有长期随访，试验将无法产生足以令人信服的结果去改变临床常规治疗，高血压患者将继续暴露在不必要的高风险之中。试验中期，做出继续该项研究的决定意味着对照组中的一些患者在被纳入研究的几年中可能没有获益。但是，如果试验在开始两三年后就提前终止，患者和医生可能仍然不会愿意进行药物治疗，因为不知道降压药物是否会有长期的不良反应。因此，这项不提前终止试验的决定实际上不仅可以使高血压患者群体受益，而且还可使许多接受对照组治疗的患者获益。

做出提前终止研究的决定往往是困难的，需要将试验受试者与试验目标人群的潜在风险和获益进行权衡。如果试验提供不了充分可信的结果，不足以说服临床医生接受新的治疗手段，则试验将不能给更广泛的人群带来获益。所以，常需要左右权衡，有时甚至左右为难，而且决定往往有争议。因此，对于DMC 非常重要的一点是，在试验开始之初即与试验申办方及研究者讨论预期的提前终止研究的情形，确定与之相应的监查计划，并确定研究组织者接受这一计划。

2. 如何应对早期的不利 / 阴性趋势　关于早期的不利 / 阴性趋势的问题更为复杂，这种趋势可能与阳性趋势一样波动。在 1993 年进行的糖尿病控制和并发症的研究中，早期的阴性趋势最终逆转，显示出非常显著的阳性结果，证明严格控制葡萄糖摄入对糖尿病患者有益。如果此研究的 DMC 由于早期的阴性趋势而提前终止试验，那么一个对于糖尿病患者非常有益的治疗策略将会被遗漏，导致这类患者的病情加重。然而，并不是所有的阴性趋势都会逆转，对于逆转的可能性做出判断是 DMC 面对的重大难题之一。

当试验显现不利趋势时，因为其关系到 DMC 是否应该建议修正或提前终止试验，此时 DMC 的判断和决定是非常重要的，甚至是极为关键的。DMC应考虑以下 3 点：首先，这种趋势是否非常不利，试验完成时产生显著有效性的概率是否很小？其次，这种阴性趋势是否排除了即便是最小的具有临床意义的治疗效果？最后，阴性趋势是否足以产生有害的影响？虽然不可能充分预见试验中的偶发事件，但对于以上 3 点的提前考量可能会有助于 DMC 对不利趋势进行判断。

条件把握度（conditional power）分析可以用于评估早期趋势是否充分不利，以及其逆转到显著的阳性趋势是否为几乎不可能的。如果研究者能够提供一定的试验干预缺乏疗效甚至有害的结论依据，在这种情况下，相应的证据可能足以促使 DMC 从伦理原则角度考虑建议提前终止试验，以保护受试者的安全和健康。

例如，血管紧张素转化酶（ACE）抑制剂的长期使用已被证实可以提供症状性左室衰竭患者的存活期并减轻心肌梗死患者的左室扩张。对此，研究者开展了一项 CONSENSUS-II 研究，旨在观察在急性心肌梗死发生 24 小时内给予 ACE 抑制剂早期干预是否可以降低患者死亡率。受试者被随机分至 ACE 抑制剂组和安慰剂组，两组均给予常规治疗。在试验早期出现阴性趋势（在统计学上没有表现出明显的危害，但是否定了试验干预的有效性）时，DMC 就建议提前终止了此项研究。因为，如果一种实验性干预与常规治疗相比没有优势，则其也不太可能具有临床意义。这时，终止试验是符合伦理原则的。

而另一项关于心力衰竭的 PROMISE 试验和 VEST 的试验研究则是相反的范例。这两项研究是为了评估了一类已在临床上使用的治疗心力衰竭的方法，是否能够改善衰竭的心脏功能，使患者获得更长时间的活动能力或自觉症状改善。在这种情况下，区分试验干预到底是无法改善生活质量但能下降死亡率，还是能够改善生活质量但会增加死亡率，是非常重要的。所以，早期在显现出阴性的死亡率变化趋势时，DMC 做出决定，允许试验继续开展足够长的时间，以探究试验干预到底是轻微显效、无效还是可能有害。虽然作出这种决定是困难的，但在伦理和科学性上也是有说服力的。最终在两个试验中，尽管试验干预在早期显示对生活质量有改善，但长期数据显示出死亡率较对照组显著增加。然而，如果当时 DMC 不允许试验探明此治疗方法是无效的还是可能增加死亡率，将使更多医生和患者仍对此不清楚，导致许多心力衰竭患者（包括试验中的患者）继续接受这种可能降低其生存期的治疗方法。

3. 如何应对非预期的安全性问题　当出现非预期的不良事件的趋势显现时，统计学方法对此往往无法提供帮助。在这种情况下，可能没有预先设定的统计计划，因为正在评估的结果是意料之外的。此外，由于可能出现的不良事件的种类繁多，因此也难以预先设定能够评估这些不良事件产生趋势的统计计划以控制它们的发生。但是，监查这些安全性问题却是 DMC 的重要责任。DMC 成员在考虑这种趋势时，从对这些非预期安全问题的偶然性的评价中可以得到一些提示，但提出建议时则在很大程度上需要依赖于专家的专业知识、经验和判断力。

DMC 根据发现的安全性问题是否做出需要修正或提前终止研究的决定，与该项研究已观察到的获益密切相关。如果试验干预提供了生存获益的迹象，对于一些严重不良反应或非预期的安全问题，DMC 可能只会做出修改方案以减少这类安全性问题发生的建议（如改变药物剂量，完善临床监测程序，使用合并用药以防止或减轻该问题）。而如果期中分析未发现试验干预有良好的疗效前景时，同样严重的安全性问题就可能促使 DMC 建议提前终止研究。因此，在对安全性数据进行评估时，还应审查有效性数据，以便能够对获益和风险进行全面评估。

4. 如何应对无明显趋势　在一些试验中，随着试验朝着其计划的终点进行，试验数据没有显现出明显的趋势，即既无有效的，也无有害的趋势。在这种情况下，需要判断继续将人力、物力及财力投入该试验中，继续让受试者参与试验，是否仍然有伦理角度的必要性或合理性。如果受试者被暴露于具有某种毒性或侵入性的试验干预，在试验数据无明显趋势时，仅为了进一步获取关于试验干预或相关疾病的信息而继续开展研究，是违反伦理原则的。面对这种情况，申办方会基于经费方面的考虑认真讨论是否需要提前终止试验，而更重要的是应该从伦理角度去考量，是否应该将有限的患者分配给更有治疗前景的试验干预。

在研究香豆素（华法林）联合阿司匹林预防心肌梗死复发的 CARS 试验中，心肌梗死后的患者被随机分配至两个华法林剂量组并联合低剂量的阿司匹林治疗，与常规剂量的阿司匹林单药治疗组进行比较。试验中发现，两个剂量组的华法林均不能产生抗凝或其他明显的治疗效果。由于华法林使用的潜在风险，受试者不得不进行密集的血液监测。由于对受试者造成负担，且受试者也无明显获益，该项研究最终被提前终止。但是，对于那些不会给受试者带来过重的额外负担的试验干预，如果为了更多地了解疾病的自然进程，或出于对次要终点的研究，考虑继续开展试验也有其伦理上的合理性。

综上所述，对于可能出现的提前终止研究的情况，DMC 应当在章程中应进行充分讨论，以便为日后处理这些棘手问题时提供指导。DMC 与相关各方在研究开始前进行会商、交流想法，对于未来可能产生的问题的解决是很有帮助的。因为一旦试验开展，出于信息保密的考虑，很难再去征求研究者和申办方对这些问题的意见。

（二）其他伦理方面的考虑

对于各种伦理问题的周全考虑，是 DMC 数据监查过程的重要组成之一。受试者在给予知情同意参加研究之初，就与研究者达成了一项隐性契约：试验将依照知情同意书中所述，实现既定研究目的，研究周期不会超出既定时间而任意进行不必要的延长。若方案的既定研究目标均已完成，此时再去追求其他试验目的，将会带来伦理问题。受试者不应在已探明某种干预的获益与风险之后，仍暴露在劣效或有害干预的风险之中；而已经被证明可以挽救生命或预防严重不可逆损害发生的治疗方法，也应尽快提供给试验中及试验外的患者。

除了获益和风险评估之外，DMC 还肩负监督试验质量和可行性的伦理职责。例如 DMC 发现研究设计、试验假设不再合理，获益 – 风险比无法得到充分评估，那么试验将不再有意义；受试者招募进度严重滞后，可能无法在合理时间内或在分配的经费期限内完成试验；数据收集在质量或及时性方面不足；受试者对方案的依从性差和（或）脱落率、失访率高。在以上这些情况下，试验的目标可能无法实现，如若试验继续将与研究者对受试者的承诺相矛盾（即受试者为实现研究目的而参加研究）。DMC 需要及时发现上述试验过程中可能出现的问题并提出建议进行干预纠正。

DMC 定期对临床试验累积数据进行期中分析与评价并提出建议，对保证试验的准确性和安全性具有重要作用。保密性考虑贯穿期中分析的始末，是决定期中组间有效性和安全性分析评价独立、可信的重要因素。期中分析可以减少受试者接受不必要、不安全或劣效的干预，保护受试者的利益，保证研究的开展符合伦理学准则。

第四节 ▌ 运行方式

一、会议

DMC 的工作形式以会议为主，并结合必要的现场核查，以保护受试者权益，确保试验数据的完整性和可信性，及时准确地为临床研究提供建议。

（一）会议日程与形式

DMC 会议日程的安排应具有灵活性。DMC 初期会议频次在研究开展前就应有明确约定。应充分考虑预期的入组情况、干预措施的获益 – 风险、预期事件（安全性和有效性）的发生率等因素确定会议频次。根据研究期望的不同，可以考虑月会、季会、年会等形式。期中会议时间表还需要考虑整体研究进程（获取一定量的数据和信息、报告一定数量的主要结果）。研究实施后，应根据源自研究内外新的重要数据和信息进行评估，并及时调整会议日程，必要时应增加会议频次或缩短会议间隔。

会议的形式包括面对面的现场会议、电话会议（尤其是需要尽快考虑新的数据和信息时）。无论采取何种形式的会议，都应充分考虑会议内容的保密性。

（二）会议结构

1. 启动会议　研究启动前的 DMC 会议，与 DMC 运行相关的人员均需参会。启动会必须是面对面会议。启动会前，会议讨论文件包括章程、临床研究方案和研究者手册等，应发给参会成员预先阅读。启动会的内容包括任命 DMC 秘书，签署保密协议，集体审核和修订章程及知情同意书，确定监查计划书，确定统计师与申办方和 DMC 之间的数据传递事宜，确定统计师提交给 DMC 有关数据的表格、列表及图表的格式等，并应安排首次数据审核会议的时间。同时，如果 DMC 负责与临床研究相关文章的审核，也需要在 DMC 启动会议中确定出版物审核的政策。

2. 数据审核会议　数据审核会议是 DMC 成员审查最新的临床研究进展和有效性及安全性数据的会议，形式可以是电话或网络会议。应依据临床研究周期、疾病严重程度、干预措施的复杂程度、受试人群的特点、不良事件或严重不良事件发生的频度和严重程度等方面，确定面对面的数据审核会议的频次，但 DMC 至少每年应召开一次面对面的数据审核会议。

数据审核会议由 DMC 主席主持，DMC 秘书负责会议记录。与项目相关的数据与安全监查团队，包括申办方成员、独立统计师及 DMC 成员均出席会议。数据审核会议分为"公开会议"和"闭门会议"两个阶段。

在公开会议阶段，申办方代表报告临床研究进展，研究方案、知情同意及研究者手册等的修订情况，并听取 DMC 的建议。

在闭门会议阶段，仅 DMC 成员及撰写并提交期中分析报告的统计学家参加。独立统计师提交数据总结报告给 DMC，DMC 成员将审核待讨论的安全性问题，并通过审核数据发现新的问题。会议结束后，DMC 主席将联系申办方代表，就主要内容给予口头总结。

DMC 通过数据审核会议对临床研究实施过程中的数据进行评价、监查。审查的内容包括 8 个方面：①总体及各中心的入组率、依从率、方案违背和脱落情况。②数据的质量（完整性和准确性）及可溯源性。③总体和各中心临床实验室数据的一致性。④各研究中心对各种主观指标（包括中医证候诊断）、疗效评价的评分量表及其他标准量表等评分的一致程度，各中心与总体评分间的一致程度，量表和量表之间评分逻辑的一致程度。⑤总体和各中心的不良事件，尤其是重要的不良事件及严重不良事件的发生率。⑥对不良事件和严重不良事件性质描述的规范性，尤其是中医特有的症状术语，如潮热、盗汗等。⑦对中医药特殊用药干预措施，如组方中含有毒性药物、中药有效成分或有效部位制剂、中药注射剂等风险系数较大的临床研究，应重点对涉及安全性的数据进行审查且尽早审查。⑧重要亚组，如重要证候分层人群的入组情况。当发现临床研究实施可能危及受试者的安全或研究的完整性准确性时，DMC 需要向申办方提出建议。

3. 其他会议　遇到重大或突发事件时，DMC 应安排临时会议以解决紧急出现的安全性或其他重大问题。时间容许的情况下可以召开面对面会议，反之可以采用电话或网络会议，但应采用闭门会议形式。

4. 会议记录　一般而言，DMC 会议的所有记录均应保留。研究结束时，相关部门可能要求提供这些记录的复印件。

DMC 根据是否有保密数据（通常是非盲态比较的数据）的讨论，可以将会议记录分为两部分。会议记录的第一部分，涉及保密性数据及其相关内容；第二个部分将总结非盲态数据比较出的结果的讨论，并为 DMC 对申办方所提出的建议提供依据。一般而言，试验终止前 DMC 不会将此部分的会议记录或闭门会议期间的期中研究报告泄露到外部。

每次 DMC 会后，应根据会议记录向申办方发布书面报告，并提供充足的信息，阐明进行任何变更建议的依据。报告还应包括公开会议的讨论总结，并记录口头上向申办方提供的但又未包括在书面报告中的信息。如果没有更改建议，则报告可以简化为"DMC 建议按原计划继续进行研究"。如果 DMC 给出的建议涉及研究方案的变更且被采纳，申办方或研究者必须按照相关规定向有关伦理委员会报告。中药新药临床试验视其变更的程度，必要时应向国家药品监督管理局的相关部门报告。

二、现场核查

为确保临床研究数据的真实性、准确性和完整性，DMC 可根据临床研究的进展和数据审核会议中发现的问题，结合临床研究单位自查和 CRO 监查报告内容，开展现场核查。

（一）现场核查形式

1. 定期的常规核查　对于周期超过 2 年的临床研究，每年至少开展 1 次抽样 10%～20% 研究中心的现场核查。对于风险系数较大、评价指标主观性强、盲态保持难度较大的临床试验，应增加常规核查的频次及研究中心抽样数，同时增加核查的资料抽样比例。

2. 有因核查　对于出现下列情况的研究中心应酌情开展有因核查：①临床研究进展严重滞后。②数据偏倚较大。③证候及其他疗效量表评分与总体差异较大。④不良反应发生率较高或明显偏低。⑤方案依从性差。⑥脱落率明显偏高。⑦数据审查中发现重大的逻辑问题。

（二）现场核查内容

DMC 的现场核查要点包括但不限于以下 3 点。

1. 临床研究条件与合规性　①承担单位应具备开展临床研究所需的条件并符合法规要求，如为中医药临床研究，还要满足中医药研究要求的场地和中医特色的设备和仪器、能够开展中医特色的诊疗技术、充足的接受中医治疗的就诊人群等。②研究团队中应具备富有临床研究经验的主要研究者，中医药临床研究中至少有 1 名副高职称以上的中医临床专家参与。研究人员均经过相关培训和授权，尤其是涉及中医证候诊断及疗效评价的研究，应开展评价一致性的培训并进行考核，相关培训应有记录。③伦理审查批件及记录的原始性及完整性。④临床研究者对方案的依从情况。⑤质量控制和质量保证具体实施的记录。⑥试验药物管理各个环节的记录文件完整性。⑦承担相应职责的文件及其履行职责的相关记录。⑧相关文件的保存完整性。⑨临床研究的生物样本采集、保存、运送与交接记录（如果有的话）。

2. 临床研究数据的真实、完整与逻辑性　①受试者的筛选、入组相关数据链的完整性和合理性。②知情同意书的签署与试验过程的合规性。③临床研究过程记录及临床检查、化验等数据的完整和可溯源性。④临床研究者操作的规范性（包含中医四诊）。⑤研究报告表（CRF）多次访视有效性数据的逻辑合理性，如不同访视间的数据波动情况，与临床实际情况是否存在较大偏差，疗效评价各量表间的数据的一致性，尤其是中医证候量表评价与相应西医量表间的一致性等。⑥ CRF 中违背方案的程度和频度等关键数据。⑦不良事件和严重不良事件发生例数、试验药物相关度判断的合理性。⑧合并用药和治疗的记录完整性。⑨脱落病例的处理以及分析记录。

3. 临床监查员（CRA）和临床协调员（CRC）工作的规范性　①CRA 和 CRC 人员对方案的熟悉程度。②履行角色职责的合规性。③CRA 监查的频度、时效、质量。④CRA 监查报告的完整性以及对发现问题跟踪及时性。⑤CRC 职责履行情况。

第三章

统计学考量

第一节 ┃ 统计学方法概述

DMC 在履行其职责时会面临着各种各样的问题。这些问题内容广泛，包括相关的统计及哲学和伦理方面问题。DMC 必须定期追踪审查累积的数据，以评估是否有重要的安全问题出现，或是否出现比预期提早且具有说服力的有利效果。DMC 监查的频率取决于具体疾病及干预措施，大多数 DMC 每年至少举行一次会议，甚至每年 2~4 次，这时需要进行期中分析（interim analysis）。

一、期中分析示例

虽然期中分析是必要的，但是反复评价数据的过程中必须谨慎，特别在的临床试验早期，入组例数、安全性事件和有效性事件是相对较少的。对于早期小样本试验，其变化的趋势可能较大，此时需要谨慎进行期中分析。

如冠状动脉药物项目（coronary drug project，CDP，1975，981），对比氯贝丁酯（clofibrate）与安慰剂组两组的疗效。图 3-1 中图 a 表示利用风险比（hazard ration，HR）评估在不同时间点上氯贝丁酯组的疗效，HR 值等于氯贝丁酯组的死亡率除以安慰剂组的死亡率。图 3-1 中，HR 值小于 1 时代表氯贝丁酯组死亡率较低。早期试验中累积数据波动较大，有几个时间存在 HR 值比 1 小很多，但这种趋势很快消失，最终稳定在 HR 接近于 1（没有治疗效果）。

图 3-1 中图 b 表示基于氯贝丁酯组与安慰剂组死亡率计算出的 Z 值的波动情况。Z 值等于 HR 值除以其标准误差，其零假设为风险比等于 1，Z 值为

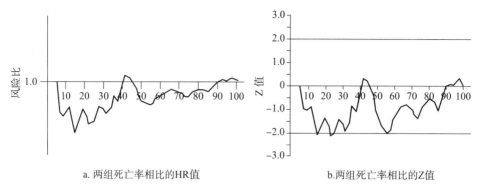

a. 两组死亡率相比的HR值　　　　　b.两组死亡率相比的Z值

图3-1　氯贝丁酯与安慰剂组两组死亡率相比的 HR 值及 Z 值

均值为 0、标准偏差为 1 的近似正态分布。当 Z 值小于 -1.96 时，认为两组间的差异有统计学意义。在冠状动脉药物项目随访 100 个月时，连续计算 Z 值。

从 b 图中可以看出，早期试验的 Z 值波动中，有几次可得到有效的趋势，即 Z＜ -1.96，可以认为组别间存在统计学差异。如果数据只在这个时间分析，可能会出现阳性结果。如果分析得更频繁，那么 Z 值在范围（-1.96，1.96）外发生的偶然越来越少。由于风险比标准误差的估计值与试验中事件的累积数量的平方根成反比。因此，随着时间的增加，事件数量增加，标准误差会减少，表明对治疗效果的评估精度更高。

冠状动脉药物项目的 DMC 毫无疑问注意到了波动趋势，在每一次期中分析均提出继续临床试验的建议。如果 DMC 基于有利的趋势提出早期终止的建议，则将会导致得出氯贝丁酯减少了心肌梗死患者死亡率的结论。这一案例表明，在早期趋势分析时需要谨慎，此时趋势的偶尔性可能较大。

再如 20 世纪 80 年代，研究者发现许多心脏病患者，特别是那些经历过心肌梗死的患者常常会出现心律失常（如室性早搏）。心律失常抑制试验（cardiac arrhythmia suppression trial，CAST），由于药物抑制心室节律异常时的有害作用而早期终止试验。在试验进行前，当时医学界普遍认为，减少或消除这些心律失常可能会降低患者的死亡率。但是 CAST 结果表明，死亡病例迅速出现，且死亡率幅值较大。当观察到接近 15% 的预期死亡总数时，Z 评分已经达到 3，与研究前的假设完全相反，抑制心律失常反而增加了患者的死亡风险。

CDP 和 CAST 这两个案例说明了 DMC 在回顾累积结果进行期中分析时，所面临的挑战和困境。虽然统计方法不能提供绝对的答案，但对趋势出现时的统计结果进行分析，有可能会反映出一定的问题。

二、期中分析报告的主要内容

由于期中分析报告中涉及的分析数据与处理组有关，即需要进行揭盲，这时需要设立数据分析中心（data analysis center，DAC）。DAC 由不参与临床试验的独立统计人员组成，成员可为 3～4 人，至少 1 名生物统计学家，2 名程序员。如果不考虑揭盲，这时的统计分析可由研究中的统计师负责完成。

在研究中需要分清研究中的统计师、DMC 中的统计师和 DAC 统计师三者间的职责区别。DAC 有处理组的赋值代码，其独立统计师是唯一可以将处理代码与试验数据库进行链接的人，从而确保没有其他人可以利用组别进行期中分析。揭盲分析有两种情况，一种为完全揭盲，即按试验组与对照组进行分析；另一种为用半揭盲（semi-blinded）代码进行分析，如仅有两组时可用 A 组与 B 组的代码进行分析。

统计分析的基本内容应涵盖设计的类型、比较的类型、随机化与盲法、主要指标和次要指标的定义与测量、检验假设、数据集的定义、疗效及安全性评价和统计分析的详细计划。DAC 应按 DMC 要求，给出 DMC 会议的统计图表与报告，报告内容应考虑为闭门会议的报告还是公开会议的报告。期中报告中应该包含不良事件、严重不良事件与死亡的结局。

（一）公开会议的报告

对于公开会议的统计分析报告，主要利用统计图表与统计指标进行描述性分析，可从以下几个方面考虑。

1. 试验概述 主要是试验方案中与统计学相关的内容，常见内容有研究目的、设计类型、随机化、盲法、对照的类型、样本量，需要说明原方案进行几次期中分析、每次期中分析的时间点等问题。

2. 主要方案的修改 伦理委员通过的方案修改情况。

3. 计划和总结 在 DMC 会议前，盲态下 DMC 数据监查计划和数据的总结。

4. 数据质量 数据质量是临床试验中潜在的偏倚来源之一，需考虑缺失值和离群值等信息。

5. 入组信息分析 可以列出患者筛查及入组的信息，并列出具体的违背方案、脱落或剔除的患者具体清单。如果存在方案的偏离，特别是指定的治疗计划的偏差，给出方案偏离的具体情况。

6. 依从性和合并用药分析　采用描述性统计分析对依从性与合并用药进行描述，并给出依从性差、具有合并用药的受试者具体情况的清单。

7. 主要指标与次要指标的分析　对于定量资料，给出单组（整体）数据的主要指标与次要指标的均数、标准差、中间数、四分位间距等；对于定性指标，给出频数及百分比；对于生存资料，给出生存曲线、中位生存时间等。

8. 安全性分析　对不良事件、严重不良事件的分析，应按事件发生的频数、频次和发生率描述，所采用的具体不良事件可用编码词典名称。对于不良事件，可以列出具体名称、严重程度、转归、与药物关系等情况。对于实验室检测，可列出治疗前正常但治疗后异常的生化指标的值。

（二）闭门会议的报告

对于闭门会议的统计分析报告，利用统计图表与统计指标进行描述性分析，并将其按组别进行统计推断。要给出期中分析的时点、具体实施方式和所采用的 α 消耗函数等，应当事先制订计划并在试验方案中阐明。

1. 重复公开会议的报告内容　对于公开会议报告中涉及组别的内容可以进一步考虑做组别间的比较。

2. 在闭门会议前的非盲态下的数据监查计划和闭门会议的数据总结。

3. 成组序贯设计　主要指标的统计分析需考虑检验水准的调整方法，如用 α 消耗函数。

4. 对于适应性设计的样本含量再估算　根据期中分析的结果，利用相应的统计学方法进行估算得到样本含量。

5. 决策考虑　DMC 根据揭盲后的期中分析结果，对是否因有效或无效而提前结束试验提出建议，最终是否提前终止试验的决策仍是由试验的申办方综合考虑 DMC 的建议和其他相关信息最后裁定。当期中分析结果满足试验有效提前结束时，即使 DMC 根据既定规则建议提前结束试验，但从统计学的角度考虑，由于样本量较小，分析结果可能存在较大的变异和不稳定性，而且从临床的角度来讲，因有效而提前结束试验的统计学原则并不能保证试验的疗效结果一定存在临床意义，可以考虑继续试验。

三、DMC 的统计分析内容

对于 DMC 的统计分析内容一般不要求正式的报告，DAC 根据 DMC 委员的要求进行统计分析，在会议时可用幻灯形式汇报，在会议前 DMC 各成员要审阅并批准 DMC 统计分析计划中详细的数据展示格式。DMC 成员有职责维护 DMC 电子报告的安全性直到研究结束。如果 DMC 统计人员被要求进行额外的临时分析，研究期间这些分析结果将由 DMC 统计人员保存直到研究结束，且不能把结果告知其他任何人。这些结果可以作为期中分析的支持文档记录到最终研究报告中。

DMC 的统计分析内容可以参考统计分析计划书，具体内容可参见《药物临床试验数据管理与统计分析的计划和报告指导原则》中的统计分析计划（SAP）与统计分析报告（SAR）。其基本内容包括试验概述、统计分析方法、统计分析的结果与结论，一般采用统计表和统计图表示。统计分析报告中的所有结论应使用准确的统计学术语阐述。

（一）试验概述

试验概述是试验方案中与统计学相关的部分，常可直接摘录，一般包括以下几点主要内容。

1. 研究目的 临床试验的主要目的和次要目的。

2. 设计类型 如平行设计、交叉设计、析因设计、成组序贯设计等。

3. 对照的类型 如安慰剂对照、阳性对照、剂量组对照等，需说明试验选择的对照类型及理由。

4. 随机化方法及其实施 明确随机化方法，如区组随机、分层随机及其分层因素等。

5. 盲法及设盲措施 说明是单盲还是双盲，设盲措施是双盲单模拟还是双盲双模拟等，以及保持盲态下执行统计分析的措施。若采用开放设计，需充分说明无法实施盲法的理由。

6. 样本量 计划入组的受试者数量及其计算依据。若采用成组序贯设计应说明不同阶段的样本量。

7. 入选标准与排除标准。

8. 评价指标 统计分析中应清晰描述主要指标和次要指标的定义，包括具体观察和测量的方法、观察时点、指标属性。如果主要指标需要通过计算得到，则需给出相应的计算公式。

（二）分析数据集

根据不同的研究目的，在统计分析计划中需明确描述数据集的定义。临床试验的分析数据集一般包括以下几种。

1. 意向性治疗原则（intention-to-treat principle，ITT） ITT 是指基于有治疗意向的受试者（即计划好的治疗）而不是实际给予治疗的受试者进行评价的处理策略，是可以对结果做出评定的最好原则。其结果是计划分配到每一个治疗组的受试者即应作为该组的成员被随访、评价和分析，而无论他们是否依从于所计划的治疗过程。

2. 全分析集（full analysis set，FAS） FAS 指尽可能接近符合意向性治疗原则的理想的受试者集。该数据集是从所有随机化的受试者中以最少的和合理的方法剔除受试者后得到。

3. 符合方案集（per-protocol set，PPS） PPS 又称有效病例、疗效样本、可评价病例样本，是由充分依从于试验方案的受试者所产生的数据集，以确保这些数据可能会展现出治疗的效果。依从性包括所接受的治疗、指标测量的可获得性，以及对试验方案没有大的违背等。PPS 是 ITT 的一个子集。

4. 安全集（safety set，SS） 安全性与耐受性评价时，用于汇总的受试者集称为安全集。SS 应包括所有随机化后至少接受一次治疗且有安全性评价的受试者。

疗效指标一般以 FAS 为主，同时对于主要指标要进行 PPS 分析，安全性分析采用 SS 分析。

（三）缺失数据和离群值的处理

缺失值和离群值在实际的临床试验中是不可避免的，同时它是临床试验中的偏倚来源之一。因此，除了在试验的计划、执行过程中应有必要措施尽量避免其发生之外，同时应说明主要疗效指标缺失值的填补方法。数据缺失机制可分为完全随机缺失（missing completely at random，MCAR）、随机缺失（missing at random，MAR）和非随机缺失（missing not at random，MNAR）。对完全随机缺失、随机缺失数据的处理目前有末次观测值结转、基线观测值结转、均值填补、回归填补、重复测量的混合效应模型、多重填补等多种不同方法。缺失机制无法通过已有数据进行判断，并且不同的处理方法可能会产生截然不同的结果，可以通过敏感性分析比较不同填补结果的一致性。离群值的处理方法应当从医学和统计学两方面考虑，离群值的处理应在盲态检查时进行，如果试验方案未预先指定处理方法，则应在实际资料分析时进行敏感性分析，即将包括和不包括离群值的两种统计分析结果进行比较。

（四）统计分析方法

统计分析应根据研究目的、设计类型和观察指标的类型选择相应的统计分析方法。对于所有资料，给出资料的统计描述及统计推断方法，明确采用的单双侧检验及其水准，明确临床试验的比较类型，如优效性检验、非劣效性 / 等效性检验及其界值等，并说明所采用的统计软件及版本号。

统计分析一般原则：定量指标的描述将计算均值、标准差、中位数、最小值、最大值，下四分位数（Q1），上四分位数（Q3），分类指标描述各类的例数及百分数。对两组一般情况的比较，将根据指标的类型采用适当的方法进行分析，定量资料的组间比较根据数据分布情况采用成组 t 检验（方差齐性、正态分布）或秩和检验（Wilcoxon 检验），分类数据采用卡方检验或精确概率法（若卡方检验不适用），等级资料采用 Wilcoxon 检验或 Mantel-Haenszel 检验。生存分析资料的比较：做出生存率曲线，并采用 log-rank 检验进行两组生存率的比较。

考虑分层因素，可以采用分层卡方检验（Cochran-Mantel-Haenszel，CMH）或分层 Newcombe 置信区间法计算合并的 OR 值或率差值。如果存在协变量，定量指标可采用协方差分析进行分析，定性指标采用 logistic 回归进行分析，生存资料采用 Cox 比例风险模型进行分析。对于重复测量资料采用重复测量方差分析、广义估计方程或混合效应模型进行相应分析。当涉及多个主要指标、多个比较组、多个时间点的比较、期中分析、亚组分析等情况的多重性问题，说明控制 I 类错误率的措施。

当涉及亚组分析时，需要对亚组给出明确定义。对于非预先规定的缺失数据的填补、离群值、亚组分析、不同数据集的分析、不同协变量的调整等，可进行敏感性分析，考察对试验结果的影响。除了以上的分析之外，有时还考虑进行亚组分析、敏感性分析等。对于统计分析可从以下几个方面考虑。

1. 基线及人口学特征　总结各中心入组信息及完成数，列出每个中心每月患者入组的信息是有用的。有些试验需要导入期筛选情况，如 Faught（1993）癫痫试验与 Thijs（1995）高血压试验，对于这类试验可同时列出试验中筛选病例符合随机化的信息。DMC 成员可以对未获得预期效果的中心进行评价，同时在国际多中心的临床研究中可以了解病例在不同国家的比重。

列出累积入组病例数的变化情况，一般以线图表达（图 3-2）。以横坐标为月，纵坐标为累积入组病例数，画出线图。有时将每月预估的病例入组例数加入图表中（如果预计每个月病例相等，预估累积入组病例数相连是一条直线），这样有利于研究者和 DMC 成员在一段时间后回顾入组进展。如果有导入期筛选情况，可以加入再加一条线。

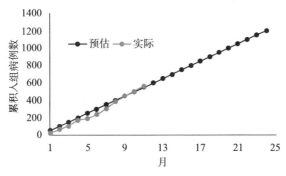

图 3-2　累积入组病例数的变化情况

列出脱落病例的清单。将各组不同数据集大小、各中心病例分布、总脱落率比较、终止原因详细列表，并对患者的人口学信息（年龄、性别、身高、体重、生命体征等）、既往史、过敏史等进行统计描述。根据变量的数字特征，采用 t 检验或 Wilcoxon 检验对两组患者的年龄、身高、体重等定量数据进行基线比较；应用卡方检验或确切概率法对患者的性别、既往史、过敏史等分类变量进行比较。

对脱落病例进行分析。失访病例和患者自行退出试验病例应列入脱落病例分析，组间总脱落率和由于不良事件所致脱落率的比较采用 χ^2 检验。对于人口学等基线资料，说明根据数据性质所采用的描述性统计分析的具体方式。

2. 依从性和合并用药分析　对于依从性和合并用药的分析，说明所采用的描述性统计分析的具体方式，并说明对依从性差、具有合并用药的受试者具体情况的描述方式。

3. 有效性指标分析　说明主要指标分析采用的统计分析方法和统计分析模型。分析模型的选择要注意考虑指标的性质及数据分布的特性。处理效应的估计应尽量给出效应大小、置信区间和假设检验结果。有些基线特征变量在统计分析中可作为协变量处理，但必须在统计分析计划中事先说明。

对于主要指标需要考虑缺失数据的处理。主要疗效指标同时进行 PPS 分析和 FAS 分析。对于次要指标的统计分析，处理效应的估计也需要尽量给出效应大小、置信区间和假设检验方法。

4. 安全性分析 列表描述两组的不良事件和不良反应的例数和例次，以及不良事件、严重不良事件、不良反应、严重不良反应的发生率。对实验室、心电图指标前后变化情况进行交叉表描述。安全性评价在 SS 上进行分析，对于安全性数据的分析需说明所采用的统计学分析方法。考虑对不良事件采用统一的编码词典进行编码（表 3–1 ）。

表 3–1　各系统不良事件发生情况

	试验组			对照组		
	例次	例数	发生率	例次	例数	发生率
合计						
SOC1						
PT1						
PT2						
SOC2						
…						

5. 期中分析 期中分析的时点（包括日历时点或信息时点）、具体实施方式和所采用的 α 消耗函数等，应当事先制订计划并在试验方案中阐明。具体可见成组序贯设计与样本含量再估计两个章节。

四、不良事件的统计分析

为了更好说明不良事件的统计分析内容，以一实例的数据说明不良事件统计的几种主要方法。

实例：Bresalier（2005）在一项万古霉素预防腺瘤性息肉（APPROVe）的试验中，说明与罗非昔布相关的心血管事件的几种统计分析方法。这是一项长期、多中心、随机、安慰剂对照、双盲试验，根据选择性 COX–2 抑制剂罗非昔布的心血管结果，旨在确定 3 年来罗非昔布治疗结直肠腺瘤的病例中大肠复发性肿瘤息肉的效果。2586 例结直肠腺瘤病例接受随机分组：1287 名患者每天接受 25mg 罗非昔布，1299 名患者接受安慰剂。罗非昔布组的病例贡献了 3059 人年，安慰剂组 3327 人年。研究者报告有关血栓性心血管的不良事件（表 3–2）均在盲态下由独立的委员会判定。

表 3-2 判断为血栓形成的不良事件

	罗非昔布组	安慰剂组
例数	1287	1299
人年	3059	3327
事件数	46	26
发生率（%）	3.57	2.00
发生率/100 人年	1.50	0.78

（一）累积暴露的病例数

DMC 会议中讨论不良事件时，有时需要考虑药物研究中有多少暴露的病例。以横坐标为入组病例暴露于药物的时间，纵坐标为病例数，按组别和时间画出病例暴露线图（图 3-3）。一项研究中，如果 DMC 关心心脏毒性，假定在期中分析时仅有 20% 的病例接受了 3 个疗程的药物，此时心脏毒性的结论还不可靠。如果 70% 的病例完成 3 个疗程的药物，其结果才可信。

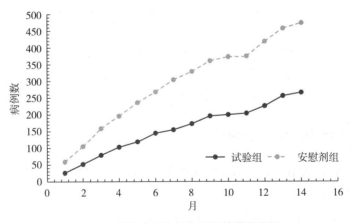

图 3-3 按治疗组和月份累积的暴露病例

（二）不良事件发生率

1. 发生率的计算 在安全性分析数据集，不良事件发生率是指经历过不良事件的病例在总例数所占的比例。常以百分率（%）、千分率（‰）表示。

$$不良事件发生率 = \frac{不良事件的病例数}{总例数} \times 比例基数（K） \qquad （1）$$

不良事件的病例数用 n_1 表示，n 代表观察总例数，比例基数（K）根据需要选用，可以是 100%、1000‰，主要使算得的率至少保留一位整数。

如上例中，罗非昔布组的不良事件发生率为 3.57%（46/1287），安慰剂组的不良事件发生率为 2.00%（26/1299）。要注意的是，不良事件发生率计算过程中按病例来算，不能按不良事件发生的例次计算。如有相同不良事件类型重复发作的病例，该病例在计算发生率时在分子仅计 1 次。

2. 发生率的置信区间　当算出不良事件率后，一般情况下会给出率的 95%CI。

（1）正态近似法（Wald 法）：率的 95%CI 估计方法很多，最常用的是正态近似法（Wald 法），其公式如下：

$$p - Z_{\alpha/2} \cdot S_p,\ p + Z_{\alpha/2} \cdot S_p \tag{2}$$

但对于正态近似法需要样本例数 n 足够大，且样本率 p 和（1–p）都不太小时，如 np 与 n（1–p）都大于 5 时，也有学者认为事件数量应大于 15。

（2）Clopper–Pearson 法（精确法）：该法是 Clopper–Pearson 于 1934 年提出的精确二项式法，其公式如下：

$$p(X \geqslant x \mid p = p_1) = \frac{\alpha}{2} = \sum_{k=x}^{n} C_n^k p_1^k (1 - p_1)^{n-k} \tag{3}$$

$$p(X \leqslant x \mid p = p_1) = \frac{\alpha}{2} = \sum_{k=0}^{x} C_n^k p_2^k (1 - p_2)^{n-k} \tag{4}$$

式中，x 为发生的事件数，在式（3）与（4）中把 p_1 与 p_2 估算出来就是所对应的 95%CI 上限与下限。

Wald 法（正态近似法）适用于事件数量大于一定时，由于这个原因，许多人更喜欢使用 Clopper–Pearson 法（精确二项式）。除了以上两种方法，还有 Wilson 法（也称为得分法）、Agresti–Coull 法、似然比法及 Blaker 法等。利用 SAS 程序可估计不同方法的 95%CI，程序如下：

```
proc freq data=APPROVe;
table outcome/BINOMIAL（WALD CLOPPERPEARSON WILSON AGRESTICOULL）;
by grp;
run;
```

表 3-3　四种不同方法估算率的 95%CI

	罗非昔布组（46/1287）		安慰剂组（26/1299）	
	上限	下限	上限	下限
Wald	0.0256	0.0459	0.0124	0.0276
Clopper–Pearson	0.0263	0.0474	0.0131	0.0292
Wilson	0.0269	0.0473	0.0137	0.0292
Agresti–Coull	0.0268	0.0474	0.0136	0.0293

从表 3-3 可见，由于样本例数较大，且事件发生数均在 15 例以上，四种结果基本一致。对于 Wald 法，罗非昔布组血栓不良反应发生率为 3.57%，其 95%CI 为（2.56%，4.59%）；安慰剂组血栓不良反应发生率为 3.57%，其 95%CI 为（1.24%，2.76%）。值得注意的是，频率论置信区间的定义并不说明参数的真实值位于 2.56% 和 4.58% 之间的概率是 95%。这个区间的意义是，重复进行无数次临床试验，每次试验都可计算出 1 个区间，那么无数个区间中的 95% 会包含真实的发生率。那么，关心血栓不良反应的 DMC 成员会看到高达 4.59% 的发生率是包含在数据的 95%CI 范围之内。

Clopper–Pearson 法的罗非昔布组 95% 可信区间（CI）为（2.63%，4.74%），相当接近正态近似法的结果。Wald 法区间一定是对称的，而 Clopper–Pearson 法是非对称区间。安慰剂组血栓形成的发生率两种方法的 95%CI 分别为（1.24%，2.76%）和（1.31%，2.92%）。

3. 发生率的比较

（1）两组比较方法：罗非昔布组形成血栓事件发生率 3.57%，安慰剂组为 2.00%，我们需要比较两组间的发生率是否有统计学差异。对于两组的比较，常用的方法有 Pearson 卡方检验、Yate 连续性较正卡方检验及 Fisher 精确概率法。一般情况下，样本例数不小于 40，且理论频数不小于 5 时，采用卡方检验。当 n 不小于 40，但有一格理论频数介于 1 到 5 时，采用 Yate 连续性较正卡方检验。但 n 小于 40，或理论频数小于 1 时，可采用 Fisher 精确概率法。利用卡方检验，得到 $\chi^2 = 5.91$，$P = 0.0151$。如果采用精确概率法，得到单侧 $P = 0.01051$，双侧 $P = 0.0166$。即认为两组间血栓形成的差异有统计学意义。

（2）率差 95%CI：我们也可以利用两组率差的 95%CI 来进行假设。对于率差的 95%CI 计算方法有 Wald 法、精确法、Agresti–Caffo 法、Miettinen–

Nurminen 法（得分法）、Hauck–Anderson 及 Newcombe 法等。如果样本例数较大，且事件发生数较大可采用 Wald 法，否则可用精确法计算。Wald 正态近似法两组率差标准误如下：

$$\hat{d} = p_1 - p_2 \tag{5}$$

$$S_{\hat{d}} = \sqrt{p_1(1 - p_1)/n_1 + p_2(1 - p_2)/n_2} \tag{6}$$

故其 95%CI 为：

$$\hat{d} \pm z_{a/2} \times S_{\hat{d}} \tag{7}$$

利用 SAS 程序可估计率差的 95%CI，程序如下：

proc freq data=APPROVe;

table grp*out/chisq riskdiff（CL=（WALD EXACT AC HA MN NEWCOMBE））;

run;

本例中两组的率差为 1.57%，Wald 法、Agresti–Caffo 法两种方法率差 95%CI 分别为（0.30%，2.84%）、（0.29%，2.85%），几种方法结果基本一致。从结果上看，率差的 95%CI 下限大于 0。因此，可以认为两组间的血栓形成的差异有统计学意义。

置信区间具有假设检验的主要功能，如果率差 95%CI 不包含 0，说明两组间的差值不为 0，认为两组差异有统计学意义；否则，认为两组差异无统计学意义。从置信区间可提供假设检验没有提供的信息，置信区间除了提供差别有无统计学意义，还提示差别有多大、该差别有无实际意义。然而，置信区间无法提供假设检验的确切 P 值。因此，我们在报告时，可以同时给出置信区间与 P 值。

（3）优势比（odds ratio, OR）：又称为比数比。率差是通过差值比较两组间的差值进行比较两组发生率，而优势比是通过比值说明两组发生率的情况。OR 值计算公式为：

$$OR = \frac{P_1/(1 - P_1)}{P_2/(1 - P_2)} = \frac{ad}{bc} \tag{8}$$

其中 P_1 是试验组发生率，P_2 是对照组发生率，其中 a、b、c、d 代表四格表中 4 个格子的数字。其 95%CI 为：

$$OR \times \exp = \left[\pm 1.96 \sqrt{\frac{1}{a} + \frac{1}{b} + \frac{1}{c} + \frac{1}{d}} \right] \tag{9}$$

OR 值等于 1 时表明处理组间不良事件发生率无差异；OR 值>1，值越大说明越能说明不良事件与罗非昔布有关；OR<1 说明不良事件出现更多地与安慰剂有关。对于前面的例子 OR 值为 1.82，95% 可信区间为（1.12，2.95）。此区间不包括 1，表示罗非昔布组具有更大的 AE 发生率。

除了上述对 OR 值的计算外，还可以利用 logistic 回归，将可能存在的协变量放入进行调整。

当 AE 被用于 DMC 时，DMC 委员通过浏览表格寻找优势比较大的 AE，比如 OR>5。不同 DMC 成员有不同的 OR 判断阈值，其取决于疾病的性质。其目的是要找到感兴趣的差异以便进一步的讨论和随访。那些没有统计学意义但 OR 值较大的事件仍值得关注，这可能是一个早期信号。有些 DMC 委员可希望将 OR 值和统计学意义组合起来，如 $P \leq 0.10$ 且 OR>3。OR 值可能随时间波动，如果不良事件在临床上很重要，趋势值得关注。当发现趋势时，DMC 封闭会议纪要应该注意并记录它们，以便 DMC 委员在今后的会议中跟进。

表 3-4　两种药物的不良事件发生率（%）及 OR 值

	试验组	安慰剂组	OR 及 95%CI
非索非那定			
病毒感染	2.5（1.5，4.0）	1.5（0.7，2.7）	1.7（0.7，4.2）
恶心	1.6（0.8，2.9）	1.5（0.7，2.7）	1.1（0.4，2.9）
痛经	1.5（0.7，2.7）	0.3（0.04，1.1）	5（1.1，47.1）
嗜睡	1.5（0.7，2.7）	0.3（0.04，1.1）	5（1.1，47.1）
消化不良	1.3（0.6，2.5）	0.6（0.2，2.5）	2.2（0.6，10.0）
普瑞巴林			
头晕	45.0（41.0，49.1）	9.0（6.6，11.7）	8.3（5.9，12.1）
嗜睡	22.0（18.8，25.5）	4.0（2.4，6.1）	6.8（4.2，11.8）
体重增加	14.0（11.3，17.0）	2.0（1.6，3.6）	8.1（4.1，17.6）
视觉模糊	12.0（9.5，14.9）	1.0（0.3，23.0）	13.6（5.5，43.6）
水肿	9.0（6.8，11.6）	2.0（1.0，3.6）	4.9（2.4，10.9）
口干	9.0（6.8，11.6）	2.0（1.0，3.6）	4.9（2.4，10.9）

表 3-4 是 Herson 美国 FDA 上市药品在安慰剂对照试验中的不良反应。计算精确二项式 95% CI 用于药物和安慰剂发生率。利用 Clopper-Pearson 法计算试验组与安慰剂组的发生率及 95%CI，同时计算 OR 值及 95%CI。对于治疗

季节性过敏性鼻炎的药物非索非那定，其不良反应痛经和嗜睡的 OR 值均大于 5，但 DMC 必须考虑非索非那定的这些不良事件的发病率仅为 1.5%，95%CI 的上限为 2.7%。然而治疗纤维肌痛的药物普瑞巴林的各种不良事件引起了 DMC 的关注。其不良反应的 OR 值范围从 4.9 到 13.6。眩晕的 OR=8.3，且普瑞巴林组的发生率为 45.0%，其 95%CI 的上限为 49.1%。

（三）单位时间发生率

1. 单位时间发生率的描述　如果患者在每个处理组中有相同的研究药物暴露，那么计算处理组的总发病率是适当的。当处理组间存在脱落的差异时，那么要同时考虑发生率及暴露时间。这种差异可能是由毒性引起，因此考虑暴露具有重要意义。结合暴露时间和发病率可通过两种形式：第一种方法是计算单位时间的发生率，如每 100 人年的事件数；第二种是采用存曲线方法。

单位时间发生率的计算是试验事件数量除以总人时数，并乘以基数 K。

$$单位时间发生率 = \frac{事件数量}{总人时数} \times 比例基数（K） \tag{10}$$

在前面的例子中，罗非昔布组每 100 人年发生率为（46×100）/3059 = 1.50/100 人 / 年，安慰剂组是（26×100）/3327 = 0.78/100 人 / 年。

问题在于，如果病例重复发生前面出现的某种不良事件类型，是否应被计算在内。最常见的做法是计算暴露时间内的病例数。如果 DMC 希望集中关注一个特定的不良事件类型，可要求 DAC 只用该 AE 类型第一次出现时的暴露时间来计算发生率。然而，泊松分布是用于每 100 人年发生率统计推断的概率分布，从理论上讲，该分布要求所有事件（而不是病例数）和所有的暴露时间分别计算在分子和分母中。

2. 单位时间发生率的置信区间　假定发生率随时间是恒定的，那么每 100 人年发生率遵循泊松分布。计算每 100 人年发生率近似 95%CI 方法有正态分布近似法、精确概率法及二项分布近似法。一般情况下认为，事件发生数超过 20 时，Poisson 分布近似正态分布。

（1）正态分布近似法：正态分布法每 100 人年发生率的标准误为：

$$S = (\sqrt{X / T}) \times 100 \tag{11}$$

其中 X 为事件发生数，T 为总人年。若用 R 表示每 100 人年发生率，正态分布近似法 95%CI 为：

$$(R - 1.96 \times S,\ R + 1.96 \times S) \tag{12}$$

上例中，罗非昔布组每 100 人年发生率 1.50/100 人年，$R = 1.50$，$X = 46$，$T = 3059$。因此 $S = 0.22$，每 100 人年发生率的 95%CI 为（1.07，1.93）。安慰剂组是 0.78/100 人年，其 95%CI 为（0.48，1.08）。

（2）精确概率法如下：

$$P（X \geqslant x \mid \lambda = \lambda_1）= \frac{\alpha}{2} = \sum_{k=x}^{\infty} \frac{\lambda_1^k}{k!} e^{-\lambda_1} = 1 - \sum_{k=0}^{x-1} \frac{\lambda_1^k}{k!} e^{-\lambda_1} \qquad （13）$$

$$P（X \leqslant x \mid \lambda = \lambda_2）= \frac{\alpha}{2} = \sum_{k=0}^{x} \frac{\lambda_2^k}{k!} e^{-\lambda_2} \qquad （14）$$

公式（13）与（14）中把 λ_1 与 λ_2 估算出来就是单位时间发生率对应的 95%CI 上限与下限。其 95%CI 可通过 STATA 的 cii 命令得到，或 SAS 程序编程如下：

```
data a;
input x time@@;
r_low = cinv（0.025，2*x）/（2*time/100）;
r_up = cinv（0.975，2*（x+1））/（2*time/100）;
cards;
46 3059
26 3327
;
run;
```

从而可得到罗非昔布组每 100 人年发生率的 95%CI 为（1.10，2.01），安慰剂组 95%CI 为（0.51，1.15）。

（3）二项式方法：二项式方法是根据（3）与（4）Clopper–Pearson 精确二项式法得到 95%CI，然后将其上、下限分别与 n/T 相乘，其中 n 是样本大小。罗非昔布组 n/T=1287/3059=0.42。因此，罗非昔布组每 100 人年发生率的近似置信区间为 0.42×2.63 和 0.42×4.74，即二项式方法的每 100 人年发生率 95%CI 为（1.11，1.99）。安慰剂组 n/T=1299/3327=0.39，所得的每 100 人年发生率 95%CI 为（0.51，1.14）。

3. 单位时间发生率的组间比较

（1）正态近似法：若总体均数 λ_1 与 λ_2 都大于 20 可采用正态近似法进行比较。

当两样本观测单位数相等时，采用检验统计量：

$$Z = \frac{X_1 - X_2}{\sqrt{X_1 + X_2}} \tag{15}$$

其中，X_1 与 X_2 分别为两样本计数。

当两样本观测单位数不等时，n_1 与 n_2 分别代表单位数目。正态近似法检验统计量为：

$$Z = \frac{\bar{X}_1 - \bar{X}_2}{\sqrt{\dfrac{\bar{X}_1}{n_1} + \dfrac{\bar{X}_2}{n_2}}} \tag{16}$$

利用观测单位数不等时进行计算 $Z=2.68$，$P<0.05$，可以认为两组间每 100 人年的血栓发生率差异有统计学意义。

（2）泊松比（相对危险度）：泊松比是两组每 100 人年的事件发生率。在表 5-2 血栓不良事件例子中泊松比值为 1.92（1.50/0.78）。这意味着试验组病例每单位时间不良事件发生率是安慰剂组病例的 1.92 倍。

1）正态近似法：泊松比的 95% CI 正态近似法由 Ng and Tang（2005）提出。

$$R = \frac{X_1 / T_1}{X_2 / T_2} \tag{17}$$

$$Q = \ln(R) \tag{18}$$

$$\text{SE}(Q) = \sqrt{\left(\frac{1}{X_1}\right) + \left(\frac{1}{X_2}\right)} \tag{19}$$

其中 R 代表泊松比，ln 代表自然对数函数，Q 代表 R 的自然对数，SE（Q）代表 Q 的标准误，X_1 为试验组事件发生数或无事件发生时为 0.5，X_2 为对照组事件发生数或无事件发生时为 0.5，T_1 为试验组的人年，T_2 为对照组的人年。计算 Q 的 95%CI 为：

$$(U_1, U_2) = (Q - 1.96 \times \text{SE}(Q), Q + 1.96 \times \text{SE}(Q)) \tag{20}$$

R 的 95%CI 为：

$$(\exp(U_1), \exp(U_2)) \tag{21}$$

其中，exp 为指数函数。根据上述公式，可以计算泊松比 1.92 的 95% CI 为（1.19，3.11）。

2）泊松比置信区间二项式近似法：除了正态近似法外，还有的泊松比置信区间二项式近似法，其假设条件为先固定每组事件总发生数。产生了概率值：

$$P = \frac{X_1}{(X_1 / X_2)} \tag{22}$$

其中 X_1 代表罗非昔布组事件发生数，X_2 代表对照组事件发生数，P 代表罗非昔布组发生血栓形成病例占总血栓形成病例的比例，它等于 0.639（46/72），这个概率可计算 Clopper-Pearson 95% 置信区间（P_L, P_U），即（0.517, 0.749）。这种方法估计的泊松比的 95% CI 为（R_L, R_U）：

$$\left(\frac{P_L \times T_2/T_1}{1 - P_L} , \frac{P_U \times T_2/T_1}{1 - P_U} \right) \tag{23}$$

根据中二项式近似法可得到 95%CI 为（1.16, 3.25）。当事件发生数少于 20 时，优先使用二项式近似法。

3）Poisson 回归法：在 Poisson 回归中将组别因素纳入考虑，可以估计 RR 值及 95%CI。其 SAS 程序如下：

proc genmod data=c；
class grp（ref="1"）；
　model out/time=grp / dist=poisson；
　estimate "exp（rate）" grp **1-1**；
run；

在 SAS 结果中，回归系数为 0.6545，标准误为 0.0250，$P<0.0001$。同时 RR 值及 95%CI 为 1.9242（1.8320, 2.0211）。

4. 首次事件出现 Kaplan-Meier 曲线法 Kaplan-Meier 曲线事件时间曲线，提供事件随时间发生的图形，通过减少终止或持续事件发生的病例来考虑每个时间点病例数的风险。

对于没有经历事件的病例，他们的"事件时间"定义观察时间长，称为不完全或删失数据。经历过事件的病例有他们的事件时间记录，称为完全数据。Kaplan-Meier 曲线方法常用于疗效分析，但也可以用于安全性数据分析。使用 Kaplan-Meier 分析不良事件数据，描述事件的第一次出现时间。图 3-4 是罗非昔布预防腺瘤性息肉试验中时间 - 判断为血栓性不良事件 Kaplan-Meier 曲线，纵轴表示血栓事件的累积发生率，而横轴表示时间。该图表明，血栓 AE 经历在这两组中大致相同，但该曲线在 18 个月后开始分散，罗非昔布组

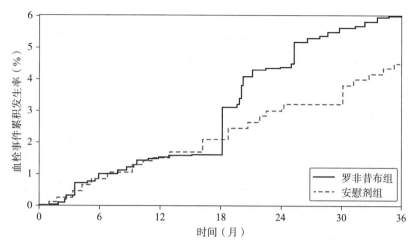

图 3-4　罗非昔布试验中血栓事件发生的 Kaplan-Meier 曲线

事件发生率比安慰剂组多。

对于两组 Kaplan-Meier 曲线比较可采用 log-rank 检验或 Cox 回归。此种方法允许评估发生率协变量的影响。但是 log-rank 检验或 Cox 回归均要满足比例风险假定（proportional hazards assumption，PH 假定），即假定风险比不随时间变化。因此，罗非昔布预防腺瘤性息肉试验的血栓不良事件数据可能不满足 PH 假定。

第二节 ┃ 成组序贯与适应性设计

成组序贯设计方法（group sequential design，GSD），即在每间隔一定的时间段或完成一定比例的样本量之后，对累积的已完成试验的所有受试者进行期中分析，以判定试验是否可以提前得到有效或无效结论而提前结束试验。其优势在于允许试验过程中根据已累积的试验信息对药物的有效性和安全性进行期中分析。该方法能提前证明药物的有效性，提高研究效率，或因为无效而提前结束从而降低伦理学风险。

一、期中分析的总 Ⅰ 类错误控制

期中分析是指在正式完成临床试验前，按照事先制订的分析计划，基于试验已累积的数据进行期中评价，比较处理组间的有效性、安全性，评估各中心试验状况、试验数据质量等。一方面，期中分析的有效性和安全性信息为判断临床研究提前到达终点提供了决策依据；另一方面，控制多次期中分析假设检验的Ⅰ类错误膨胀，也是成组序贯设计中的关键点之一。

控制Ⅰ类错误膨胀的方法包括 Pocock 设计、O'Brien-Fleming 设计、α消耗函数、随机缩减方法等。

Pocock 设计在允许等时间间隔进行期中分析的前提下，提出采用固定的名义检验水准判定期中分析结果，在每次期中分析和终末分析中采用相同的名义检验水准和界值。O'Brien 和 Fleming 定义了在总检验水准 α=0.05 的情况下，不同期中分析次数 K 下的名义检验水准和界值。需要注意的是，Pocock 设计和 O'Brien-Fleming 设计均是在已确定期中分析的次数且在等时间间隔进行期中分析的条件下计算的名义检验水准，这限制了其在实际应用中的灵活性。

α消耗函数通过建立一个连续的消耗函数，来计算离散的期中分析时间点的界值和名义检验水准，期望克服 Pocock 设计和 O'Brien-Fleming 设计方法必须事先确定期中分析次数和等时间间隔进行的问题，包括 Pocock 消耗函数、O'Brien-Fleming 消耗函数、指数族消耗函数、Gamma 族消耗函数等常见α消耗函数。

与α消耗函数方法的重复检验的思路不同，随机缩减方法（stochastic curtailment method）的思路是在试验进行过程中，如果试验累积信息已可保证在整个试验完成时得到拒绝原假设的结论，那么试验即可在此时结束并得出拒绝原假设的结论。

条件检验效能（conditional power，CP）是指依据在期中分析时间点 t 已累积的试验数据，假定试验组与对照组的疗效差异为 θ 的情况下，若试验完成所有计划样本量时拒绝零假设的条件概率，条件检验效能的大小不仅与试验实施期中分析的时间点有关，而且还依赖于所假定的试验组与对照组的疗效差异 θ。该方法较之α消耗函数，最大的优点在于它更容易从临床的角度予以解释，便于统计人员与临床医学专家的交流，以讨论选择最佳的成组序贯方案。

二、成组序贯设计

1. 成组序贯试验的适用条件　成组序贯设计一般用于Ⅲ期确证性临床试验。由于Ⅱ期临床试验样本量和试验人群的局限性，研究者和申办方对试验药在Ⅲ期临床试验中的预期疗效可能有较大的不确定性。为了提前得到确证性疗效以减少受试者不必要的暴露风险，避免试验失败造成的大量资金浪费，可考虑采用成组序贯设计。

2. 成组序贯试验的样本量　一般而言，成组序贯样本量是指如果试验在期中分析的各时间点都未能提前拒绝原假设的情况下所需要的最大样本量。由于成组序贯试验期中分析造成的 I 类错误或 II 类错误的膨胀，导致了成组序贯试验如不能在期中分析时提前结束，则意味着最终需要消耗更大的样本量。如果试验计划在早期期中分析时消耗较多的 α，以期有更大的可能性因为有效而提前结束试验，那么样本量膨胀得就要更大。

3. 成组序贯试验的盲法　虽然成组序贯设计允许在试验过程中对试验的有效性进行早期评价，但这也给盲法的保持和保证试验的完整性带来了潜在风险。如果期中分析的部分揭盲和分析结果的泄露造成了盲法的破坏，很可能给试验的最终结果带来主观偏倚。为此，成组序贯试验通常需要建立一个独立的 DMC 负责期中分析的操作和决策。

成组序贯试验一方面需要计算处理效应的区间估计，即重复可信区间（repeated confidence intervals，RCIs），在试验中的各个期中分析时间点建立一系列的可信区间，并保证这些可信区间的同时覆盖概率（simultaneous coverage probability）可以达到（$1-\alpha$）水平；另一方面，需要最终对试验的处理效应进行参数估计。

成组序贯设计在允许较强的灵活性、有效控制多次期中分析所致 I 类 / II 类错误膨胀的同时，也在临床实际操作中带来了诸如如何保证试验的盲态、维持完整性和可靠性、确保试验结论的科学性等不可回避的问题。因此，成组序贯试验的设计和实施，同样需要事先的严谨设计以保证实施过程偏倚的最小化。成组序贯试验方案尤其应该明确阐述期中分析的次数、时间点、α 消耗函数、期中分析的统计分析方法，基于期中分析的终止条件，试验结束后的统计分析方法等。

三、其他成组序贯设计方法

1. 边界值方法　边界值方法基于成组序贯设计的布朗运动理论，目前最为常用的是三角形检验（triangular test）。在实际临床试验中，考虑到期中分析多在离散的时间点而且不必要对数据进行连续性的监测，可以采用"圣诞树校正"（christmas tree correction）的方法以适应临床试验的实际需求。

2. 预测区间法 预测区间（predicted intervals，PIs）法，能在期中分析时根据目前已累积观察到的试验数据，假定未来的试验数据可以延续目前的疗效趋势，或未来数据仍符合备择假设，或未来数据符合无效假设等一系列情况，建立试验药物疗效在试验结束时的一系列预测区间。

第三节 ▏ 富集设计

一、背景及定义

近年来公布的研究数据显示，约有50%的大规模Ⅲ期临床试验因缺乏有效性而失败。因此，随着全球新药研发风险的不断增加，以及临床试验成本的不断提高，一方面寻求合理缩短临床研发周期和降低临床试验成本的有效方法成为工业界日益强烈的需求；另一方面，自21世纪初人类基因组计划和人类基因组单体型图计划完成以来，随着更复杂的、先进的生物技术，如转录组学、蛋白质组学、全基因组单核苷酸多态性筛选和下一代测序技术的发展，个体化医学在过去十年中不断发展。"对正确的患者使用安全有效的正确的药物"的概念越来越深入人心，研究者和评价机构从实践中也不断发现，并非同一疾病的整体患者人群都可能从某个新药获益，往往是具有一些特异性指征的亚组人群获益显著，其他人群则获益很小。在临床试验中，常常因为不获益人群占整体人群比例过大而稀释了整体获益，使得整体有效性不显著。为此，学术界和监管部门也希望寻找科学合理的研究方法，能及早发现具有可能获益的特征因素的优势人群，针对这些具有特异性的患者人群开展研究，尽快获得有效性数据，同时使得获益可能性较少的患者避免暴露在不必要的安全性风险之中。

美国FDA率先于2012年底发布了《富集设计的指导原则》征求意见稿。该指导原则将"富集设计"定义为在随机对照临床试验中，通过前瞻性利用患者特征（包括人口统计学特征、病理生理学特征、组织学、遗传学特征等）来确定试验的入组人群，从而使目标药物的有效性在该特定人群中比在未选择人群中更容易显现。富集也可以是指某个大范围人群中的一个亚群或子集，即研究人群可以包括具备富集特征和不具备富集特征的研究对象，但重点是分析具备富集特征的病例，这样可以使治疗方法的疗效更易显现，并能提供更多的有效受试者的信息。对于具备富集特征的受试对象,我们称其为"靶人群",即治疗方法真正起效的人群。由此可见,所谓"富集"在临床试验设计中并不是一个新的概念。对于一个特定的临床试验,需要设定特定的入组标准,以确保入组的人群具有相同的意向治疗疾病,并符合临床试验方案中设计的入组人群的各项要求,所有这些设定目标人群的手段都是一种"富集"。

对于在临床试验中一些不同于常规的富集设计的引入,能够使药物在特定人群中有效性更容易显现,在相对小的样本量情况下临床试验成功的概率提高,从而在一定程度上降低临床风险和成本。此外,富集设计可以带给患者个性化治疗,避免了无效暴露。

二、源流及分类

(一)富集设计的源流

最早采用富集设计方法的研究可追溯到1975年一项为避免过度安慰剂使用而进行的临床试验。Amery W 和 Dony J 将随机对照双盲临床试验分为两个阶段,第一阶段为开放试验,受试者按照研究方案接受规定的治疗,然后根据期中分析结果选择对治疗反应好的受试者进入第二阶段的双盲临床试验,进一步验证第一阶段发现的效果。1994年,Temple RJ 提出受试者早期撤药、富集和在无效患者中开展研究的设计方法,其中的富集即是通过事先筛选对治疗措施反应好的受试者来提高治疗有效率,并减低治疗的相对风险。

一般说来,富集设计至少包括两个阶段(图3-5)。第一个阶段为信息富集阶段,在这个阶段一般是采用一定的方法发现对治疗方案、治疗药物或药物的某个剂量敏感的受试者人群,即靶人群。第二阶段通常是严格、正式的随机双盲安慰剂对照试验,考察药物在筛选的靶人群中的有效性和安全性,即结果

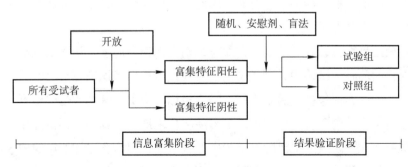

图3-5 临床研究富集设计基本思路示意图

验证阶段。

（二）分类

在 FDA 发布的《富集设计的指导原则》中，将富集方法分为以下 3 大类。

1. 同质化富集设计　这是一种通过减少入组患者异质性的富集设计。该设计应用非常广泛，主要是通过减少和药物无关的不确定因素（减少异质性，降低变异度）来增加临床试验检验的把握度，从而提高检测到有效性的概率。

普遍认可的减少异质性的策略包括以下几种。

（1）严格定义入组标准，保证入组人群具有药物意向治疗的疾病。对研究者进行培训，确保研究者遵守临床试验设计方案中设定的入组标准。

（2）鉴别并选择有可能遵从治疗方案的患者以减少药物暴露的差异。但是，随机化后鉴别并安排依从性不良的患者退出研究的做法通常是不被接受的，因为治疗依从性本身与研究药物的安全性或有效性相关联。

（3）随机化前设立安慰剂诱导期，安排病情自发性改善或对安慰剂反应大的患者退出研究。

（4）仅入选基线指标（例如血压、踏步机运动测试、肺功能试验或患者报告等终点测量指标）稳定的患者，减少患者本身的不确定因素。

（5）将所服用药物的药理活性与研究药物相似或与研究药物发生相互作用的患者排除。

（6）排除很可能无法耐受药物治疗的患者，以及可能因非医学原因失访的患者。

在某些情况下，减少异质性的方法还包括在临床试验中排除由于伴随疾病而导致的过早死亡或提前退出试验的患者，以及排除大多数接受伴随治疗的患者。但是这些方法可能导致临床试验获得的信息过于有限，从而降低在临床实践中对于广泛人群用药的指导意义。因此，在选择减少异质性方法时，应对这些因素进行充分考虑。

2. 预后型富集设计　这是一种通过识别和选择高危患者从而实现富集的方法。在目前的临床试验中，已经采用了多项预后指标来识别更有可能适合试验的患者，这些指征包括实验室指标、临床指标、病史、基因或蛋白检测等。选择符合特定指标的患者入组，可以更容易和稳定地观察到药品的治疗作用。识别高危患者在预防或降低风险的试验中尤其重要，因为在这样的试验中，没有相关指征的人群可能在几年中都很少或不发生症状，如果入组这样的人群会降低对药品有效性的把握度，甚至无法显示药品的有效性。该富集设计方法适合于小样本的初期试验研究，得到理想的试验结果后，可将研究人群扩展到低危患者并进行大样本试验。在肿瘤和心血管病的研究中使用这种富集设计较多。例如，针对肿瘤辅助治疗药物他莫昔芬，通过 13000 例 Gail 模型筛选出的高危患者，进行了 4 年的随访后，证明其可以降低 44% 患乳腺癌的相对风险。若采用低风险人群，如患病风险为 25% 的人群，则需要 20000 例才能观察到相同的效应。

预后型富集策略并不会进一步减少相对风险（如治疗有效率或症状改善率），但会增加绝对有效量，从而在一般情况下允许在较小的样本量中实施。在药物的初步研究结果中选择高危患者进行研究，在研究取得成功后再推广到低危患者中进行更大规模的研究，是此类研究的常用策略。

3. 预测型富集设计　这是一种通过选择更有可能对治疗反应的人群来达到期望疗效的富集设计。预测型富集设计的基本思路是在接受治疗的患者中，选择对药物治疗更有可能有效的患者。预测型富集设计可根据患者生理学的某一特征或与研究药物作用机制某一方面相关的疾病特征来选择患者，或者根据经验选择患者（例如患者此前经同类药物治疗有效），从而获得更高的效应量（绝对效应和相对效应），使临床研究在更小范围人群中进行。在一项临床试验中鉴别治疗有效的人群（即整体人群的一个子集，其疗效超过了平均治疗效应）并对该人群进行研究具有以下两大优点：提高研究效率或可行性，改善患者子集人群相比于整体人群的效益 – 风险关系。

在目前的临床研究中，已有许多方法用于鉴别特定治疗干预更有可能产生效应的患者，具体包括以下几种。

（1）在正性肌力药物临床研究中，由于收缩或舒张功能障碍可导致充血性心力衰竭（CHF），因此推测药物可能对收缩功能障碍人群更为有效。

（2）高肾素状态可预测 β 受体阻断剂、血管紧张素转化酶抑制剂及血管紧张素受体拮抗剂产生更为明显的抗高血压效应。在这些类型药物的临床研究中，研究药物对高肾素高血压人群的治疗效应比普通高血压人群更为显著。

（3）某些迹象表明，抗菌药物治疗对其敏感的患者疗效较好。因此在临床研究中，虽然通常患者在确定微生物敏感性之前已经完成随机化，但之后仅在对抗菌药物敏感的患者中完成治疗有效性分析，可使药物的有效性更容易显现。

（4）治疗无效人群或对某种药物无法耐受者，可随机化后予以新药或原药。由于与研究药物相比，预期该人群对原药治疗效应不佳或不耐受性更高，因此该研究比较也发挥了富集作用。但当有效性过高或不耐受性过低时，不可采用预测型富集设计。

（5）蛋白组学标记物，如提示曲妥珠单抗治疗可能有效的乳腺癌 HER2/neu 标记物、肿瘤表皮生长因子受体（EGFR）标记物，或其他与药物作用机制有关的基因标记物，都可用于鉴别潜在的治疗有效者，这是当前肿瘤研究中迅速普及的富集策略。

三、考虑要点

（一）富集设计的总体考虑

富集研究同样需考虑既定的对照研究原则、控制偏性因素（随机与盲法）及研究中的Ⅰ类错误。在富集设计的总体考虑中，需要关注以下两个重点。

1. 患者人群的筛选策略　患者人群的筛选策略主要应该由其所用方法的灵敏度与特异度来决定。某些预后型富集策略及预测型富集策略严重依赖于选择富集人群时所采用的筛选标准，因此尽可能掌握富集所用筛选指标的准确性及所用测量指标的准确度（灵敏度、特异度）是至关重要的。如果选择标准无法准确对患者进行区分，那么富集策略所产生的效应将会下降。如果分类方法的宽容度过高（缺乏特异度），那么富集与非富集人群治疗效应的预期差异性将会缩小，不利于富集策略目标的达成；如果分类方法过于严苛（缺少灵敏度），那么将无法对可能从研究药物治疗中获益的患者进行研究，而且会出现难以找到研究受试者的情况。在非劣性研究中，采用不准确的分类方法还将导致研究结果向无差异性偏倚。

2. 富集指标和富集时间的选择　确定某种分类指标何时可以有效富集，以及何时开始富集，主要取决于药物开发阶段及富集策略对药物的成功开发和上市许可的重要性。当预先没有可靠信息定义治疗有效者子集的情况下，可利用在富集因素分布范围宽泛的患者中完成的初期探索性研究结果作为后续富集研究设计中的富集指标。

如果到开发后期才要求用分类方法富集患者，可以在Ⅲ期临床试验中对各分类方法进行评估，但是必须事先给出控制研究中Ⅰ类错误的方法。在确证性研究中，所采用的富集指标应该尽量在基线时测量；对于按照是否具有某一特征进行分类的患者，在两组患者的亚组均入选研究的情况下，应根据预测指标进行随机分层。

如果只有在随机化后才能获知分类方法，但分类指标仍是某种基线特征，只要治疗组中各标记物所定义的患者亚组的样本量足够大（能够使重要的预后基线因素保持均衡），那么在未分层的情况下依然能够保持随机化。

（二）富集试验中的 I 类错误

在富集试验中，另一个考虑要点是对试验中 I 类错误的控制。即便在研究中同时对具有和不具有富集特征的患者进行研究，主要研究终点的结论仍然由富集的亚组结果所决定。在某些同时入组具有和不具有富集特征患者的富集设计中，仅对富集亚组分析或仅对总体人群分析均可能出现 I 类错误增大。因此，在研究方案中需要事先设计好 α 分配方案，以避免 I 型错误增大。

此外，如何在控制 I 型错误的情况下进行合理的样本量估算，也是目前面临的一个挑战。由于富集特征的准确性取决于富集标准的灵敏度和特异度，容易造成人群的错误分类，进而影响研究结果的稳定性，因此有人认为常规的统计分析方法的可靠性难以保证，建议采用 Bootstrap 的方法或 Bayesian 方法。但这两种方法的计算量巨大，实际应用中也有采用常规统计检验方法的情况。

（三）适应性富集设计的应用

虽然富集指标通常应在研究启动之前明确，但是某些适应性研究设计方案可通过对研究期间的预测标记物进行鉴别，从而允许在临床试验后期对患者入选标准或研究样本量进行调整。

虽然目前在研究开始后调整样本量的富集研究设计的实践经验有限，但是有一些适应性设计策略可能在如下情况具有一定的适用性：①在同时入组标记指标阳性和阴性患者的研究中，通过研究期中考察结果，证实标记物阴性人群在早期终点（例如影像学检查结果或 PD 生物标记物或肿瘤有效率）或晚期终点（例如无进展生存期）的治疗效果远低于标记物阳性组，可以减少甚至完全终止进一步招募标记物阴性患者。②期中分析结果提示对研究入选标准进行调整以便入选对治疗效应更好的患者。在这种情况下，如果最终分析将所有随机化患者考虑在内，则一般不需要调整 α 水平。③有些研究中对样本量进行预先设定有困难，一方面因为此类设计策略一般在标记物阳性率及预测性不确定的情况下采用，另一方面是由于在研究中本身拟调整样本量或入选标准。④适应性富集设计策略可通过检测和比较研究中不同分类方法的效果来获取一种分类方法更为精确的指标，对不同分类方法的研究既可以在Ⅲ期临床研究中进行，也可以在探索性研究中进行。

需要指出的是，任何富集策略在研究设计中的应用都必须在研究方案和研究报告中加以明确说明，并且对其原理、具体富集策略做法及其对研究结果解释的影响进行充分详尽的说明。此类描述对于选择招募高风险患者（预后型富集）及治疗可能有效者（预测型富集）的临床试验具有重要意义，对于定义研究结果所适用的患者人群至关重要。

四、富集设计与中医药临床研究

（一）中医药临床研究使用富集设计的原理

与化学药品疗效的点对点模式不同，中医药的疗效体现往往是多元化、个体化的，这就要求我们在确定治疗方案对应的有效人群时要考虑的更多。但现实中的中医临床研究往往缺乏坚实的临床研究基础，无法提供治疗方案所对应的具体有效人群特征的证据。在实际研究过程中，中药复方有效人群的确定常采用"病证结合"的方法，根据治疗方案中的药物组成特点和中医理论相结合，推导出可能的有效人群，或直接将其有效人群定位为某个证候的人群。这种方法可能出现预先设定的有效人群与临床情况不一定符合，常导致适应证过宽或过窄，从而使得临床定位不确切或用药不合理，最终造成临床应用中的诸多问题。

"方证"特指某方剂所针对的病机（理法）所表现出的证候，是应用某一方的临床指征或依据。"方证"是中医几千年来临床实践的结晶，不仅来源于理论上的推导，而且直观地反映了方剂与疾病证候之间的必然联系。因此，"方证相应"分为"直接对应"与"间接对应"两种是辨证论治的必然要求。"直接对应"是指方剂主治证候与患者病证表现的对应，而"间接对应"是指方剂之理法与证候理法（病机治法）的对应。可以说，"方证相应"是在主要的、关键的病机层面上的对应。方剂所治病证均针对一定的病机，而证候所体现的病机也应与方剂所针对的病机相对应，方能取得疗效。无论是"直接对应"还是"间接对应"，本质上都是强调"理法方药的统一"。而"以方测证"是对"方证相应"的应用。"以方测证，方证相应"是以"有是证用是方，用是方而治是证"为原则，强调了方剂对证候治疗的针对性，提高了临床辨证论治水平及疗效，也是中药复方临床试验设计中的关键内容。

富集设计的目的是通过试验鉴别出对药物敏感的患者,明确药物的适宜人群,提高药物疗效。而中药临床适应人群的确定则是通过富集对中药复方中的某类成分较为敏感而表现出疾病或证候变化的患者。中药复方治疗的有效人群之所以能够实现富集,正是因为中药复方与其治疗的病证之间存在特殊的相应关系,即"方证相应"。这种关系表现为方剂的功效和方剂内的药味及其配伍,与方剂所对应的"证"之间存在着高度的统一性和针对性,亦即解决问题的方法"方"与矛盾问题"证"之间的高度一致性。这种高度一致性可以通过富集设计突显出来,即筛选出中药复方疗效相对明显的证候人群,再对此类人群进一步招募富集,从而获得中药复方的适应证候。

(二)富集设计筛选芪蛭通络胶囊治疗脑梗死的适应证候研究

该课题组针对均可治疗脑梗死恢复期的中成药芪蛭通络胶囊和步长脑心通胶囊展开研究。两种中成药组方类似(组方比较见图3-6),功效类似。如何凸显不同组方的适应证候人群,课题组开展小样本的富集设计研究,并通过临床试验模拟的方式验证了筛选的适应人群的正确性(流程图见图3-7)。

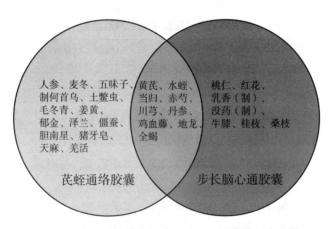

图3-6 芪蛭通络胶囊与步长脑心通胶囊的组方比较

本研究通过一个为期4周的芪蛭通络胶囊治疗脑梗死恢复期的小样本富集设计、阳性药物(步长脑心通胶囊)对照试验,通过观察比较2周、4周肢体功能障碍改善情况(简化Fugl-Meyer运动功能评分)、语言功能改善情况(失语商)及中风证候要素评分(内风、痰、血瘀、气虚证候要素积分)与基线的差异,使用方差分析、混合效应线性模型及多重线性回归分析,筛选出芪蛭通络胶囊的适应证候(表3-5),判断出敏感度高的疗效指标(表3-6)。

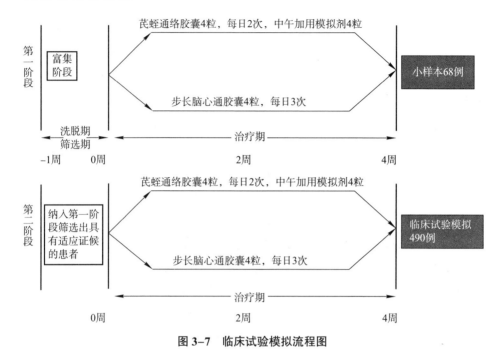

图 3-7　临床试验模拟流程图

表 3-5　适应证候要素的筛选结果

证候要素积分	治疗前到治疗后		每个时点的变化值	
	两组自身前后比较	组间比较	两组自身前后比较	组间比较
内风	显著改变，与时间相关	无统计学意义	无统计学意义	无统计学意义
痰	显著改变，与时间相关	无统计学意义	无统计学意义	无统计学意义
血瘀	显著改变，与时间相关	无统计学意义	显著改变，与时间相关	有芪蛭组优于脑心通组的趋势
气虚	显著改变，与时间相关	无统计学意义	显著改变，与时间相关	无统计学意义

可以看出：①芪蛭通络胶囊在改善血瘀证候要素层面，可能有优于步长脑心通的趋势（$P=0.09$，样本量小）。②两组在"气虚""血瘀"各时间点与基线比较的变化值自身前后比较具有统计学意义（$P<0.05$）。③芪蛭通络胶囊可能适应证候要素为气虚、血瘀。

表 3-6　混合效应线性模型及多重线性回归 – 预测性分析结果

证候及分组	正效应关系				负效应关系			
	FM 运动功能评分	下肢运动功能评分	上肢运动功能评分	失语	FM 运动功能评分	下肢运动功能评分	上肢运动功能评分	失语
初始证候要素	时间	时间	时间内风 + 时间	时间	内风	–	内风	内风
脑心通组	–	–	–	内风	–	气虚	–	–
芪蛭组	–	内风	–	–	–	–	–	–

可以看出：①芪蛭通络胶囊对于兼有"内风"证候要素患者的下肢运动功能恢复可能具有一定优势。②脑心通胶囊对兼有"内风"证候要素的患者中风后失语有一定恢复作用。③芪蛭通络胶囊可能的适应证候要素为内风。

通过该小样本富集设计筛选，可以看出：①与脑心通胶囊相比，芪蛭通络胶囊目前可能的适应证候要素有气虚、血瘀、内风。②评价芪蛭通络胶囊治疗脑梗死恢复期可能敏感的疗效指标为失语、下肢运动功能评分。③考虑对于兼有"内风"证候要素的患者，脑心通胶囊更有利于失语功能的恢复。

因此，在第二阶段大样本 RCT 时，芪蛭通络胶囊适应证候的目标人群宜选择"下肢运动功能评分"作为主要疗效指标。

本试验结果显示：通过小样本富集设计的方法，判断出芪蛭通络胶囊的适应证候为气虚血瘀夹风证的脑梗死恢复期患者。芪蛭通络胶囊处方组成复杂，由 26 味药构成。按照其处方构成，经专家组讨论认为主要由益气、活血、化痰药物，兼有少量养阴药物组成。因此，初始设定其适应证候为气虚痰瘀阻络证。然而通过富集设计试验结果分析发现，"痰"并非其适应证候要素，而"内风"证候要素反而成为其适应证候要素。

于是在得出该结论后，我们再回看芪蛭通络胶囊的组方，其君药黄芪可益气、水蛭能破瘀通络，两味君药对应主要病机"气虚血瘀"；组方中含有多种的虫类药物，如地龙、僵蚕和全蝎都有搜风通络之效；同时，还含有天麻（息风止痉、祛内风通络）、胆南星（清热息风）、猪牙皂（搜风涤痰）及羌活（祛风止痛）。以上这些药物均可以对应"内风"证候要素。因此，尽管初始设计时未优先考虑"内风"证候要素，但是通过富集策略，却能将该适应证候筛选出来。由此可见，富集设计可以用于诠释"方证相应"理论，富集设计及其富集策略对于中医药临床研究有着非常有意义的借鉴作用，值得推广、学习、借鉴。

第四节 ┃ 剂量适应性筛选

一、背景

在本章中，我们综述剂量筛选中适应性试验设计的创新方法和分析，本文主要源于美国药品研究与制造商联合会（PhRMA）药物创新指导委员会（PISC）的白皮书 *Innovative Approaches for Designing and Analyzing Adaptive Dose-Ranging Trial*。这里主要集中讨论剂量筛选中适应性试验设计、统计学方法及其分析。

本章作者曾有幸参与 PISC 的非劣性试验设计的工作小组及白皮书的撰写，自适应试验设计的工作小组虽是不同的工作小组，但都是 PISC 的专家小组，由美国药品研究与制造商联合会选出的专家组成，代表了全美药品研究与制造商，工作小组的目标都是研究新的方法和评估现有的方法，并为法规部门提供关于其在临床药物开发中应用的政策建议。

二、引论

选择用于进行确认性试验的Ⅲ期临床的剂量（或多个剂量）是在药物开发期间需要做出的最困难的决定。在Ⅲ期研究中困扰制药工业的高损耗率事件，就包括由于剂量选择不足或剂量太低而无法充分实现药物的有效性，或是过高的剂量导致患者产生与剂量相关的不良事件。还有证据表明，即使在注册后，仍然需要对药典中标注的剂量进行不定期的调整和修改。

临床程序中的剂量选择过程倾向于遵循"传统"模式：当在人群中首次研究新的候选药物时，使用单次递增剂量，然后在健康志愿者中使用多次递增剂量。其目的是经验性地确定"无效应"剂量和受试者开始经历"症状—限制"不良事件的剂量，即"最大耐受"的剂量。随后，在小范围的预定患者队列中对剂量进行经验性测试，寻找患者（与健康志愿者相比）的药代动力学概况的差异，以及该药物对所研究疾病的有效证据，通常称为"证明概念研究"。在药物的开发中不可避免地将会出现一个关键点，即必须做出关于收集更多与更大患者群体的剂量相关的安全性和有效性数据的关键决定（"Ⅱb期研究"），或者进入"发展（第三阶段）"方案注册药物。有时，只有少量临床衍生的科学数据可用于证明剂量选择的正确。

随着药物开发越来越多地通过生物标志物、模型或模拟活动（从动物数据到人，从生物标志物到疾病状态，以及从疾病状态到临床结果）的指导，剂量决定可以将"先验"信息的可用性作为指导。这将剂量选择的范例从基于纯粹经验的方法（即使用尝试剂量观察情况）改变为更多基于导出模型验证的方法。"先验"信息的可用性使研究人员能够预期并明确指定在剂量范围试验期间所需进行的适应性调整；这种预先规定的适应性措施，使研究人员能够对原始研究设计中的剂量—反应信息进行必要的修改。

剂量适应性筛选可以具有多个目标。例如，其可以用于建立功效参数的总体剂量—反应关系，估计治疗窗口并帮助选择单个目标剂量（例如，递送规定水平功效并足够安全的剂量）。剂量适应性筛选设计的其他应用场景可能与具体适应证有关，例如肿瘤学研究可以使用自适应方法来找到最大耐受剂量。

剂量适应性筛选方法可以包括多种设计修改，包括添加剂量、滴剂量、改变样品大小和不平衡随机化（随机化更多的患者至感兴趣的剂量）。在研究方案中预先设定"试验过程为信息积累过程"，这样即便采用了固定的随机化时间表，仍然可以根据研究过程中逐渐获得的信息对剂量—反应数据进行适应性的分析。使用这样的适应可以大大提高临床程序中剂量选择的效率和有效性——增加可用于允许良好选择决定的信息量，同时减少运行这些研究的时间和成本。

除了剂量适应性筛选之外，近年来还开发出多种不同的统计方法，以允许适应发生而不损害统计完整性（例如，保持Ⅰ类错误率）。本节探讨了部分统计方法，并尝试评估这些方法的性能：考虑多种方法，如从传统的频率方法到灵活的贝叶斯方法；在所有方法中使用通用格式和参数集（用于某些剂量选择的预先指定的情况）；通过综合的模拟研究来探究每种方法的优势和弱点、所获得信息的稳健性，以及该方法从数据学习和适应新兴趋势的能力。与此同时，本节深入讨论哪些剂量适应性筛选的策略对于确定剂量—反应可能是最有用的，估计剂量—反应关系和选择目标剂量。

由于本节的重点是剂量适应性筛选的设计和统计方法，因此这里不讨论使用自适应设计的一般问题，关于这些的详细讨论可以在 *Biometrical Journal*（Vol.48，No.4，2006）和 *Drug Information Journal*（Vol.40，No.4，2006）中找到。然而，某些假设值得一提。第一，本节中讨论的方案和方法纯粹用于剂量筛选，为了确保试验结果的有效性，必须有一个隐含的假设，即参与研究的患者的人口统计学和其他相关特征随时间保持相对恒定。第二，假设正在测量的功效反应在足够快的时间框架（相对于登记周期和研究持续时间）内可用，以允许发生有意义的适应。第三，假定相关信息到数据分析组的传输足够快（例如即时数据捕获和传输），以允许根据规定的方法进行适配。这些假设因素是任何剂量适应性筛选研究的前提条件，因此必须在开始此类研究之前考虑。

三、统计学方法

本节提供了试验设计和分析中剂量筛选研究的传统和适应方法的概述。下面将描述两类自适应过程：第一类包括使临床试验研究者能够基于试验中收集的数据修改研究设计的某些要素的方法。例如，基于对临时安全性和耐受性数据的审查，试验的赞助者可以决定放弃一个或多个剂量，或减少分配这些剂量的患者的数量。这种适应可以以连续的方式执行，即可以在注册每个新患者之前更新设计，或者可以考虑群组顺序自适应策略并基于来自患者群组的反应执行设计修改。这类方法被称为以设计为中心的自适应方法。

第二类方法（基于分析的适应性方法）依赖于固定研究设计，即在研究期间不进行试验设计修改。在这种情况下，试验的赞助商侧重于选择最适当的数据分析方法。"最恰当"方法的选择是在试验中收集的数据驱动的意义上的自适应。为了说明这种方法，考虑赞助者检查数据以找到剂量—反应关系的模型，其提高它们检测剂量相关药物效应的能力并表征剂量—反应函数的情况。

在两种类型的方法中，适应性目的都在于优化剂量—反应关系的评估并缩小从中选择估计目标剂量的集合。本节介绍的统计方法如下。

1. 传统方法 这种方法依赖于经典方差分析（ANOVA）方法。数据分析程序是预先指定的，没有在传统框架内采用自适应元素。

2. 以设计为中心的自适应方法

（1）贝叶斯适应剂量分配方法（GADA）利用贝叶斯建模以基于来自先前登记的患者的部分和完全反应（以连续方式进行设计修改）为每个新患者确定

适当的剂量。

（2）D 优化反应适应性方法（D-optional）依赖于 D 最优性标准来选择患者分配方案，该方案提供关于给定临时数据的剂量 – 反应关系的大多数信息。该方法以组顺序的方式应用。

3. 分析型自适应方法

（1）多重比较模型方法（MCP-Mod）结合了多重测试和建模的要素，以选择适当的剂量 – 反应模型，并随后估计目标剂量。

（2）贝叶斯模型平均法（BMA）利用贝叶斯方法产生用于组合从一组预先指定的剂量 – 反应模型获得的信息的权重。

（3）多趋势测试法（MTT）利用 3 个 Sigmoid Emax 模型来描述一系列可能的剂量—反应曲线，并改善临床研究者识别目标剂量的能力。

（4）非参数剂量 – 反应建模方法（LOCFIT）依赖于基于局部多项式（LOESS）的非参数回归方法，以允许在估计剂量 – 反应中更大的灵活性。

（一）传统方法（ANOVA）

传统的 ANOVA 方法使用比较剂量水平（例如活性剂量和安慰剂之间的差异）的对比度统计量来确定剂量 – 反应的存在，如果存在则选择目标剂量。多重性调整（例如 Dunnett，1955）通常用于保持与对比度测试相关联的家族式 I 类错误概率。这些方法可以任选与剂量 – 反应的事后建模和用于在剂量选择中并入临床相关性的策略组合。

在模拟研究中使用的特定方差分析方法包括初始单侧 Dunnett 多重比较过程，以测试每个活性剂量的对照安慰剂。如果至少一种剂量是统计学显著的（在 Dunnett 的多重性调整下），建立剂量—反应。如果至少一个剂量满足两个标准，则目标剂量被预估为具有临床相关的平均效果（根据临床相关性预先指定的值）的最小统计学显著剂量。如果可以估计目标剂量，则该方法的最后一步在于估计剂量—反应模型。3 个候选剂量—反应模型（线性模型、二次模型和逻辑模型）拟合数据，而 Akaike 信息准则（AIC）用于选择最佳模型，然后用于预测。

（二）贝叶斯适应剂量分配法（GADA）

这种以设计为中心的适应性方法依赖于贝叶斯剂量—反应建模，并采用决策理论框架来确定对每个新受试者施用的信息量最大的剂量（Berry 等人，2002）。该方法概括了在 ASTIN 试验中实施的方法（Krams 等人，2003），其为卒中患者的Ⅱ期研究。

这种自适应方法的关键要素如图3-8所示。新受试者进入研究，并根据最佳分配规则随机分配到安慰剂或活性剂量。然后，将剂量分配决定转换为适当的剂量指令，例如给出达到所需剂量水平的片剂组合。随着试验的进行，来自受试者的临时和最终结果被收集，并且除了CRF数据之外被发送到中央系统（一旦可用），具有临时结果但尚未得到最终结果的受试者可以通过纵向模型（该设施在模拟研究中禁用）进行最终结果推算。最终（和推算的）结果之后用于更新估计的剂量响应模型。基于目标剂量的反应的后验概率（例如ED95或具有临床相关反应的剂量），决定是否停止无效试验、优异效力或继续剂量发现阶段。通过模拟下一个受试者随机分配到每个可能剂量的效果，并找到使感兴趣参数的方差最小化的效应（通常这是响应中的方差）来选择下一个受试者的最佳剂量。

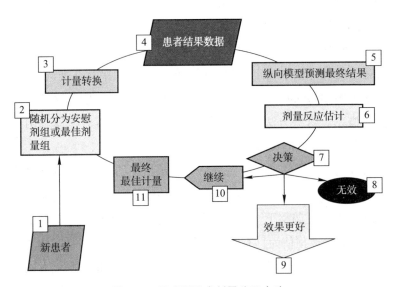

图3-8　贝叶斯适应剂量分配方法

此剂量分配方法使用正态动态线性模型（NDLM）（West和Harrison，1997）来模拟剂量—反应曲线，结合用于主体间方差的常规Gamma分布模型。NDLM提供了非参数、非单调的模型，用于平滑可以分析更新的剂量—反应函数。非信息先验用于剂量—反应关系，通过模拟来估计自适应设计的关键特性（例如类型Ⅰ和类型Ⅱ误码率）。

（三）D优化反应自适应方法（D-optional）

在以设计为中心的适应性方法的背景下，临床试验研究人员经常感兴趣的是更新患者分配的活性剂量和安慰剂，以改善对剂量–反应关系各个方面的估计。其中包括估计单个目标剂量（递送预定效力水平的剂量，例如ED90），估计治疗窗口（具有可接受的安全性特征的有效剂量）或整个剂量–反应曲线。

D优化方法关注最小化描述剂量响应函数的模型参数的方差，包括基线效应、斜率和最大效应。为了实现该方法，需要选择丰富的模型族（例如具有多项式趋势的对数模型），其可以提供在特定设置（单调和单调）中可能遇到的剂量–反应曲线的良好拟合（非单调）。给定这种模型家族，D优化分配算法容易以组顺序方式应用（如下所述，患者在组中登记，并且在每组完成研究之后执行中间分析）。

第一组患者使用任何预先指定的患者分配方案（例如平等分配）随机化为活性剂量和安慰剂。在第一次中间观察时，将S形或其他适当的（非线性）模型拟合到数据以估计剂量–反应曲线。基于所获得的模型，找到使关于总剂量–反应关系的信息量最大化的患者分配方案。在大多数情况下，在整个研究中保持分配安慰剂的患者比例不变是合理的，以便于剂量—安慰剂比较。

根据所导出的最佳分配方案将第二群组中的患者随机分配活性剂量和安慰剂，并且在第二中间观察时，将模型拟合到数据以更新剂量–反应函数的估计。计算的剂量–反应函数再次用于定义下一个队列的最佳分配方案。重复该过程，直到达到总样本大小或满足预先指定的无效规则。

在研究结束时，可以使用预定或数据驱动的方法来进行剂量–反应关系的估计和最佳剂量选择。由于所描述方法的响应自适应性质，剂量–反应关系的最终分析将比在传统固定设计设置中进行的分析更有价值。

（四）多重比较模型方法（MCP-Mod）

多重比较程序（MCP）和建模技术传统上是用于设计和分析药物开发中剂量筛选研究的两种主要方法。Bretz、Pinheiro和Branson（2005）提出了一种混合方法（称为多重比较模型或MCP-Mod方法），其将MCP和建模结合为用于剂量范围研究的统一策略。

该方法允许对剂量–反应证据进行统计测试，以及用于验证研究中对目标剂量的估计。代替预先指定单个剂量–反应模型，MCP-Mod方法是使用覆盖剂量－反应形状的合适范围的一组候选模型。使用适当定义的对比度测试和使用 MCP 技术来评估候选集中的每个模型以保持家族错误率（FWER）。当至少一个模型对比度测试显著时，建立 PoC。否则，该过程停止并得出结论——在研究中没有足够的证据表明剂量—反应关系。

在建立 PoC 之后，从候选集合中的统计显著模型中选择最佳模型。最佳模型的选择可以基于测试统计的最小 P 值或诸如 AIC、贝叶斯信息准则（BIC）的一些其他相关模型的选择准则，然后使用选择的剂量－反应模型和逆回归技术并结合关于临床相关效应的信息来估计目标剂量，还可以用自举方法等评估估计剂量的精确度。

MCP–Mod 方法结合了多重比较和建模的优点。第一步为模型错误指定提供了稳健性，并将相关的统计不确定性置于假设测试环境中；而第二步（剂量－反应模型）在估计目标剂量时提供更大的灵活性和效率。

（五）贝叶斯模型平均法（BMA）

贝叶斯方法在临床试验的剂量筛选中具有建模和决策作用。前者需要灵活类型的剂量－反应模型（参数或非参数），而后者依赖基于适当的推理摘要的决策，并且可以是非正式的（基于后验和／或预测的）或正式的。剂量－反应建模可以用多种方式进行，从具有少量参数（典型的小 I 期试验）的简单模型到高维或非参数模型。贝叶斯模型平均法是一个中间策略，试图避免欠拟合或过度拟合的危险，其基础是一组具有相应参数的相对简单的剂量－反应模型。然后，从先验模型概率（"权重"）及模型特定参数的先验分布开始，标准贝叶斯推理导致未知量（模型权重和模型参数）的后验更新。即使在马尔可夫链—蒙特卡罗（MCMC）方法的帮助下，前者通常更难以获得。因此，在非信息先验的情况下，更新通常由 BIC 近似。贝叶斯模型平均法在概念上是直接的，并且可以被看作是分层模型的特殊情况。该方法非常适合于感兴趣的量是模型无关的情况，例如在剂量筛选研究中，其目的是找到满足某个预先指定的标准的剂量。贝叶斯模型平均法概括了模型选择策略，并且具有以适当（数据相关）的方式对候选模型加权的优点。

在本节中使用了基于一组允许分析后验更新的、正态线性模型的简单非正式贝叶斯模型平均方法。这种选择主要基于以下事实决定：对于非共轭模型的基于 MCMC 的后推论将使得模拟在计算上不可行。该方法是非正式的，因为它仅使用后验概要作为剂量选择的基础。根据手头的情况和可用的外部输入，可以通过选择更适当的模型基础（包括先验信息）并将剂量选择延伸到完全面向决策的框架来相应地调整方法。

（六）多趋势测试法（MTT）

为了反映在剂量筛选研究中将遇到的大多数剂量－反应曲线，从一类Sigmoid Emax 模型中选择两种剂量—反应（上和下）曲线是有意义的，其可捕获一系列可能的剂量—反应曲线。在范围中间的剂量—反应曲线也从 Emax 模型的类型中选择，可让对于给定的样本大小，使得到的三重趋势测试的功率最小化。选择样本大小以实现预先指定的最小功率，例如95%，使得广谱的底层剂量—反应模型具有稳健性。

对于给定类别的 Emax 模型，计算最大似然估计参数和相关联的剂量—反应曲线。对于估计的曲线，反向计算产生目标剂量的估计，其对应于目标效应大小的剂量。然而，目标剂量不是模型的潜在特征，因此其对于给定的估计剂量—反应曲线可能是不可识别的。

这里概述的方法扩展了 Tukey、Ciminera 和 Heyse（1985）和 Capizzi 等人（1992）的工作。Tukey、Ciminera 和 Heyse（1985）在没有多重性调整的情况下引入了致癌性和毒理学动物研究的三个趋势测试，Capizzi 等人（1992）提出使用 3 个趋势测试来进行功效分析，其中使用 3 个趋势测试统计之间的相关性以控制 I 类错误率。

（七）非参数剂量—反应模型方法（LOCFIT）

该方法依赖于无模型测试技术来评估可能的剂量—反应效应。非参数回归技术用于目标剂量估计，因为它们可以模拟任何平滑的剂量—反应形状，而不需要预先指定参数剂量—反应模型。

该方法使用多重对比测试评估剂量—反应效应。为了覆盖宽范围的潜在剂量—反应形状，该方法依赖于捕获凹形、凸形、S 形、线性和伞形模型形状的 5 个对比度测试，关于多个对比度测试的更多信息，参见 Stewart 和 Ruberg（2000）。

对于剂量估计步骤，可以使用局部二次回归技术（Loader，1999）、高斯核和全局带宽。通过最小化广义交叉验证分数来选择带宽，R 中的 locfit 包用于执行该过程。

四、模拟研究评价方法及性能

剂量适应性筛选研究的另一个目标是提供前文所述的传统和新型剂量筛选

方法的相对性能的评估，从而对实践中的使用提出建议。为允许所描述方法的直接定量比较，在同一条件下可以使用相同的性能度量进行综合的模拟研究。下面综述该模拟研究的设计，用于评估每种方法的不同统计操作特性的性能度量，以及基于模拟结果的方法的统计性能的总结。

1. 模拟研究设计

（1）主要终点指标，分布假设和临床相关影响。

（2）剂量设计方案。

（3）剂量—反应曲线。

（4）样本量和模拟试验次数。

（5）适应和应计期间的数量。

2. 测量方法的性能

（1）检测剂量范围：评估是否存在与药物相关的活性的证据，由剂量变化（PoC）引起的临床反应的变化表示。

（2）识别临床相关性：如果建立 PoC，确定在所观察的剂量范围内是否可以获得预定义的临床相关反应。

（3）选择目标剂量：当达到上一个目标时，选择要进入确认阶段的剂量，即所谓的目标剂量。

（4）估计剂量—反应曲线：最后估计观察剂量范围内的剂量—反应曲线。

在结束本节之前，概括性地总结一下剂量适应性筛选：检测剂量的反应比估计它或识别进入确认阶段的目标剂量更容易。用于剂量筛选研究的当前的样品大小，通常基于功率计算以检测剂量范围的存在，不足以用于剂量选择和剂量范围的估计。剂量适应性筛选的设计和方法明显导致检测剂量范围的效率增加，并且有助于精确选择目标剂量和估计剂量范围。

第五节 ┃ 样本含量再估计

对于样本含量的估计需要以下参数：Ⅰ类错误 α、Ⅱ类错误 β、具有临床意义的疗效差值 δ 及标准差 σ。疗效差值 δ 一般取为两组总体参数的差值，如定量资料，疗效差值 $\delta = \mu_1 - \mu_2$，定性资料疗效差值 $\delta = \pi_1 - \pi_2$。由于试验组与对照组的例数为 1:1，按前文公式，假定 $1 - \beta$ 的检验效能下需要的总样本例数为：

$$N = \frac{4\sigma^2\,(z_{\alpha/2} + z_{\beta})}{\delta^2} \qquad (24)$$

率指标和生存数据的标准差有几个不同公式，利用不同公式的计算结果会导致样本含量或检验效能之间存在着轻微的差异。当试验为优效性或非劣效性检验时，将 δ 减去优效性或非劣效性界值。不同类型资料两样本的样本含量计算公式见表 3-7。

表 3-7 不同类型资料两样本的样本含量计算公式

资料类型	δ	σ^2
定量资料	$\delta = \mu_1 - \mu_2$	
两分类	$\delta = \pi_1 - \pi_2$	$\sigma^2 = \bar{\pi}\,(1 - \bar{\pi})$
		$\bar{\pi} = \dfrac{n_1\pi_1 + n_2\pi_2}{n_1 + \pi_2}$
生存资料	$\delta = \lambda_1 - \lambda_2$	$\sigma^2 = (\sigma_1^2 + \sigma_2^2)\,/2$
		$\sigma_i^2 = \lambda_i^2\left(1 - \dfrac{e^{\lambda_i}T_0 - 1}{T_0\lambda_i e^{\lambda_i T}}\right)^{-1}$

疗效差值 δ 及标准差 σ 参数可通过小样本的外部预试验（external pilot study，EPS）或前半阶段来获得。但是一般情况下预试验样本含量较小，故其估计结果与实际情况可能存在较大差异，从而导致试验设计阶段计算的样本含量过大或过小。如果增加预实验的样本含量可以得到较为可靠的参数值，从而得到合适的样本含量，但是预实验的观察数据不能用于结论分析，存在较大的浪费。

一、盲态下样本含量再估计

Wittes 和 Brittain 提出内部预试验（internal pilot study，IPS），它相对于 EPS 而言，前者是临床试验中的一部分，后者则是独立于试验的小规模试验。这种自适应的设计优点在于利用自身信息来调整参数，所以试验的设计类型、试验条件、操作等方面保持了连贯性，能够得到与目标临床试验条件下较为一致的预估参数，同时可充分利用之前的数据。

适应性设计样本含量估算是在期中进行样本含量调整，最终整个试验的样本含量可能相较于初始决定的样本含量更大。而成组序贯设计是在固定的样本含量下，在各个阶段做出分析判断，期望得到有效或无效的结论，并有可能提早结束试验。而在两个阶段的适应性设计中，第一阶段的临床试验即为 IPS，其样本含量小于初始计划的总样本含量。在完成第一阶段的试验后，根据搜集到的数据，对于定量资料获取方差 σ^2 和两组间的均数差值 δ，根据样本含量的公式重新计算整个试验所需的样本含量。将重新估计的总样本含量减去第一阶段样本含量，就是该试验第二阶段实际需要的样本含量。完成整个试验后，将两阶段的数据综合进行统计分析，最终得出结论。

假定组间疗效差值 δ 不变的情况下，通过第一阶段的 IPS 试验（盲态下），获得 IPS 的方差 σ^2，并利用新的方差 σ^2 重计算样本含量。盲态下的样本量重估计也称为非比较分析方法（non-comparative analysis），是指期中分析时不使用实际试验分组的信息，或者未做任何涉及组间比较的分析。另一种做法是在揭盲状态下，根据组间的疗效差值与方差重新进行估计。

Wittes 和 Brittain 提出，在实际资料中，总体的 σ^2 往往未知。假设在设计期初总体方差估计值为 S_0^2，根据公式（25），所需的样本例数为：

$$N_0 = \frac{4S_0^2 \left(z_{\alpha/2} + z_\beta \right)}{\delta^2} \qquad (25)$$

假设信息量进行到 π（$0 < \pi < 1$），通过内部预试验的样本含量再估算，即当试验进行到 $n_1 = \pi N_0$ 时估计。但是，如果方差比 σ^2 大得多，我们需要在进行重新估计样本含量。假定第一阶段其方差的估值为 S_1^2，δ 是临保持不变的情况下，根据公式（24）再进行估计，从而得到新的样本含量。这种方法可分成盲态下样本含量再估计与揭盲下样本含量再估计。

盲态下样本含量再估计（blinded sample size re-estimation）是根据第一阶段数据信息获取未分组的信息，即未揭盲的情况下进行的估计。这种方法主要是假定疗效差值 δ 是保持不变，根据方差进行调整的。

如果第一阶段的真实方差实际上是 σ_1^2，从而调整后的样本含量由公式（26）给出：

$$N' = N_0 \frac{\sigma_1^2}{\sigma^2} \qquad (26)$$

其中 N_0 是基于 σ^2 计算的期初样本含量。但是，σ_1^2 通常未知的，可以从 n_1 个受试者累积数据来估计。估算 σ_1^2 的样本方差，由公式（27）给出：

$$S_1^2 = \frac{1}{n-1} \sum\sum \left(y_{ij} - \bar{y} \right)^2 \qquad (27)$$

其中 y_{ij} 是组 i 中的第 j 个观察值，$i = 1$，2（治疗组，对照组），$j = 1$，…，n_{1i}，并且 $n_1 = n_{11} + n_{12}$，$\bar{y}$ 是整体样本均值。其计算一般采用向上调整（upwards adjustments），即调整后的样本量不能小于最初计划的样本量，第二阶段 $n_2 = (N_0, N') - n_1$。

Gould（1995）指出如果 n_1 足够大，且组间的差异近似 δ，可用公式（28）估计 σ_1^2。

$$\sigma_1^2 = \frac{n_1 - 1}{n_1 - 2}\left(S_1^2 - \frac{\delta^2}{4}\right) \tag{28}$$

然而，这种方法的缺点是它取决于均数间差异，这种差异是不可计算且是未知的。

Gould 和 Shih（1992）及 Gould（1995）提出了一种基于不考虑疗效差值 δ 的 EM 算法用于估算 σ_1^2。其分析思路为假设主要终点上的 y_i，$i = 1$，…，n_1，但这些患者的治疗属组别尚不清楚。考虑将这 n_1 个观察值随机分配给两组中的任何一组，定义 I_i 为组别的指示变量。

$$I_i = \begin{cases} 1 & \text{治疗组} \\ 0 & \text{安慰剂组} \end{cases}$$

E 步（expectation step）：获得 I_i 的期望值（即第 i 个患者的主要指标取为 y_i 时分配给治疗组的条件概率），其由公式（29）给出：

$$P(\pi_i = 1 | y_i) = (1 + exp\{(\mu_1 - \mu_2)(\mu_1 + \mu_2 - 2y_i)/2\sigma_1^2\})^{-1} \tag{29}$$

其中 μ_1 和 μ_2 分别是试药组和对照药的总体均数。

M 步（maximization step）：将 μ_1、μ_2 和 σ_1^2 的估计值代入公式（29），获得 I_i 估计值。从而得到更新之后的 μ_1、μ_2 和 σ_1^2 的最大似然函数：

$$l = n\log\sigma_1 + \frac{\sum[\pi_i(y_i - \mu_1)^2 + (1 - \pi_i)(y_i - \mu_2)^2]}{2\sigma_1^2} \tag{30}$$

重复上述过程，不断迭代 E 步和 M 步，直到 σ_1^2 值收敛为止，将估算得到的 σ_1^2 代入公式（26）便可得到样本含量的估计。

在 H_0 成立的情况下，公式（28）S_1^2 是 σ_1^2 的无偏估计；但是 H_0 不成立的情况下，S_1^2 的估计是偏的。Zucker（1999）建议对其估计进行调整，调整为公式（31）：

$$S_{1,adj}^2 = S_1^2 - \frac{n_1}{2(n_1 - 1)}\delta^2 \tag{31}$$

Friedea 于 2006 年提出利用公式（32）的方法来估计公式（28）：

$$S_{1,adj}^2 = S_1^2 - \frac{n_1}{4(n_1-1)}\delta^2 \qquad (32)$$

例如，英国 Shire 制药公司于 2017 年开展一项 SHP465 药物治疗 6～12 岁儿童注意力缺陷多动障碍（attention-deficit/hyperactivity disorder，ADHD）的 III 期随机双盲、多中心、安慰剂对照、有效性和安全性研究，主要指标为 ADHD-RS-5-HV 四周治疗前后的改变值。试验组为 6.25mg SHP465 胶囊，对照组为安慰剂。在设计初期，检验水准取双侧 0.05，检验功效取 85%，假定两组前后改变值的差值为 -11.9 分，标准差为 14，共需 52 例。考虑 15% 脱落率，预计纳入 60 例。计划在完成 75% 时进行盲态下的期中分析。如果在 45 例时合并标准差大于 14，采用 Friedea 法进行样本量重估计。

再如，普瑞巴林（Pregabalin）是用于治疗癫痫、神经性疼痛、纤维肌痛综合征及广泛性焦虑症的药物。辉瑞公司在 2018 开展一项随机双盲、安慰剂对照、多中心平行的普瑞巴林辅助治疗儿童和成人原发性全身性强直阵挛性癫痫的临床试验，采用公式（31）对研究进行样本含量再估算（式中 ρ 为结局变量与混杂因素的相关系数）。

$$N' = \frac{(1+r^2)}{r}\frac{(z_{1-\alpha/2}+z_{1-\beta})^2 S_1^2 (1-\rho^2)}{\delta^2} \qquad (33)$$

试验组 1 为普瑞巴林 5mg/kg/day（最大 300mg/day），试验组 2 为普瑞巴林 10mg/kg/day（最大 600mg/day），对照组为安慰剂，12 周给药（包括 2 周剂量递增阶段和 10 周固定剂量阶段）。主要指标考虑 28 天发作率，考虑混杂因素有基线的改变率的对数值、年龄分层、地理区域，利用协方差分析进行统计分析。在此项研究中，样本含量相等，相关系数与合并方差可以根据协方差分析的残差的方差进行估计，将样本含量再估计的公式简化为 $N' = \dfrac{4(z_{1-\alpha/2}+z_{1-\beta})^2 S_1'^2}{\delta^2}$，$S_1'^2$ 为 ANCOVA 模型残差的方差。

二、条件检验效能样本含量再估算方法

条件检验效能是基于期中分析时观察到的数据信息的条件下，假定基于现有试验组与对照组的差异，预测在临床试验剩余的部分的拒绝零假设（即认为两组间有差异）的条件概率，即公式（34）：

$$Cp\ (t,\ \theta) = P\ (拒绝\ H_0 \mid \theta,\ 期中数据)\quad(34)$$

信息时间（information time）$t = n/N$（$0 < t < 1$），其中 n 为观察实际例数，而 N 为设计的总样本例数，当 $t = 1$ 时代表试验结束。由定义可知，条件检验效能的大小不仅与实施期中分析的信息时间点有关，还依赖于所期中分析时试验组与对照组的疗效差异。对数据进行 K 次检验（$k = 1,\ 2,\ \cdots,\ K$），每次检验统计量（$z_1,\ z_2,\ \cdots z_K$）有如下性质：① $(z_1,\ z_2,\ \cdots,\ z_K)$ 为多变量正态分布。② $E(z_k) = \theta\sqrt{I_k}$。③ $\mathrm{cov}\ (z_s,\ z_t) = \sqrt{I_s/I_t}$，$1 \leqslant s \leqslant t \leqslant K$。在给定 z_k 的条件下，z_k 的条件分布为公式（35）：

$$z_K \mid z_k \sim N\left\{\left(z_k\sqrt{\frac{I_k}{I_K}} + \frac{\theta\ (I_K - I_k)}{\sqrt{I_k}}\right),\ 1 - \frac{I_k}{I_K}\right\}\quad(35)$$

从而可得 Cp 统计量公式为公式（36）

$$Cp = \Phi\left(\frac{z_k\sqrt{I_k} - z_\alpha\sqrt{I_K} + \theta(I_K - I_k)}{\sqrt{I_K - I_k}}\right)\quad(36)$$

对于不同资料，z_k 与 I_k 的计算公式如表 3-8。

表 3-8　不同类型资料的计算公式

资料类型	z_k	I_k
定量资料	$(\bar{x}_{Ak} - \bar{x}_{Bk})\sqrt{I_k}$	$\left(\dfrac{\sigma_A^2}{n_{Ak}} + \dfrac{\sigma_B^2}{n_{Bk}}\right)^{-1}$
两分类资料	$(p_{Ak} - p_{Bk})\sqrt{I_k}$	$\dfrac{1}{\sigma^2}\left(\dfrac{1}{n_{Ak}} + \dfrac{1}{n_{Bk}}\right)^{-1}$ 其中：$\sigma^2 = \bar{p}\ (1 - \bar{p})$，$\bar{p} = 0.5\ (p_{Ak} + p_{Bk})$
生存资料 （log-rank 检验）	$\dfrac{S_k}{\sqrt{I_k}}$（S_k 为 log-rank 检验的得分统计量）	$\dfrac{r}{1 + r^2}d_k$ $d_{ik} = \dfrac{N_{1i}}{T_0}\left[T_0 - \dfrac{1}{\lambda_i e^{\lambda_i T_k}}\ (e^{\lambda_i T_0} - 1)\right]$ $i = 1,2$ 为组别；d_k 为第 k 阶段的死亡例数；T_k 为第一个患者入组到第 k 个患者死亡的时间；T_0 为入组时间。λ_i 是两组死亡的风险率。

例如，评价某胶囊对气滞血瘀证疗效的研究，以安慰剂为对照，"有效"的定义为与基线比较，治疗后气滞血瘀证 PRO 量表积分降低比率 ≥30%。预期试验组与对照组的有效率分别为 63% 与 40%，取单侧 $\alpha = 0.025$，$\beta = 0.2$ 进

行样本含量估计，总共需 142 例，考虑 20% 脱落率，最终样本含量确定为 180 例（每组 90 例）。

对于适应证 1，期中分析时试验组纳入 47 例，其中 43 有效；对照组纳入 48 例，其中 35 例有效。计算 $p_1 = 0.9149$，$p_2 = 7292$，$\bar{p} = 0.8220$，$\sigma^2 = 0.1463$，$I_1 = 162.32$，$z_1 = 2.366$。从而估算得到，$Cp = 0.9705$。由于 Cp 统计量大于 0.8，因而，不需要增加样本例数。

对于适应证 2，期中分析时试验组纳入 48 例，其中 30 有效；对照组纳入 48 例，其中 23 例有效。计算 $p_1 = 0.6250$，$p_2 = 0.4792$，$\bar{p} = 0.5521$，$\sigma^2 = 0.2473$，$I_1 = 97.05$，$z_1 = 1.4367$。从而估算得到，$Cp = 0.5041$。由于 Cp 统计量大于 0.3 且小于 0.8，因此进行样本含量的再估算。由公式（33）和公式（36），令 $Cp = 0.8$，则得到方程：

$$0.842 = \frac{z_k\sqrt{I_k} - z_\alpha\sqrt{\frac{1}{\sigma^2}\left(\frac{1}{n_{A1}+n_2} + \frac{1}{n_{B1}+n_2}\right)^{-1}} + \theta\left(\frac{1}{\sigma^2}\left(\frac{1}{n_{A1}+n_2} + \frac{1}{n_{B1}+n_2}\right)^{-1} - I_k\right)}{\sqrt{\frac{1}{\sigma^2}\left(\frac{1}{n_{A1}+n_2} + \frac{1}{n_{B1}+n_2}\right)^{-1} - I_k}}$$

求解上式得到 $n_2 = 118$ 例。

三、Cui-Hung-Wang（CHW）方法

本方法又称为调整统计量法或降权法（down weighting the test statistic）。其基本思想为假定 K 阶段成组序贯试验在期中分析点 L（$L<K$）处进行样本含量再估算，通过样本含量调整前后的统计量分别赋予一定权重以控制总 I 类错误。

对于给定的成组序贯试验，假定有 $K-1$ 次期中分析，对应累积样本含量分别为 n_1，n_2，…，$n_K = n_{max}$，CHW 方法可以增加或减少样本含量，此处主要考虑增加样本含量。假定在某一阶段 L，最小样本含量由 n_{max} 增加到 m_{max}，CHW 最常用的方法是通过 Cp 统计来获取新的样本例数。由于样本例数在阶段 L 增加，因此后 $K-L$ 阶段的样本例数随之增加。

通常情况下，第 K 阶段 Wald 统计量即公式（37）：

$$Z_k = \frac{\hat{\delta}_k}{Se(\hat{\delta}_k)} = \frac{\hat{\delta}_k}{\sqrt{4\hat{\sigma}^2 n}} \tag{37}$$

为控制总 I 类错误，CHW 加权检验统计量即公式（38）：

$$T_k = \begin{cases} Z_k & k = 1,\ 2,\ \cdots,\ L \\ Z_L\sqrt{\dfrac{n_L}{n_K}} + Z_{k-L}^*\sqrt{\dfrac{1-n_L}{n_K}} & k = L+1,\ L+2,\ \cdots,\ K \end{cases} \tag{38}$$

式中 Z_{k-L}^* 代表是利用新样本例数估计得到新的 Wald 统计量。与传统的 Wald 统计量相比，L 阶段后的权重仍然用样本调整前的统计量来估计，实际上降低了后阶段的权重。

Cui（1999）在文章中给出了样本量再估算方法，设 M 为调整后的总样本含量，N_0 为原始计划样本含量，即公式（39）：

$$M = \left(\dfrac{\delta^*}{\hat{\delta}}\right)^2 N_0 \tag{39}$$

其中 $\delta^* = \dfrac{\delta}{\sigma}$，为设计时的效应量，而 $\hat{\delta}$ 是在 L 阶段前观察到的处理效应量，M 为重新估算的样本例数，$M\text{--}N_0$ 为调整后 L 阶段后的例数。Cui 通过数据模型表明，使用 T_k 统计量或成组序贯原始边界值并不会造成增大总 I 类错误。

CHW 方法的优点：①样本含量的调整较为容易。②使用与传统成组序贯试验相同的终止边界。CHW 方法的缺点：①样本含量调整是事后调整，并非针对目标效能。②计算统计量时不同阶段的患者重结果不同，难以在临床上解释。

四、Muller-Schafer 方法

Muller–Schafer 方法又称为条件拒绝概率（conditional rejection probability），期中分析样本含量调整时，保持试验调整后的条件拒绝概率不变。条件拒绝概率是指条件 I 类错误，即 H_0 成立时，在给定某次期中分析统计量的条件下，将来的期中分析中 H_0 被拒绝的概率。

假设一个比较试验组和对照组疗效差异的 K 阶段成组序贯试验，令 δ 为两组间有临床意义的疗效差值，双侧检验假设为公式（40）：

$$H_0 : \delta = 0;\ H_1^+ : \delta > 0;\ H_1^- : \delta < 0 \tag{40}$$

设 $\alpha_i\ (i = 1,\ 2,\ \cdots,\ K)$ 代表总 I 类错误在第 i 个时间点的 I 类错误，可允许其不对称的消耗在上界 α_{ui} 与下界 α_{li}，其中 $\alpha_i = \alpha_{ui} + \alpha_{li}$，其对应的双侧终止界值分别记为 a_i 和 $b_i\ (i = 1,\ 2,\ \cdots,\ K)$。$t_i = i/K\ (i = 1,\ 2,\ \cdots,\ K)$

表示第 i 次期中分析时的信息时间。z_i 表示 i 次期中分析的 Wald 统计量。如果在第一次期中分析时，统计量 z_i 的双侧终止界值为 a_i 和 b_i，如果出现 $z_i \leq a_i$，则拒绝 H_0 接受 H_1^-，疗效不佳而终止；如果出现 $z_i \geq b_i$，则拒绝 H_0 接受 H_1^+，疗效达到预期的结果而终止。如果要在第 L（$L<K$）次期中分析时对样本进行调整，计算统计量 z_L。这种依赖于前 L 阶段数据结果可进行一个或多个参数的调整。这种依赖于前 L 阶段数据结果进行的调整，包括最大样本含量的调整、剩余试验的消耗错误的变化、后期阶段的例数及间隔信息的变化，甚至病例的纳入标准调整。Muller–Schafer 方法是目前最为灵活且应用面较广的适应性设计方法之一。

用 ε_0^+ 代表条件拒绝概率（CRP）的上界，在 H_0 成立的条件下，根据现有统计量 z_L，在后期试验中穿越上界 b_L 的条件概率。用 ε_0^- 代表 CRP 的下界，在 H_0 成立的条件下，根据现有统计量 z_L，在后期试验中穿越下界 a_L 的条件概率。其计算公式可分别用公式（41）和公式（42）表达：

$$\varepsilon_0^+ = P_0\left(Z_{L+1} \geq b_{L+1} \mid z_L\right) + P_0\left(a_{L+1} < Z_L < b_{L+1},\ Z_{L+2} \geq b_{L+2} \mid z_L\right) + \cdots$$
$$+ P_0\left(\cap_{j=L+1}^{K-1} a_{j+1} < Z_j < b_{j+1},\ Z_K \geq b_K \mid z_L\right) \tag{41}$$

$$\varepsilon_0^- = P_0\left(Z_{L+1} \leq a_{L+1} \mid z_L\right) + P_0\left(a_{L+1} < Z_L < b_{L+1},\ Z_{L+2} \leq a_{L+2} \mid z_L\right) + \cdots$$
$$+ P_0\left(\cap_{j=L+1}^{K-1} a_{j+1} < Z_j < b_{j+1},\ Z_K \geq a_K \mid z_L\right) \tag{42}$$

Muller–Schafer 方法是利用前 L 阶段分析后得到 CRP 上下界值。如果 H_0 成立情况下，后期上下侧条件错误分别为 ε_0^- 与 ε_0^+，该方法较好地控制了 I 类错误。然后，把后续的试验重新看成一个新的成组序贯设计，利用 ε_0^- 与 ε_0^+ 重新估算后阶段的样本例数，在新阶段估算的样本例数中。

估算出样本例数后，设新的 $L+j$ 阶段样本例数为 $n_{L+j}^{(2)}$（$j=1, 2, \cdots K-L$），并在新阶段里估计出新的终止界值为 $a_{L+j}^{(2)}$ 和 $b_{L+j}^{(2)}$，且 $L+j$ 阶段 Wald 统计量为 $z_{L+j}^{(2)}$。将前 L 阶段试验与后 $L+j$ 阶段试验合并起来构建新的 Wald 统计量 Z_{L+j}^C 与终止界值为 a_{L+j}^C 和 b_{L+j}^C。Z_{L+j}^C、a_{L+j}^C 和 b_{L+j}^C，分别为公式（43）、公式（44）和公式（45）：

$$Z_{L+j}^C = \frac{z_L \sqrt{n_L} + z_{L+j}^{(2)} \sqrt{n_{L+j}^{(2)}}}{\sqrt{n_L + n_{L+j}^{(2)}}} \tag{43}$$

$$a_{L+j}^C = \frac{z_L \sqrt{n_L} + a_{L+j}^{(2)} \sqrt{n_{L+j}^{(2)}}}{\sqrt{n_L + n_{L+j}^{(2)}}} \tag{44}$$

$$b_{L+j}^C = \frac{z_L\sqrt{n_L} + b_{L+j}^{(2)}\sqrt{n_{L+j}^{(2)}}}{\sqrt{n_L + n_{L+j}^{(2)}}} \tag{45}$$

如果出现 $Z_{L+j}^C \leq a_{L+j}^C$，则疗效不佳而终止；如果出现 $Z_{L+j}^C \geq b_{L+j}^C$，则疗效达到预期的结果而终止。

例如，一项多中心、适应性、随机、双盲、安慰剂对照临床研究，评价某药物治疗缺血性脑卒中恢复期的恢复语言与肢体功能的临床疗效及安全性。试验组为基础治疗＋药物，对照组为基础治疗＋安慰剂。采用简化 Fugl-Meyer（FM）下肢运动功能分值改变量作为效应指标。根据预试验结果，预计试验组 FM 下肢运动功能改变量分值均数为 2.87，安慰剂组均值为 2.15。两组均数差值为 0.72，合并标准差为 2.27，分配比例为 1：1。取单侧 $\alpha = 0.025$，$1-\beta = 0.90$，预计需要 423 例。研究进程达 1/3、2/3 时分别进行两次期中分析，利用软件估算得到上下终止界值分别为 −3.709 与 3.709。

现在第一次期中分析时得到实际两组间的差异为 0.57，标准差为 2.53，从而得到标准误为 $\sqrt{4 \times 2.53^2/141} = 1.43$，得到 Wald 统计量 $z = 0.57/0.426 = 1.43$。从结果上看，$z = 1.43$ 介于 −3.709 与 3.709 之间，因此继续研究，此处需要进行样本含量的调整。将 $z = 1.43$ 代入公式（41）与公式（42）计算出 ε_0^- 与 ε_0^+ 分别为 0.0003 与 0.072。

利用新的参数，即取双侧 $\alpha = 0.0723$（非对称的 α 消耗函数，上界 $\alpha_{ui} = 0.072$ 与下界 $\alpha_{li} = 0.0003$），$1-\beta = 0.90$，两组间的差异为 0.57，标准差为 2.53，两阶段成组序贯分析，得到新阶段样本例数为 599 例。

在第二阶段进行 300 例时再进行期中分析，此时时间间隔信息量为 50%，上下终止界值分别为 −4.976 与 2.290。在第二阶段两组间的差异为 0.69，标准差为 2.36，则 Wald 值为 $z = \dfrac{0.69}{\sqrt{4 \times \dfrac{2.36^2}{300}}} = 2.53$。下面需要把第一阶段与第二阶段的数据合起来进行分析，得到如下结果：

$$Z_2^C = \frac{1.43\sqrt{141} + 2.53\sqrt{300}}{\sqrt{141+300}} = 2.90$$

$$b_2^C = \frac{1.43\sqrt{141} + 2.290\sqrt{300}}{\sqrt{141+300}} = 2.69$$

$$a_2^C = \frac{1.43\sqrt{141} - 4.976\sqrt{300}}{\sqrt{141+300}} = -3.30$$

由于 $Z_2^C > b_2^C$，因此试验终止。

五、基于独立 P 值方法

（一）基本原理

如果在传统设计的基础上进行适应性设计，要注意这几点：①控制 I 类错误率 α，用于决定终止界值。②控制 II 类错误 β，计算检验效能或样本含量。③计算条件检验效能或无效指数。

（二）检验效能与校正 P 值

考虑一个有 K 个阶段的临床试验，临床试验的目的可以用全局假设检验，即期中分析中各个假设检验的交集，如公式（46）所示：

$$H_0: \ H_{01} \cap ... \cap H_{0k} \qquad (46)$$

H_{0k} 是第 k（$k=1$，2，……K）个期中分析的零假设，在第 k 阶段每组的样本含量为 n_k。H_{0k} 将建立在各阶段的子样本上，各阶段对应的假设检验统计量由 T_k 表示。终止规则如公式（47）所示：

$$\begin{cases} \text{有效终止} & T_k \leq \alpha_k \\ \text{继续} & \alpha_k < T_k < \beta_k \\ \text{无效终止} & T_k \geq \beta_k \end{cases} \qquad (47)$$

如果试验达到第 k 个阶段，则必须经过第一个到第（$k-1$）个阶段的试验，因此，T_k 的累积分布函数（cumulative distribution function，CDF）如公式（48）所示：

$$\Psi_k(t) = Pr(\alpha_1 < T_1 < \beta_1, \ ..., \ \alpha_{k-1} < T_{k-1} < \beta_{k-1}, \ T_k < t)$$
$$= \int_{\alpha_1}^{\beta_1} \cdots \int_{\alpha_{k-1}}^{\beta_{k-1}} \int_{-\infty}^{t} f_{T_1 \cdots T_k} \mathrm{d}t_k \mathrm{d}t_{k-1} \cdots \mathrm{d}t_1 \qquad (48)$$

式中，$f_{T_1 \cdots T_k}$ 是 T_1 到 T_K 的联合概率密度函数。

令 $\Psi_k(t)$ 表示检验统计量 $T_k \leq t$ 的概率。其意义为当 H_0（或 $\delta = 0$）为真，如果试验在 k 阶段终止，称 $\Psi_k(t)$ 为条件 P 值（conditional P-value），如公式（49）所示：

$$P_c(t; \ k) = \Psi_k(t \mid H_0) \qquad (49)$$

在第 k 阶段的 α 消耗（α-spent），也称为条件错误率（conditional error），

由 $\Psi_k(\alpha_k \mid H_0)$ 给出，如公式（50）所示：

$$\pi_k = \Psi_k(\alpha_k \mid H_0) \tag{50}$$

在第 k 阶段拒绝 H_0 的条件检验效能（conditional power）由公式（51）给出：

$$\overline{\omega}_k = \Psi_k(\alpha_k \mid H_1) \tag{51}$$

整体试验 I 类错误率（Experiment–wise type I error）由公式（52）给出：

$$\alpha = \sum_{k=1}^{K} \pi_k \tag{52}$$

检验效能由公式（53）给出：

$$power = \sum_{k=1}^{K} \overline{\omega}_k \tag{53}$$

公式（47）、公式（49）和公式（51）用于决定终止界值 H_α 和 H_s。一旦终止界值决定后，在一个特定的 H_1 下的检验效能和样本含量可以通过公式（47）、公式（51）和公式（52）计算出来。终止界值构建的方式有多种方式，较常见的是确定有效界值和无效界值法。使用终止界值函数的参数（如统计量、资料类型等）需要确定后，终止界值就可以利用公式（47）、公式（49）和公式（51）求解。

（三）终止概率与期望持续时间

每个阶段的终止概率是适应性设计的一个重要统计量，它提供了临床试验成本的信息（样本含量）和相关的概率。终止概率有两种形式：拒绝 H_0 终止和不拒绝 H_0 而终止。拒绝 H_0 终止涉及有效终止概率（efficacy stopping probability，ESP），不拒绝 H_0 而终止涉及无效终止概率（futility stopping probability，FSP）。ESP 在 k 阶段的值由公式（54）给出：

$$ESP_k = \psi_k(\alpha_k) \tag{54}$$

并且 FSP 在 k 阶段的值由公式（55）给出：

$$FSP_k = 1 - \psi_k(\beta_k) \tag{55}$$

终止概率可以于计算试验的期望持续时间，有效性终止期望持续时间由公式（56）给出：

$$\overline{t}_e = \sum_{k=1}^{K} ESP_k t_k \tag{56}$$

其中 t_k 是从第一个患者入组时间到第 k 阶段期中分析的时间。

预期无效性终止期望持续时间由公式（57）给出：

$$\bar{t}_f = \sum_{k=1}^{K} FSP_k t_k \tag{57}$$

整个试验期望持续时间由公式（58）给出：

$$\bar{t}_f = \sum_{k=1}^{K} (FSP_k + ESP_k) t_k \tag{58}$$

（四）期望样本含量

期望样本含量可用于评价试验的有效性，它是关于疗效差值 δ 及方差 σ 的函数，而这们往往是未知的，期望样本含量实际上是基于参数值的假设来计算的。因此，在各种界值或可能的参数值下计算期望样本含量是有益的。每阶段的总期望样本含量可以描述为公式（59）：

$$N_{\exp} = \sum_{k=1}^{K} n_k (FSP_k + ESP_k) = \sum_{k=1}^{K} n_k [1 + \psi_k(\alpha_k) - \psi_k(\beta_k)] \tag{59}$$

也可以写成公式（60）：

$$N_{\exp} = N_{\max} - \sum_{k=1}^{K} n_k [\psi_k(\beta_k) - \psi_k(\alpha_k)] \tag{60}$$

其中 $N_{\max} = \sum_{k=1}^{K} n_k$ 是每阶段最大样本含量。

条件检验效能一般用于监测进行中的临床试验。类似于 ESP 和 FSP，条件检验效能依赖于总体参数（或疗效）及其方差。在第 k 阶段的条件检验效能是在 $k+1$ 到 K（K 不必预先指定）阶段拒绝零假设的概率之和，基于从第 1 到第 k 阶段的观察数据，如公式（61）所示：

$$Cp_k = \sum_{j=k+1}^{K} Pr\left[\cap_{i=k+1}^{j-1} (\alpha_i < T_i < \beta_i) \cap T_j \leq \alpha_j \middle| \cap_{i=1}^{k} T_i = t_i \right] \tag{61}$$

其中 t_i 是在 i 阶段的观察。对于两阶段设计，其检验统计量条件检验效能可以表示为 $Cp_1 = Pr(T_2 \leq \alpha_2 | t_1)$。

无效指数（futility index，FI）是指接受零假设的条件概率，如公式（62）所示：

$$FI_k = 1 - Cp_k \tag{62}$$

（五）三种基于 P 值的统计量

1. 基于单个 P 值的检验　基于单个 P 值（method based on individual P-values，MIP）是基于不同阶段的单个 P 值，检验统计量定义为公式（63）：

$$T_k = P_k \qquad (63)$$

其中 P_k 第 k 个阶段的子样本的 P 值。不同阶段下 α 水平由公式（64）给出：

$$\alpha = \sum_{k=1}^{K} \alpha_k \prod_{i=1}^{k-1} (\beta_i - \alpha_i) \qquad (64)$$

使用上式，终止边界 (α_i, β_i) 可以被确定。如对于一个两阶段设计，$K = 2$，公式（42）可以变为公式（65）：

$$\alpha = \alpha_1 + \alpha_2 (\beta_1 - \alpha_1) \qquad (65)$$

为方便起见，利用公式（43）构造了单侧 $\alpha = 0.025$ 水平下的终止边界的表格，见 MIP 法终止界值表 3-9。

表 3-9　MIP 法终止界值表

α_1	β_1	α_2	α_1	β_1	α_2	α_1	β_1	α_2
0.0000	0.15	0.1667	0.0075	0.15	0.1228	0.0150	0.15	0.0741
0.0000	0.20	0.1250	0.0075	0.20	0.0909	0.0150	0.20	0.0541
0.0000	0.25	0.1000	0.0075	0.25	0.0722	0.0150	0.25	0.0426
0.0000	0.30	0.0833	0.0075	0.30	0.0598	0.0150	0.30	0.0351
0.0000	0.35	0.0714	0.0075	0.35	0.0511	0.0150	0.35	0.0299
0.0000	0.40	0.0625	0.0075	0.40	0.0446	0.0150	0.40	0.0260
0.0000	0.45	0.0556	0.0075	0.45	0.0395	0.0150	0.45	0.0230
0.0000	0.50	0.0500	0.0075	0.50	0.0355	0.0150	0.50	0.0206
0.0025	0.15	0.1525	0.0100	0.15	0.1071	0.0175	0.15	0.0566
0.0025	0.20	0.1139	0.0100	0.20	0.0789	0.0175	0.20	0.0411
0.0025	0.25	0.0909	0.0100	0.25	0.0625	0.0175	0.25	0.0323
0.0025	0.30	0.0756	0.0100	0.30	0.0517	0.0175	0.30	0.0265
0.0025	0.35	0.0647	0.0100	0.35	0.0441	0.0175	0.35	0.0226
0.0025	0.40	0.0566	0.0100	0.40	0.0385	0.0175	0.40	0.0196
0.0025	0.45	0.0503	0.0100	0.45	0.0341	0.0175	0.45	0.0173
0.0025	0.50	0.0452	0.0100	0.50	0.0306	0.0175	0.50	0.0155
0.0050	0.15	0.1379	0.0125	0.15	0.0909	0.0200	0.15	0.0385
0.0050	0.20	0.1026	0.0125	0.20	0.0667	0.0200	0.20	0.0278
0.0050	0.25	0.0816	0.0125	0.25	0.0526	0.0200	0.25	0.0217
0.0050	0.30	0.0678	0.0125	0.30	0.0435	0.0200	0.30	0.0179

续表

α_1	β_1	α_2	α_1	β_1	α_2	α_1	β_1	α_2
0.0050	0.35	0.0580	0.0125	0.35	0.0370	0.0200	0.35	0.0152
0.0050	0.40	0.0506	0.0125	0.40	0.0323	0.0200	0.40	0.0132
0.0050	0.45	0.0449	0.0125	0.45	0.0286	0.0200	0.45	0.0116
0.0050	0.50	0.0404	0.0125	0.50	0.0256	0.0200	0.50	0.0104

调整后的 P 值由公式（66）给出：

$$P(t:k) = \begin{cases} t, & k=1 \\ \alpha_1 + t(\beta_1 - \alpha_1), & k=2 \end{cases} \tag{66}$$

2. 基于 P 值和的检验　基于 P 值的检验（method based on the sum of P-values，MSP）是指方案的检验统计量是基于子样本 P 值的和。定义统计量如公式（67）所示：

$$T_k = \sum_{i=1}^{k} P_i, \quad k=1, \cdots, K \tag{67}$$

对于两阶段设计，第一阶段和第二阶段的 α 分别由公式（68）和公式（69）算出：

$$Pr(T_1 < \alpha_1) = \int_0^{\alpha_1} dt_1 = \alpha_1 \tag{68}$$

$$Pr(T_2 < \alpha_2, \alpha_1 < T_1 \leq \beta_1) = \begin{cases} \int_{\alpha_1}^{\beta_1} \int_{t_1}^{\alpha_2} dt_2 dt_1, & \beta_1 \leq \alpha_2 \\ \int_{\alpha_1}^{\alpha_1} \int_{t_1}^{\alpha_2} dt_2 dt_1, & \beta_1 \leq \alpha_2 \end{cases} \tag{69}$$

将公式（67）和公式（68）代入公式（52），能够得到公式（70）：

$$\alpha = \begin{cases} \alpha_1 + \alpha_2(\beta_1 - \alpha_1) - \dfrac{1}{2}(\beta_1^2 - \alpha_1^2), & \beta_1 < \alpha_2 \\ \alpha_1 + \dfrac{1}{2}(\alpha_1 - \alpha_1)^2, & \beta_1 \geq \alpha_2 \end{cases} \tag{70}$$

利用上式构造单侧 $\alpha = 0.025$ 水平下的终止边界的 MSP 法终止界值表，见表 3-10。

如果试验在第一阶段终止，P 值可通过在公式（67）中将 α_1 替换为 t 进行调整，如果试验在第二阶段终止，P 值可通过在公式（47）中将 α_2 替换为 t 进行调整，得到公式（71）：

$$P\left(t:k\right)=\begin{cases} t, \ k=1 \\ \alpha_1+t\left(\beta_1-\alpha_1\right)-\dfrac{1}{2}\left(\beta_1^2-\alpha_1^2\right), \ k=2 \text{ and } \beta_1<\alpha_2, \\ \alpha_1+\dfrac{1}{2}\left(t-\alpha_1\right)^2, \ k=2 \text{ and } \beta_1\geqslant\alpha_2 \end{cases}\qquad（71）$$

如果试验在第一阶段（ $k=1$ ）终止， $t=P_1$ ；如果试验在第二阶段（ $k=2$ ）终止， $t=P_1+P_2$ 。当 $P_1>\alpha_2$ 时，没有必要继续进行试验，因为 $P_1+P_2>P_1>\alpha_2$ ，无效性得到确认。因此，选择 $\beta_1<\alpha_2$ 。尽管如此，因为无约束的无效规则目前被管理机构采用，最好使用 $\beta_1=\alpha_2$ 的终止规则。

表 3–10　MSP 法终止界值表

α_1	β_1	α_2	α_1	β_1	α_2	α_1	β_1	α_2
0.0000	0.15	0.1667	0.0075	0.15	0.1228	0.0150	0.15	0.0741
0.0000	0.20	0.1250	0.0075	0.20	0.0909	0.0150	0.20	0.0541
0.0000	0.25	0.1000	0.0075	0.25	0.0722	0.0150	0.25	0.0426
0.0000	0.30	0.0833	0.0075	0.30	0.0598	0.0150	0.30	0.0351
0.0000	0.35	0.0714	0.0075	0.35	0.0511	0.0150	0.35	0.0299
0.0000	0.40	0.0625	0.0075	0.40	0.0446	0.0150	0.40	0.0260
0.0000	0.45	0.0556	0.0075	0.45	0.0395	0.0150	0.45	0.0230
0.0000	0.50	0.0500	0.0075	0.50	0.0355	0.0150	0.50	0.0206
0.0025	0.15	0.1525	0.0100	0.15	0.1071	0.0175	0.15	0.0566
0.0025	0.20	0.1139	0.0100	0.20	0.0789	0.0175	0.20	0.0411
0.0025	0.25	0.0909	0.0100	0.25	0.0625	0.0175	0.25	0.0323
0.0025	0.30	0.0756	0.0100	0.30	0.0517	0.0175	0.30	0.0265
0.0025	0.35	0.0647	0.0100	0.35	0.0441	0.0175	0.35	0.0226
0.0025	0.40	0.0566	0.0100	0.40	0.0385	0.0175	0.40	0.0196
0.0025	0.45	0.0503	0.0100	0.45	0.0341	0.0175	0.45	0.0173
0.0025	0.50	0.0452	0.0100	0.50	0.0306	0.0175	0.50	0.0155
0.0050	0.15	0.1379	0.0125	0.15	0.0909	0.0200	0.15	0.0385
0.0050	0.20	0.1026	0.0125	0.20	0.0667	0.0200	0.20	0.0278
0.0050	0.25	0.0816	0.0125	0.25	0.0526	0.0200	0.25	0.0217

续表

α_1	β_1	α_2	α_1	β_1	α_2	α_1	β_1	α_2
0.0050	0.30	0.0678	0.0125	0.30	0.0435	0.0200	0.30	0.0179
0.0050	0.35	0.0580	0.0125	0.35	0.0370	0.0200	0.35	0.0152
0.0050	0.40	0.0506	0.0125	0.40	0.0323	0.0200	0.40	0.0132
0.0050	0.45	0.0449	0.0125	0.45	0.0286	0.0200	0.45	0.0116
0.0050	0.50	0.0404	0.0125	0.50	0.0256	0.0200	0.50	0.0104

3. 基于 P 值积的检验 P 值乘积法（method with product of P-values，MPP）的检验统计量基于子样本中的 P 值乘积。对于二阶段设计，检验统计量定义为公式（72）：

$$T_k = \prod_{i=1}^{k} p_i, \quad k = 1, \ 2 \tag{72}$$

在两阶段中使用的 α 由公式（73）和公式（74）给出：

$$\pi_1 = \int_0^{\alpha_1} \mathrm{d}t_1 = \alpha_1 \tag{73}$$

$$\pi_2 = \int_{\alpha_1}^{\beta_1} \int_0^{\alpha_2} \frac{1}{t_1} \mathrm{d}t_2 \mathrm{d}t_1 \tag{74}$$

将公式（63）和公式（73）代入公式（52），得到决定终止界值的公式（75）：

$$\alpha = \alpha_1 + \alpha_2 \ln \frac{\beta_1}{\alpha_1}, \quad \alpha_1 < \beta_1 \le 1 \tag{75}$$

基于 Fisher 准则的终止边界是上式的特殊情况，其中 $\alpha_2 = \exp\left[-\frac{1}{2}\chi_4^2(1-\alpha)\right]$，如当 $\alpha = 0.025$ 时，$\alpha_2 = 0.003830$。为了计算终止边界，可以预定义 α、α_1 和 β_1，然后解出 α_2，用 MPP 方法计算的终止界值，见表 3-11。

表 3-11 MPP 法终止界值表

α_1	β_1	α_2	α_1	β_1	α_2	α_1	β_1	α_2
0.0000	0.15	0.1667	0.0075	0.15	0.1228	0.0150	0.15	0.0741
0.0000	0.20	0.1250	0.0075	0.20	0.0909	0.0150	0.20	0.0541
0.0000	0.25	0.1000	0.0075	0.25	0.0722	0.0150	0.25	0.0426
0.0000	0.30	0.0833	0.0075	0.30	0.0598	0.0150	0.30	0.0351

续表

α_1	β_1	α_2	α_1	β_1	α_2	α_1	β_1	α_2
0.0000	0.35	0.0714	0.0075	0.35	0.0511	0.0150	0.35	0.0299
0.0000	0.40	0.0625	0.0075	0.40	0.0446	0.0150	0.40	0.0260
0.0000	0.45	0.0556	0.0075	0.45	0.0395	0.0150	0.45	0.0230
0.0000	0.50	0.0500	0.0075	0.50	0.0355	0.0150	0.50	0.0206
0.0025	0.15	0.1525	0.0100	0.15	0.1071	0.0175	0.15	0.0566
0.0025	0.20	0.1139	0.0100	0.20	0.0789	0.0175	0.20	0.0411
0.0025	0.25	0.0909	0.0100	0.25	0.0625	0.0175	0.25	0.0323
0.0025	0.30	0.0756	0.0100	0.30	0.0517	0.0175	0.30	0.0265
0.0025	0.35	0.0647	0.0100	0.35	0.0441	0.0175	0.35	0.0226
0.0025	0.40	0.0566	0.0100	0.40	0.0385	0.0175	0.40	0.0196
0.0025	0.45	0.0503	0.0100	0.45	0.0341	0.0175	0.45	0.0173
0.0025	0.50	0.0452	0.0100	0.50	0.0306	0.0175	0.50	0.0155
0.0050	0.15	0.1379	0.0125	0.15	0.0909	0.0200	0.15	0.0385
0.0050	0.20	0.1026	0.0125	0.20	0.0667	0.0200	0.20	0.0278
0.0050	0.25	0.0816	0.0125	0.25	0.0526	0.0200	0.25	0.0217
0.0050	0.30	0.0678	0.0125	0.30	0.0435	0.0200	0.30	0.0179
0.0050	0.35	0.0580	0.0125	0.35	0.0370	0.0200	0.35	0.0152
0.0050	0.40	0.0506	0.0125	0.40	0.0323	0.0200	0.40	0.0132
0.0050	0.45	0.0449	0.0125	0.45	0.0286	0.0200	0.45	0.0116
0.0050	0.50	0.0404	0.0125	0.50	0.0256	0.0200	0.50	0.0104

阶段顺序 P 值可以通过公式（76）得到：

$$P(t:k) = \begin{cases} t, & k=1, \\ \alpha_1 + t \ln \dfrac{\beta_1}{\alpha_1}, & k=2 \end{cases} \tag{76}$$

假如临床试验在阶段 1 终止（$k=1$），其中 $t=P_1$；假如临床试验在阶段 2 终止（$k=2$），其中 $t=P_1P_2$。当 $P_1<\alpha_1$ 时，没有必要继续进行临床试验，因为 $P_1P_2<P_1<\alpha_2$，有效性得到确认，因此建议选择 $\beta_1>\alpha_2$ 并且 $\alpha_1>\alpha_2$。

（六）基于组间效应下样本含量再估算

这种调整样本含量的方法基于初始疗效的估计（E_0）与观察疗效（E）的

比值，如公式（77）和公式（78）所示：

$$N = \left| \frac{E_0}{E} \right|^{\alpha} N_0 \qquad (77)$$

$$E = \frac{\hat{\eta}_{i2} - \hat{\eta}_{i1}}{\sigma_i} \qquad (78)$$

其中 N 是最新估计的每组样本含量，N_0 为根据传统设计估算的每组样本含量，$\alpha > 0$ 且为常数，通常设定为 2。

当样本含量较大时，对于正态分布、二分类和生存研究的终点两组的合并方差见表 3-8。

利用疗效率计算的调整样本含量有两点限制：①它必须小于 N_{max}（由于经济条件或其他限制）并大于或等于 N_{min}（期中分析所需的样本含量）。②假如 E_0 与 E 在期中分析的时候存在不同的符号，表明没有调整样本含量的必要。

为了避免当 $E = 0$ 时数值溢出，在计算时采用公式（79）解释：

$$N = \min \left\{ N_{max}, \ \max \left(N_0, \ \frac{E_0}{abs(E) + 0.0000001} N_0 \right) \right\} \qquad (79)$$

例如，在一项评价荆肤止痒颗粒的随机、阳性药对照、双盲、多中心的有效性和安全性临床试验中，选用消风止痒颗粒为对照药。适应证为丘疹性荨麻疹湿热证，主要研究指标为有效率。假定试验组总有效率 94.1%，对照组总有效率 84.6%。对于传统的临床试验方法，试验组与对照组比例为 1:1，假定单侧 I 类错误为 0.025 和检验效能为 90%，根据样本含量估计每组 217 例，共 434 例。

采用 MIP 方法进行考虑，结果见表 3-12。

（1）为确保总 I 类错误选择第一阶段的终止边界：$\alpha_1 = 0.010$，$\beta_1 = 0.25$，根据表 3-9 得知 $\alpha_2 = 0.0625$。

（2）在单侧 I 类错误为 0.025、检验效能为 90%、$\alpha_1 = 0.010$，$\beta_1 = 0.25$、$\alpha_2 = 0.0625$，模拟零假设条件下，即试验与对照组有效率均取为 84.6% 情况下，两组间疗效差值 $\delta = 9.5\%$，单组最大样本例数为 250 例（总 500 例），在单组 125 例时进行期中分析。模拟 10 万次，模拟的总 I 类错误为 $\alpha = 0.0275$，从而确定终止边界。

（3）计算备择假设下的检验效能和样本含量，除对照组和试验组的发生率分别为 84.6% 和 94.1%，其余参数同上，模拟 10 万次得到结果。

（4）敏感度：如果疗效差值 δ 未知，假定不同疗效差值 δ 进行模拟。在本例中，假定疗效差值 δ（条件 H_{s1}）为 11.5%（84.6% 与 96.1%），疗效差值 δ（条件 H_{s2}）为 7.5%（84.6% 与 92.1%）。

表 3–12　MIP 方法结果

条件	*FSP*	*ESP*	$\overline{N}$	N_{max}	Power（α）
H_0	0.7389	0.0111	156.25	250	0.0283
H_1	0.0327	0.5743	174.13	250	0.9039
H_{s1}	0.0046	0.8220	146.68	250	0.9882
H_{s2}（1）	0.1154	0.3298	194.34	250	0.6844
H_{s2}（2）	0.11556	0.32949	243.69	350	0.7424

前 4 个模型均采用固定样本例情况，第 5 个模型 H_{s2}（2）是采用样本含量调整方案，且最大样本例数为 350 例情况下进行。

从表 3–12 结果可见，基于 H_0 与 H_1 期望每组样本例数为 156 与 174 例，比传统方法计算得到每组 216 例少，成组序贯估算的样本例数每组 313 最多。从结果上看，采用 MIP 方法进行统计分析时 Ⅰ 类错误率为 0.0283。如果 H_0 为真，早期无效停止概率和早期有效停止概率分别为 0.0327 与 0.5743，说明试验早期无效停止的可能性不大，而早期有效停止超过 50%。

当疗效差异高于期望的疗效差异的检验效能，如果假定差值 δ 取为 11.5%（H_{s1}），则每组平均例数只需要 146 例，其 $ESP = 0.8220$，说明在期中分析可以达到结果的概率很大，如果完成所有例数检验效能将达到 0.9882。

如果假定差值 δ 取为 7.5%（H_{s2}）。当每组最大样本例数固定为 250 例的成组序贯设计，检验效能仅为 0.6844，用样本含量调整方案，且每组最大样本例数为 350 例时，检验效能可上升为 0.7424。

下面说明对于 MIP 方法计算调整 P 值。假定试验完成，第一阶段 P 值 $P_1 = 0.015$ 大于 $\alpha_1 = 0.01$，无统计学意义。因此继续进行第二阶段的试验，如果第二阶段 $P_2 = 0.0510 < \alpha_2 = 0.0625$。因此，零假设被拒绝，试验组药物的疗效优于对照组药物。

根据公式（66）计算调整 P 值为 $P = \alpha_1 + p_2(\beta_1 - \alpha_1) = 0.015 + 0.051$（$0.25 - 0.01$）$= 0.0227 < \alpha_2 = 0.0625$。因此，零假设被拒绝。

例如，在 EMBRACE 的开放、随机、多中心的 Ⅲ 期临床试验中，研究对曾经至少使用两种化疗药物（蒽环类、紫杉烷类）的转移性乳腺癌并在使用最后一种化疗药物治疗后的 6 个月内疾病进展患者的疗效。主要研究指标为总生存期（overall survival，OS）。结果显示，与对照组相比较，治疗组患者的总生存期明显延长（13.1 个月和 10.6 个月）。

对于生存分析资料，其风险与中位数间的关系如公式（80）所示，假定在指数分布下，风险函数如下：

$$f(t) = \lambda e^{-\lambda t}, \quad t \geq 0 \tag{80}$$

生存函数为公式（81）：

$$S(t) = \int_{t}^{\infty} \lambda e^{-\lambda u} \mathrm{d}u = e^{-\lambda t} \tag{81}$$

风险函数为公式（82）：

$$\lambda(t) = \frac{f(t)}{S(t)} = \lambda \tag{82}$$

风险函数为一常数项，将中位数 T_{median} 代入生存风险时得公式（83）：

$$\lambda = \frac{\ln 2}{T_{Median}} \tag{83}$$

对照组的中位总生存期为 10.6 个月，根据公式（83）计算其风险 $\lambda_1 = 0.06539$，试验组的中位总生存期为 13.1 个月，风险 $\lambda_2 = 0.05291$。假设在 10 个月中均匀入组，而总研究期间为 24 个月。标差误差的公式采用 log-rank 检验法，传统设计的样本含量在单侧 I 类错误 0.025、检验效能 90% 的条件下需要每组 706 人。

研究者设计在入组 50% 的患者时进行期中分析。有效性的期中分析基于总生存期，但是不允许无效边界。使用 MPP 结果见表 3-13，选择如下边界：$\alpha_1 = 0.005$，$\beta_1 = 1$（$\beta_1 = 1$ 表示没有无效边界），$\alpha_2 = 0.0038$。

表 3-13 MPP 方法结果

条件	FSP	ESP	$\overline{N}$	N_{max}	Power（α）
H_0	0	0.0050	798	800	0.0252
H_a	0	0.1263	716	800	0.9083
H_s	0	0.6053	558	800	0.9993

采用 MIP 方法进行统计分析时 I 类错误率为 0.0252。如果 H_0 为真，仅有

12.63% 的可能性提前终止试验，其检验效能为 0.9083。如果试验组（H_s）中位生存期为 13.6 个月（$HR=0.05097$），则在每组进行到 400 例时终止的可能性为 60.53%，检验效能为 0.9993。

如果试验组中位生存期为 11.8 个月（$HR=0.05728$），模拟不同场景，结果见表 3-14。

表 3-14 不同最大样本含量时 MSP 方法的检验效能

条件	FSP	ESP	$\overline{N}$	N_{max}	Power
固定例数	0	0.1511	740	800	0.5603
SSR	0	0.1511	740	800	0.5603
SSR	0	0.1511	909	1000	0.6552
SSR	0	0.1511	1079	1200	0.7323
SSR	0	0.1511	1249	1400	0.7941
SSR	0	0.1511	1419	1600	0.8433

第 1 行是固定每组 800 例情况下，其检验效能为 0.5603。第 2 到第 6 例是采用样本含量调整方法，设每组最大样本例数为 800、1000、1200、1400、1600。结果可见，当每组最大样本例数为 1600，其检验效能达到 0.8433，此时平均例数为 1419 例。

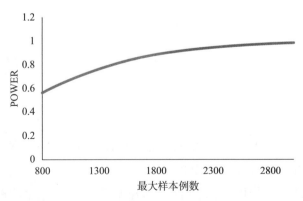

图 3-9 检验效能与最大样本例数之间关系

将每组最大样本例数设为 800 到 3000 进行模拟（见图 3-9），每次增加 10 例，模拟结果表明检验效能随最大样本例数增加而增加。每组最大样本例数达到 1430 时，其检验效能刚好达到 0.8，每组平均样本例数为 1266 例。每

组最大样本例数达到 1920 时，其检验效能刚好达到 0.9，每组平均样本例数为
1699 例。

（七）基于条件检验效能来调整样本含量

对于一个 SSR 设计，条件检验效能比检验效能更加重要。对于两阶段设
计的条件检验效能，可以写为公式（84）：

$$Cp = 1 - \Phi\left[B(\alpha_2, p_1) - \frac{\delta}{\sigma}\sqrt{\frac{n_2}{2}}\right], \quad \alpha_1 < p_1 < \beta_1 \qquad (84)$$

其样本含量公式可以推导出为公式（85）：

$$n_2 = \frac{2\sigma^2}{\delta^2}\left[B(\alpha_2, p_1) - \Phi^{-1}(1 - Cp)\right]^2 \qquad (85)$$

其中 Cp 为目标条件检验效能并且有 $B(\alpha_2, p_1)$ 以下几种不同的设计方
法，具体见表 3-15。

表 3-15　不同方法下条件检验效能的 $B(\alpha_2, p_1)$ 函数

设计方法	$B(\alpha_2, p_1)$
MIP	$\Phi^{-1}(1 - \alpha_2)$
MSP	$\Phi^{-1}[1 - \max(0, \alpha_2 - p_1)]$
MPP	$\Phi^{-1}(1 - \frac{\alpha_2}{p_1})$

在程序中可以按公式（86）计算：

$$n_2 = \begin{cases} \max\{N_{2min}, \frac{2\sigma^2}{\delta^2}[B(\alpha_2, p_1) - \Phi^{-1}(1 - Cp)]^2\}, & if\ \alpha_1 < p_1 < \beta_1 \\ 0, & otherwise \end{cases}$$

$$(86)$$

其中 $\delta = (\mu_1 - \mu_2)/\sigma$，$n_2$ 是估计的第二阶段的样本含量，N_{2min} 是第二阶段
的最小样本含量，前提假设 σ 已知。

对于 K 阶段的设计，公式（86）的样本含量 n_2 是一个粗略估计。如果
SSR 只发生在第一次期中分析，则样本含量调整仅针对最后一个阶段的样本
含量。

前文讨论的疗效率的方法只允许样本含量从 N_0 增加，而此处讨论的条件
检验效能方法允许样本含量增加或减小。一般建议使用无效边界，原因有两

个：①一个过小的 δ_1 将难以在最终分析时带来有统计学意义的结果。②一个太小的 $\hat{\delta}$ 在最终的分析中没有临床意义。因此，增加一个无效边界可以节省成本。

例如，在一项比较喹硫平与锂盐治疗双相障碍急性躁狂的临床疗效的研究中，比较治疗 4 周后两组的临床疗效及不良反应的发生情况，以 YMRS 评分降低值作为主要研究指标。4 周后，喹硫平组 YMRS 分数降低值为 19.21 ± 11.56，锂盐组 YMRS 组分数降低 15.5 ± 11.54。根据传统方法，在 I 类错误 0.025（单侧）、90% 检验效能的条件下，算得样本量为每组 204 人。

根据表 3-9 至表 3-11 得到终止边界，运用 MIP 法，$\alpha_1 = 0.0025$，$\beta_1 = 0.2146$，$\alpha_2 = 0.10747$；运用 MSP 法，$\alpha_1 = 0.0025$，$\beta_1 = 0.2146$，$\alpha_2 = 0.21613$；运用 MPP 法，$\alpha_1 = 0.0025$，$\beta_1 = 0.2146$，$\alpha_2 = 0.00542$。

条件检验效能的比较：在适应性设计中，条件检验效能相较于检验效能是衡量有效性更好的工具。而不同方法的条件检验效能的差异取决于第一阶段的 P 值。假定喹硫平组 YMRS 分数降低值为 19.21，锂盐组 YMRS 组分数降低 15.5，合并标准差为 11.56。假定第二阶段样本例数（N_2）为 50、100、150、200 的情况下，第一阶段 P 值为 0.01、005、0.10、0.15、0.2 的情况下，算出条件检验效能见表 3-16。

表 3-16　不同 P_1 与 N_2 条件检验效能方法计算 N_2

N_2	P_1	MIP 法 Cp	MPP 法 Cp	MSP 法 Cp
50	0.01	0.6423	0.9564	0.7837
50	0.05	0.6423	0.6442	0.7373
50	0.10	0.6423	0.4997	0.6591
50	0.15	0.6423	0.4236	0.5396
50	0.20	0.6423	0.3743	0.2958
100	0.01	0.8483	0.9912	0.9264
100	0.05	0.8483	0.8495	0.9032
100	0.10	0.8483	0.7466	0.8588
100	0.15	0.8483	0.6815	0.7776
100	0.20	0.8483	0.6346	0.5510
150	0.01	0.9381	0.9980	0.9750

续表

N_2	P_1	MIP 法 Cp	MPP 法 Cp	MSP 法 Cp
150	0.05	0.9381	0.9387	0.9648
150	0.10	0.9381	0.8798	0.9435
150	0.15	0.9381	0.8369	0.8987
150	0.20	0.9381	0.8035	0.7383
200	0.01	0.9755	0.9995	0.9916
200	0.05	0.9755	0.9758	0.9874
200	0.10	0.9755	0.9456	0.9780
200	0.15	0.9755	0.9210	0.9558
200	0.20	0.9755	0.9004	0.8573

注意：$\alpha_1 = 0.0025$，效应量为 0.3209，当使用 MIP 法时，$\alpha_2 = 0.10747$；当使用 MPP 法时，$\alpha_2 = 0.00542$；当使用 MSP 法时，$\alpha_2 = 0.21613$，无无效约束。

为了便于直观，固定其中一个参数来观察另外一个指标对条件检验效能的影响。首先，我们固定 $N_2 = 100$ 时接近一半的试验进度，来观察三种方法条件检验效能的趋势，结果见表 3-17 和图 3-10。

表 3-17　固定 $N_2=100$ 时三种方法的条件检验效能随 P_1 变化情况

P_1	MIP 法的 Cp	MPP 法的 Cp	MSP 法的 Cp
0.01	0.9755	0.9995	0.9916
0.02	0.9755	0.9953	0.9907
0.03	0.9755	0.9892	0.9898
0.04	0.9755	0.9825	0.9887
0.05	0.9755	0.9758	0.9874
0.06	0.9755	0.9693	0.9861
0.07	0.9755	0.9630	0.9845
0.08	0.9755	0.9570	0.9826
0.09	0.9755	0.9512	0.9805
0.10	0.9755	0.9456	0.9780
0.11	0.9755	0.9403	0.9751
0.12	0.9755	0.9352	0.9716

续表

P_1	MIP 法的 Cp	MPP 法的 Cp	MSP 法的 Cp
0.13	0.9755	0.9303	0.9674
0.14	0.9755	0.9256	0.9623
0.15	0.9755	0.9210	0.9558
0.16	0.9755	0.9166	0.9475
0.17	0.9755	0.9124	0.9365
0.18	0.9755	0.9083	0.9210
0.19	0.9755	0.9043	0.8977
0.20	0.9755	0.9004	0.8573

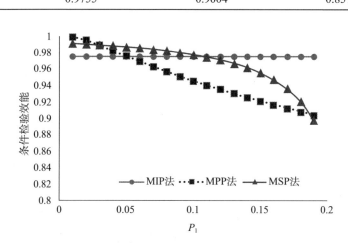

图 3-10　条件检验效能随 P_1 变化情况

如果估计 P_1 处于区间（0.04，0.19）之间时，MSP 方法远比 MPP 方法更有效，MIP 法则不受 P_1 的影响。其次，固定 $P_1 = 0.1$ 时，观察 3 种方法在不同 N_2 时条件检验效能的趋势，结果见表 3-18 和图 3-11。

表 3-18　固定 P_1=0.1 时 3 种方法的条件检验效能随 N_2 变化情况

N_2	MIP 法的 Cp	MPP 法的 Cp	MSP 法的 Cp
10	0.3007	0.1873	0.3167
20	0.4109	0.2774	0.4287
30	0.5011	0.3585	0.5193
40	0.5774	0.4324	0.5951
50	0.6423	0.4997	0.6591

续表

N_2	MIP 法的 Cp	MPP 法的 Cp	MSP 法的 Cp
60	0.6977	0.5606	0.7134
70	0.7449	0.6153	0.7593
80	0.7851	0.6643	0.7982
90	0.8193	0.7080	0.8311
100	0.8483	0.7466	0.8588
110	0.8729	0.7807	0.8821
120	0.8936	0.8107	0.9017
130	0.9111	0.8370	0.9182
140	0.9258	0.8599	0.9320
150	0.9381	0.8798	0.9435
160	0.9485	0.8971	0.9531
170	0.9572	0.9120	0.9612
180	0.9644	0.9250	0.9678
190	0.9705	0.9361	0.9734
200	0.9755	0.9456	0.9780

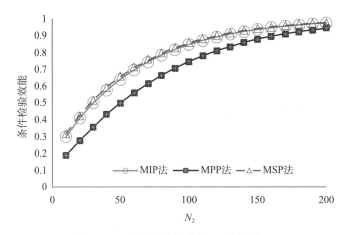

图 3-11　条件检验效能随 N_2 变化情况

从图 3-11 可以看出，3 种方法的条件检验效能均随 N_2（第二阶段样本例数）增加而增加。相对而言，MPP 法的条件检验效能整体低于另外两种方法。

表 3-19　在 H_1 下不同方法比较模拟结果

方法	α_2	ESP_1	FSP_1	检验效能	$\overline{N}$	$\overline{u_A}$	$\overline{u_B}$
场景 1							
MSP	0.21613	0.3344	0.0561	0.9318	452	15.376	19.333
MPP	0.00542	0.3344	0.0561	0.9301	435	15.375	19.333
MIP	0.10747	0.3344	0.0561	0.9263	452	15.376	19.333
场景 2							
MSP	0.21613	0.1425	0.1711	0.8136	733	15.513	18.196
MPP	0.00542	0.1425	0.1711	0.8100	689	15.503	18.206
MIP	0.10747	0.1425	0.1711	0.8146	755	15.517	18.192

　　场景 1：对照组均数 15.5，试验组均数 19.21，对于两阶段设计，允许的最大样本量为每组 300，第二阶段的最小样本量为每组 N_2min=100（第二阶段的最小样本量），并且 $\alpha_1 = 0.0025$，模拟结果如表 3-19 所示，三者结果较为相似。

　　场景 2：对照组均数 15.5，试验组均数 18.21，对于两阶段设计，允许的最大样本量为每组 500，第二阶段的最小样本量为每组 N_2min=100（第二阶段的最小样本量），并且 $\alpha_1 = 0.0025$，模拟结果如表 3-19 所示，三者结果也较为相似。

第六节 ┃ 盲法与偏倚

一、盲法

（一）定义

　　盲法是指在研究过程中，研究的参与者（包括受试者、研究者等）不知道受试者具体分组情况的设计。

（二）分类

　　盲法试验的基本原则就是让受试对象和（或）研究人员不知道哪些人接受的是新试验措施，哪些人接受的是对照措施。在一项临床研究中，往往涉及研究对象、干预措施执行者、结果测量者、统计分析者等。根据"盲"的对象不同，一般可将盲法分为单盲、双盲、三盲3种类型。

1. 单盲

（1）定义：对于受试对象的分组及所施加的处理因素（如选用药物）情况，只有研究者知道，而受试对象不知道，叫作"单盲"。

（2）优点：①方法相对简单，容易实施。②干预措施执行者和结果测量者知道受试对的分组情况，便于更好地观察和掌握病情。一旦发生病情变化，可以及时、恰当调整处理方案或采取其他干预措施，使受试对象在临床试验过程中的安全更有保证。③减少了因受试对象主观因素对研究结果的影响。

（3）缺点：单盲不能避免研究方主观因素造成的影响。主管医生可能通过许多方法影响患者的疗效。比如，医生对受试者过多的观察和关心都可能给受试者造成不同的反应，也就是霍桑效应。

2. 双盲

（1）定义：受试对象和试验执行者（干预措施执行者及结果测量者）双方均不清楚分组情况，不清楚受试对象接受的是哪一种干预措施，称为"双盲"。

（2）双盲的实施方法及注意事项：①双盲往往用于RCT设计中，如用于配合隐匿措施，则更能增强研究的科学性。②双盲试验要有严格的管理制度和方法，组织严密，操作规范，需要有"局外"的管理、监督者，他们不直接参加临床研究的观测和数据收集，仅参与研究设计、药物编码的控制与保密、资料的保管分析等。③双盲试验要求各组的药物在外观的形状、大小、颜色，以及给药的途径、方法、次数上保持一致；若有疏漏，可能导致泄密，失去"盲法"的作用。药物临床试验时，若试验药与对照药的剂型不一样，可采取"双盲双模拟"方法：试验药＋与对照药剂型一样的安慰剂；对照药＋与试验药剂型一样的安慰剂，并分别编上密码。若制剂的效应维持时间不同，也可以采用"双盲双模拟"方法。④在盲法试验过程中，一旦某一受试对象的病情突然发生变化，如出现严重的不良反应、治疗无效或病情加重等，不应该为追求资料的完整性而继续试验，必须立即停止试验，予以"破盲"，并使用必要的治疗措施。同时，"破盲"应局限在较小范围内进行，尽量减少由于"破盲"对双盲实施的影响。

（3）优点：可以有效避免受试对象和试验执行者主观的偏倚因素对试验结果的影响。

（4）缺点：①在管理上缺乏灵活性。②有特殊不良反应的药物容量被破盲。③双盲试验不适用于危重患者。

3. 三盲

（1）定义：指受试对象、试验执行者和资料分析与报告者三方均不知道受试者接受的是哪一种干预措施，全部采用编号密封。它可以避免双盲法在资料分析阶段的测量偏倚。

（2）优点：可以使偏倚减到最小的程度，使受试者的效应评价和评价结果更符合客观情况。

（3）缺点：①设计复杂，执行难度较大，常因医德、失密等问题而难以坚持。②当受试对象的病情突然发生变化时，难以及时掌握治疗情况，造成处理延误。所以，尽管三盲试验是减少偏倚最有效的方法，但在实际工作中使用并不普遍。

此外，盲法还可以分级设计，如两级设盲。具体操作方法是，一级盲底是指患者接受哪一组的治疗（用代码指称，如 A 组、B 组），而二级盲底是指哪一组是试验组，哪一组是对照组（如 A 组是试验组，B 组是对照组）。分成两级设盲是为了更好地保证盲法的保密性。

（三）盲法设计需注意的问题

1. 安慰剂　应与所模拟的药品在剂型、外形等方面完全一致，并不含有任何有效成分。

2. 胶囊技术　将试验药与对照药装入外形相同的胶囊中以达到双盲目的的技术。因改变剂型可能会改变药代动力学或药效学的特性，因此，需要有相应的技术资料支持。

3. 药品编盲与盲底保存　由不参与临床试验的人员根据已经产生的随机数对试验用药进行分配编码的过程称为药品编码。随机数、产生随机数的参数及试验用药编码称为双盲临床试验的盲底。盲底一式两份密封，交主要研究单位的国家药品临床研究基地和申办方保存。

4. 应急信件与紧急揭盲　应急信件的内容为该编号的受试者所分入的组别及用药情况，在发生紧急情况时由研究人员按照试验方案规定的程序拆阅。一旦被拆阅，该编号病例将终止试验，研究者应该将终止原因记录在病例报告表中。

5. 揭盲规定　试验方案中，当试验组与对照组的例数相等时，一般采用两次揭盲。两次揭盲都由保存盲底的有关人员执行。

盲法是很重要的，其应用的前提条件主要取决于采用的终点，即评价指标。盲法解决的主要是研究参与者的主观偏倚。如果终点比较客观，有时可以不用盲法，比如病死率、实验室指标等。

但如果是用量表进行评价，主观性则很大，很多情况下难以控制质量。所以，特别是在软性指标评价时，如果不采用盲法，几乎没有人认可研究结果。如疼痛量表、生存质量等都需要盲法评价，很多中医症状的评价也属于需要盲法评价的范畴。

二、偏倚

（一）定义

医学研究中的偏倚（bias）是指从研究设计、实施到数据处理和分析的各个环节中产生的系统误差，以及结果解释、推论中的片面性，导致研究结果与真实情况之间出现倾向性的差异，从而错误地描述暴露与疾病之间的联系。

虽然在研究工作中完全避免误差是不可能的，但对于研究中可能存在的各种误差，我们要在临床研究工作的各个环节中尽量加以控制和预防，以使研究结论更符合实际情况。从某种意义上讲，偏倚是抽样调查所无法避免的误差。也就是说，只要是抽样，就会产生偏倚。相应地，要最大限度地控制偏倚，只能通过多次抽样、预实验等手段加以判断。由于许多调查或实验是无法重复或进行预实验的，所以经验在偏倚的处理上也是非常重要的。

临床研究中误差的来源可以分为两类：一类是随机误差（random error），另一类是系统误差（systematic error）。

随机误差是由于抽样误差所引起的，其大小可以用统计学方法进行估计，但没有方向性，也就是说这种误差的存在使研究结果随机地高于或小于真值。

系统误差即偏倚（bias），是指研究结果系统地偏离了真实情况。与随机误差不同，偏倚的存在总是造成研究结果或高于真值或低于真值，因而具有方向性。由于在研究工作中定量估计偏倚的大小很困难，而确定偏倚的方向却相对容易。当偏倚使研究结果高于真值时，称之为正偏倚；反之，偏倚使研究结果低于真值时，称之为负偏倚。

（二）分类

偏倚分为选择偏倚、信息偏倚和混杂偏倚。

1.选择偏倚　出现于研究设计阶段，指由于研究对象选择不当而使研究结果偏离真实情况而产生偏倚。研究设计上的缺陷是选择偏倚的主要来源，在确定研究对象时表现得最为突出。常见的情况是在研究开始时处理组和对照组就存在着除诊疗措施以外的差异，因而缺乏可比性。

（1）非同期对照偏倚：研究中以不同期的病例作为对照，使得病例间不可比，从而导致的偏倚。若不考虑不同时期疾病的变化而直接进行比较，会因非同期对照偏倚影响结果的真实性。例如，研究某癌症的生存率与 20 世纪 70 年代结果的比较。因为年代、背景不一致，必然也会导致研究结果的偏倚。

（2）排除偏倚：没有严格按照同等的原则或比例从研究组和对照组中同时排除某些研究对象所导致的偏倚。

（3）无应答偏倚：因为各种原因不应答的人数超过一定的比例而造成结果的偏倚。无应答者可能是有某些特征的个体，因此会严重影响结果的准确性。一般应答率不应低于 80%。例如，观察乳腺癌术后不同时期患者的生存率及其影响因素，经过一段时期的随访后，出现了约 25% 的无应答者，即会影响结果的准确性。

（4）失访性偏倚：无应答的另外一种形式。原因主要有因药物不良反应停药、丧失信心、死亡、搬迁、主观拒绝回答等。失访的有无会影响研究的 RR 值（相对危险度）大小。例如，研究某新型抗菌药物的 II 期临床试验，经过随机分组，试验组和对照组各为 120 例，最后因为各种原因导致 20 名患者先后脱落退出，那么这个研究的最终结果就会受到失访偏倚的影响。

（5）志愿者偏倚：例如，在冠心病预防相关研究中，志愿者大多主动关注健康、积极锻炼、低脂饮食等；非志愿者大多身体健康状况较差、经济条件不好、伴有慢病或不良嗜好等，两组的差别较大，结果就会产生偏倚。

（6）易感性偏倚：观察对象因各种主观原因，暴露于危险因素概率不同，使得各组对所研究疾病的易感性不同，则会夸大或缩小因果关系强度。

（7）迁移性偏倚：在前瞻性研究中，患者交换队列造成的结果偏倚。例如，在研究吸烟与肺癌的关系时，如果原吸烟者怕加重病情而戒烟，而不吸烟者因为心情郁闷而吸烟，那么就会引起迁移性偏倚。

（8）诊断偏倚：患者因为各种原因，如疾病的严重程度、经济状况、医疗条件等，使得诊断的机会不同而导致的偏倚。

选择偏倚的解决办法主要是强调严谨的研究设计。要尽可能地进行随机设计，设立对照，消除非试验因素的影响，严格遵照诊断标准，减少错误分类，减少失访，提高应答率。

2. 信息偏倚 又称观察偏倚、测量偏倚，是指研究过程中进行信息收集时产生的系统误差。测量方法的缺陷、诊断标准不明确或资料的缺失遗漏等都是信息偏倚的来源。

（1）诊断怀疑偏倚：对暴露者倾向于诊断某病，采用多种检测手段详查以提高检出率，而对非暴露者则相反，从而导致的组间差异。常见于队列研究和临床试验（亚临床试验，鉴别是否存在药物不良反应的试验，主要靠临床印象作出诊断的疾病的研究等），病例对照研究也容易发生。

（2）回忆偏倚：各组比较对象回忆以往的事情或经历不准确、不完整，导致产生系统误差。

（3）临床资料遗漏偏倚：由于正常、阴性、未测、未记录等出现临床资料的遗漏，从而与完整的临床资料比较出现的差异。

（4）顺序偏倚：当研究按照一定的时间顺序进行，其中有些因素按一定的规律出现，而导致结果的改变。如季节对治疗气管炎药物的研究存在影响。

（5）暴露怀疑偏倚：当观察者认为某病与某因素有关联，对可能有因素暴露的病例组和未暴露的对照组搜索可疑致病因素时，主观采用不同深度和广度的调查和观测方法而导致的误差。多见于病例对照研究中。

（6）向均数回归现象：有些测试指标初试时，部分患者的指标在异常水平，然而在未干预或无效治疗的条件下复试，则回复到正常水平。这种现象表明两次测试值都在向着均值的上或下波动。该现象可能属于生理性波动而非干预的结果，但这种情况可能被误以为有效。

（7）其他在疗效评价中常见的测量偏倚：①安慰剂效应：临床疗效研究中，对照组给安慰剂后，患者可能出现与试验组相似的反应，有时甚至出现某些不良反应，主要是患者的心理作用所致。②霍桑效应：在临床疗效考核中，观察组的受试对象因受到特别注意而更多地向医生报告好的结果，但实际治疗本身带来的效益没有那么多。③干扰：指试验组对象额外接受了类似试验药物的某种有效干预措施，从而人为地夸大了疗效。若试验组对象接受了"干扰"药物，会造成疗效提高，使得试验组与对照组疗效差异增大；反之，若是对照组的对象接受了"干扰"药物，则可能使对照组疗效增加，造成组间疗效差异缩小。④沾染：指对照组患者额外接受了试验组的药物，人为增加了对照组的疗效，使组间差异缩小。⑤依从性：指纳入的观察对象按照研究设计要求执行医嘱的程度。

信息偏倚的控制方法主要还是秉持科学的态度、进行盲法设计、广泛客观地收集指标资料、提高医患的依从性。

3. 混杂偏倚 研究暴露于某因素与某病之间的关系时，由于一个或多个既与疾病有制约关系，又与暴露因素密切相关的外部因素的影响，从而掩盖或夸大了所研究的暴露因素与该病的关系，这种情况称为混杂偏倚。

外部因素即为混杂因素，特点为与暴露因素及疾病都有关系，其为所研究疾病的独立危险因素，在非暴露组中也是一个危险因素，并与危险因素的分布相关。

例如，有人在 2003 年研究 SARS 的时候，发现患者住院时间的长短和其死亡率之间呈正相关。也就是说，住院时间越长，死亡率越高。但如果因此得出结论"住院时间长是导致死亡率增加的原因"则是错误的。

仔细分析可以发现，实际上是病情重这一因素在起作用。病情重的患者住院时间长，同时病死率也高，表面上看却是住院时间长导致死亡。如果将住院时间长的轻症和重症患者分层统计分析，就会发现住院时间长但病情轻的患者死亡率并不高，只是这样的患者不会太多。也就是说，有些因素藏在另一个易于关注到的因素背后，研究者没有注意到，而将其用"表面"的因素解释。

还有一个经典的例子，研究发现身上带火柴的人中，得肺癌的比较多，这意味着什么呢？难道随身携带火柴是肺癌的原因之一？其实不是带火柴的问题，而是因为吸烟的人身上基本都带火柴，而吸烟者易得肺癌。如果我们把它解释成因为带了火柴而得肺癌，实际上混杂了吸烟的因素，就犯了混杂偏倚的错误，这里的吸烟就是混杂因素。

（三）偏倚的控制

控制偏倚可以采用几种方法：严格遵照抽样方法的要求，确保抽样过程中随机化原则完全实施；提高研究对象的依从性和受检率；正确选择测量工具和检测方法，包括调查表的编制等；组织好研究工作，调查员一定要经过培训，统一标准和认识；做好资料的复查、复核工作；选择正确的统计分析方法，注意辨析混杂因素及其影响。

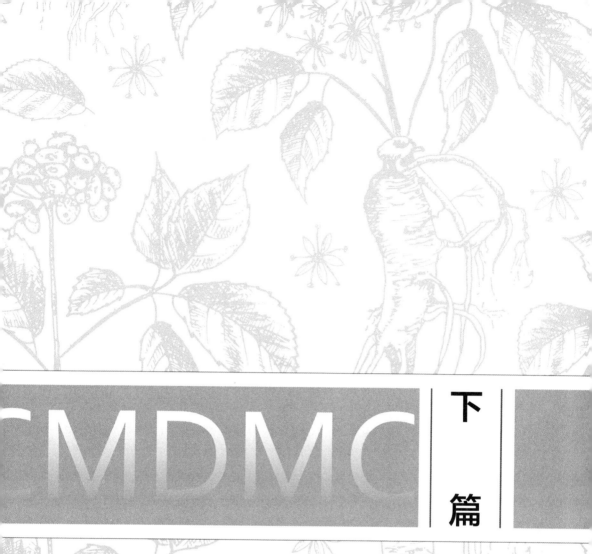

CMDMC 下篇

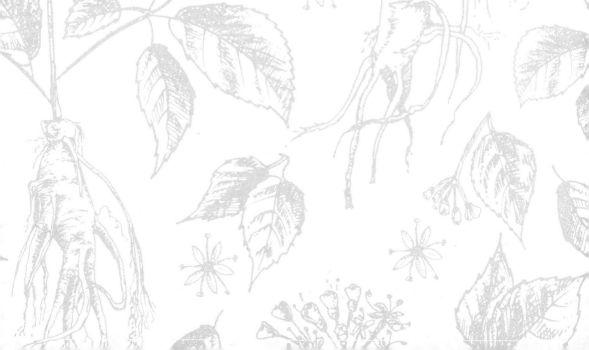

第四章

实操全景案例

第一节 ┃ 丹红注射液治疗稳定性冠心病Ⅳ期临床试验

一、临床研究简介

（一）研究背景

《中国心血管健康与疾病报告（2020）》指出，心血管疾病居于城乡居民总死亡原因的首位，而在心脑血管疾病中，又以稳定性冠心病占比最高。脉络瘀阻、气血逆乱为稳定性冠心病的基本病机，活血化瘀法是常用治法。丹红注射液（DHI）由丹参、红花组成，为常用的活血化瘀注射剂品种，既往药效学研究显示其可改善血液流变性和凝血功能、抗心肌缺血再灌注损伤、抑制炎症及氧化应激反应、促进血管新生、保护血管内皮、逆转心室重构、抗脑缺血再灌注损伤、缓解脑血管痉挛、改善认知功能、保护周围神经等，临床研究亦显示其对稳定性冠心病和脑梗死具有良好疗效。然而，既往临床研究的样本量普遍较小，循证证据说服力略显欠缺，故开展大样本、高质量的临床研究显得尤为必要。

（二）研究方法

1. 研究设计 本研究是一项随机、多中心、适应性、双盲、安慰剂对照、优效性临床试验，纳入人群为诊断为稳定性冠心病中度心绞痛（加拿大 CCS 分级Ⅱ级或Ⅲ级）、血瘀证（中医症状量表评分≥15分）的18～75岁患者。根据既往文献资料，在标准常规治疗1个月后，西雅图心绞痛量表（SAQ）中心绞痛发作频率（SAQ-AF）临床显著改善（改变20分以上）的患者比例为30%。研究中采用自适应设计统计软件 EAST5.2，假设 DHI 组至少增加10%

具有临床意义，通过双侧优效性检验，取 α 为 0.05、β 为 0.15，考虑约 20% 的脱落率后，样本量最初估算为 870 例。提前设计在完成治疗评估的人数达到总样本量的 1/3（约 290 例）及 2/3（约 580 例）时进行期中分析，重估样本量并对方案进行适应性调整。第二次期中分析根据累积数据重新估算样本量为 918 例。

2. 试验用药　患者按 2：1 的比例随机分配到试验组（稳定性冠心病基础治疗＋丹红注射液 40mL）和对照组（稳定性冠心病基础治疗＋安慰剂 40mL）中，其中基础治疗包括阿司匹林 100mg qd（每日一次）、酒石酸美托洛尔 12.5mg bid（每日两次）、阿托伐他汀 10～20mg qd；当患者血压 ≥140/90mmHg 时，根据病情加用 ACEI 或 ARB 类降压药；试验期间禁止加用除他汀类以外的降脂药物，如有心绞痛发作，可服用短效的硝酸甘油，舌下含服 0.5～0.6mg，一般连用不超过 3 次，每次相隔 5 分钟。

3. 研究终点指标　研究的主要疗效指标为第 30 天的 SAQ，比较两组在第 30 天 SAQ 中心绞痛发作情况（AF）有显著改善（$\Delta AF \geq 20$）的患者比例。次要终点指标包括每次随访点（第 7、14、30、60、90 天）血瘀证中医症状疗效积分、SAQ 其他 4 个维度的改善人群比例、心绞痛发作密度（平均发作次数及平均观察时间）、心绞痛分级的变化、硝酸甘油服用密度、心电图改善情况、血脂（胆固醇、甘油三酯、高密度脂蛋白、低密度脂蛋白）、超敏 C 反应蛋白及血小板聚集率。安全性指标包括 3 个月内新发血管性事件患者的比例、90 天内全因死亡率、中度及严重出血事件发生率，以及临床研究过程中可能出现的任何不良反应或不良事件，如发热、面红、皮疹、瘙痒、腹泻、头晕、头痛等，特别注意实验室指标、药品过敏反应和局部刺激现象的观察记录。

（三）研究结果

此项试验自 2011 年 12 月至 2016 年 10 月在 36 家临床研究中心筛选 1327 例，最后有 31 家中心入组 918 例，其中试验组 613 例，对照组 305 例。两组间患者入组时人口学特征、SAQ、中医症状积分量表、心电图及实验室相关检查等变量的组间差异均无统计学意义。本研究显示，在内科标准治疗的基础上加用丹红注射液 14 天，可显著缓解心绞痛患者心绞痛发作，第 30 天 SAQ-AF 改善人群比例显著高于对照组（试验组 52.41%，对照组 39.62%，$P=0.0003$），且这种效应趋势可持续至第 90 天（试验组 66.10%，对照组 57.14%，$P=0.01$）。丹红注射液还可全面且显著地提高患者 SAQ 每个维度的评分，改善慢性稳定性心绞痛（血瘀证）患者的中医症状疗效积分，有效减少慢性稳定性心绞痛（血瘀证）患者心绞痛发作次数和硝酸甘油的使用，并能改善心电图情况。丹红注射液的使用对患者血脂、PAR 及 CRP 无明显影响。丹红注射液安全性高，两组间新发大血管疾病事件和严重不良事件发生率（$P=0.85$，$P=0.91$）未见差异，未有严重大出血或中度以上的出血事件发生，两组间不良事件发生率的差异无统计学意义（$P=0.36$）。

（四）研究结论

此试验将丹红注射液治疗稳定性冠心病的试验证据扩展至更大样本量的高质量循证证据，在稳定性冠心病中度心绞痛患者中，与基础治疗相比，联合丹红注射液治疗具有更好的疗效，且不增加不良事件或不良反应的发生。但在90 天后，丹红注射液的治疗效果优势不再明显，提示应追加药物。

二、本案 DMC 的应用实践

（一）建立目的

在本试验前进行前，已有多项临床研究提示丹红注射液可以增加治疗稳定性冠心病血瘀证患者的临床疗效，为检验此结论是否具有普适性，此项研究进一步在更大样本量中开展。首先，为满足试验目的，多中心试验设计有助于大量、迅速地入组代表性好的研究对象；但与此同时，这种跨区域的同步研究也存在着受试者招募不同步、研究数据审查与监管困难等问题。其次，该研究属于适应性设计研究，需要根据研究进度及累积数据对试验设计进行修改，申办方可能无法完全保证试验设计修改的科学性，不得不邀请相关领域的专家及统计学家介入。最后，从保障研究对象安全的角度考虑，伦理委员会虽然可以起到积极作用，但伦理委员会往往是基于单个研究结构建立的，对其他研究中心的数据无法评价和监管。此时，便需要成立 DMC 来专门承担此类监查任务。

总结本试验设立 DMC 的必要性，有以下两个要点：其一，就试验设计来说，本研究属大样本、多中心、适应性设计；其二，试验的干预设置为基础治疗联合丹红注射液，具有一定的安全风险。正如我国国家药品监督管理局在2020 年 9 月发布的《药物临床试验数据监查委员会指导原则（试行）》中提到的"确证性临床试验，特别是大样本、安全性风险高、包含适应性特征的复杂设计，或者观察周期较长的临床试验，设立 DMC 就显得非常必要"。

（二）运作方式

1. DMC 的建立及成员组成　在 2012 年 3 月，由项目课题负责单位 CFDA 药品评价中心推荐和任命了 9 名研究专家组成 DMC，由南京中医药大学附属常州中医医院的资深中医内科专家、中医药临床研究专家申春悌教授担任主席，其他成员包括东南大学生物统计学专家陈启光教授、江苏省卫生厅张华强教授、北京协和医学院临床研究专家孙晓春教授、天津中医药大学中医统计学家王泓午教授等。

2. DMC 启动会　DMC 启动会于 2012 年 3 月 22 日召开，会上制定了相关章程，内容包括主要职责、成员组成、会议计划、相关方交流流程（网站、自动邮件的设立）、模拟建议示例等，对 DMC 将如何开展工作及如何与其他研究参与方沟通交流进行了规定。会上任命中国中医科学院党海霞研究员为 DMC 秘书，负责 DMC 与其他研究参与方的沟通交流。公开和非公开的统计报告将由公共卫生学院独立统计师陈炳为副教授编写。

DMC 在启动会上规定，每 6 个月举行一次线上的数据审核会议，根据数据审核情况，建议开展相应中心的现场有因核查，亦可根据需要安排额外的会议。DMC 启动会上还规定了期中分析的程序，以及向申办方和执行委员会提供建议书的模板。

为保证对多中心即时的数据监管，试验特别设置有"严重不良事件快速报告程序"——所有意外的、与药品相关的严重不良事件都及时上报到临床管理数据 EDC 系统，每个成员都可通过相应的账号和邮箱及时获得信息，同时 DMC 秘书及时上报给 DMC 主席，由 DMC 主席决定是否召开计划外会议。安全事件报告将按照 DMC 定义的时间间隔（最初是每月一次）发布给各 DMC 成员的有效邮箱。DMC 还需在试验进程中权衡疗效证据和不良事件的发生率，并召开按照 DMC 监查计划书中确定的会议以确保受试者的安全。主要终点数据的期中评估次数将由 DMC 确定，DMC 还可能会要求进行额外的期中分析。

3. 数据审核会议　DMC 大约每 6 个月举行一次线上的数据审核会议，数据审核会议前 1 周通知各 DMC 成员，协调好时间参会。数据审核会议的主要审查内容：①各中心的入组率、依从性、方案违背和脱落情况，如相应证候人群入组与方案的一致性。②数据的质量（完整性、准确性），尤其是中医数据采集和描述的规范性。③总体和各中心临床实验室数据、影像学数据评价的一致性。④各研究中心对各种主观指标（包括中医证候诊断/疗效评价的评分量表及其他标准量表）评分的一致程度，各中心与总体评分间的一致程度，量表和量表之间评分逻辑的一致程度。⑤总体和各中心的不良事件，尤其是重要不良事件、严重不良事件及可疑非预期严重不良反应的发生率。可疑非预期严重不良反应一旦发生，DMC 一经获知需立即开展现场核查。对于发生非预期严重不良反应的临床研究，DMC 应认真评估该临床研究的风险，对是否继续临床研究提出建议和意见。⑥不良事件、严重不良事件性质描述的规范性，尤其是中医特有的症状术语的规范性，如潮热、盗汗等。⑦不良事件发生例数和观察的药物或干预措施相关判断的合理性，尤其注意和药物相关的发生例数。对于重要不良事件，分析其发生事件的性质、严重程度、发生频度，评估临床研究项目的风险并对此提出相关建议和意见。⑧严重不良事件发生例数和观察药物或干预措施相关判断的合理性。重点分析发生严重不良事件的性质，对于药物相关的严重不良事件，根据发生的情况，对临床研究的风险必须进行评估并向申办方、发起者和执行委员会提出分析报告和建议。⑨对接受过药物干预措施的脱落病例进行安全性分析，根据脱落病例暴露的程度和因安全性问题退出的病例数量等评估临床研究的风险。⑩对于研究者，尤其是西医研究者对血瘀证证候判定的准确性，开展相应的证候量表培训会，并采用图片形式让研究者明确舌脉象上的判定标准，保证各中心入组人群的一致性。

4. 现场有因核查 因为在临床研究进展和数据审核会议中发现问题，且通过一般形式的沟通未能得到明确答案，丹红注射液 DMC 结合临床研究单位自查、CRO 监查报告内容，在获得申办方的认可后，开展了全国 13 个区域的 40 余次现场有因核查。DMC 在出现下述情况时开展现场有因核查：①临床研究进展严重滞后，或者研究进度明显快于其他研究中心。②数据偏倚较大，如证候及其他疗效量表评分与总体差异较大。③不良事件发生率较高或明显偏低。④方案依从性差。⑤脱落率明显偏高。⑥数据审查中发现重大的逻辑问题。⑦发生可疑非预期严重不良反应。

现场有因核查以临床研究数据和安全监查为重点。针对临床研究数据，重点关注临床研究数据的真实、准确、完整与逻辑性，包括几个方面：①数据采集、评价的一致性，如中医证候诊断及疗效评价量表等主观性指标较强的量表填写的一致性。重点评估相同访视点中各疗效评价量表间数据的一致性，尤其是中医证候量表与相应西医量表间评价的一致性。当发现数据采集评价的一致性较差，DMC 会要求临床中心重新组织开展培训和考核，从而提高数据采集的一致性。②受试者筛选、入组相关数据链的完整性和合理性，包括筛选的成功率是否相对合理，筛选失败原因是否记录完整，入组数据采集是否完整、及时，违背纳排标准纳入的例数及原因等，尤其是中医证候诊断数据的准确性。③临床研究过程记录及临床理化检查等数据的完整性、准确性，数据修改的合理性和规范性。④临床研究数据的逻辑性，包括各不同访视点之间的数据波动情况，与临床实际情况是否存在较大偏差。⑤违背方案情况的发生，如关键数据缺失、超过访视时间窗、合并治疗等发生的严重程度和频度，评估其对有效性和安全性评价的影响程度。⑥脱落病例的数据监查。应评估脱落病例的数量对于有效性和安全性评估的影响，更要关注因疗效不佳而退出的病例，需要纳入有效性分析。

针对临床研究的风险，现场有因核查关注以下几方面：① DMC 对于数据审核会议中不良事件的处理措施有不同意见的病例，在现场核查病例内容，完善处理措施。②对不良事件报告偏少的中心，抽取 10% 的病例进行现场核查，判断不良事件是否存在漏报现象。③对不良事件病例报告数偏多的中心，与研究者现场交流，分析原因。

同时，现场有因核查还关注评估了临床研究的质量，包括 CRA 的临床研究数据监查发现问题的准确度，以及对发现问题跟踪及时性等；CRC 协助研究者进行受试者的招募、和受试者进行沟通协调联系的积极程度，以及数据录入的及时性、准确性等；还有研究中心质控执行情况。通过有因现场数据核实，DMC 对临床研究的质量进行了综合评估，并对研究质量的提高提出建议和意见。

5. 期中分析　丹红注射液方案 V1.0 中规定了适应性设计的计划：在完成治疗评估的人数达到总样本量的 1/3（约 288 例）及 2/3（约 582 例）时进行期中分析，重估样本量并对方案做适应性调整。来自东南大学公共卫生学院的独立统计师陈炳为副教授于规定时间点在两次闭门会议中向 DMC 成员汇报了期中分析的结果。基于期中分析结果，DMC 向申办方提出相应的修改建议。

（三）相关决策及申办方接受情况

1. 样本量修改　此前，试验根据既往文献资料加入约 20% 的脱落率后将样本量确定为 870 例，但经统计发现主要疗效指标——SAQ-AF 在试验组与对照组中的改善情况在治疗第 30 天、第 60 天有统计学差异，但在第 90 天时不再存在。经第一次期中分析后，依据第 30 天 SAQ-AF 改善进行 OBF 调整：对于全分析集（FAS），两组间的界值为 2.823，Z 统计量 3.387＞2.823，故可以停止试验；对于符合方案集（PPS），两组间的界值为 2.861，统计量 3.197＞2.861，结果与 FAS 相同。依据第 90 天 SAQ-AF 改善进行 OBF 调整：对于 FAS，两组间的界值为 2.823，Z 统计量 2.492＜2.823，还需要继续进行试验，采用 CHW 方法进行模拟，估计在第二阶段差异有统计学意义；对于 PPS，两组间的界值为 2.861，Z 统计量 2.314＜2.861，还需要继续进行试验。采用 CMH 检验方法进行模拟，估计在第二阶段差异有统计学意义，故最终决定暂不修改样本量。

第二次期中分析时，主要终点指标分析显示，无论是 FAS 还是 PPS，结果均显示试验组结果优于对照组结果，但考虑到丹红注射液治疗稳定性冠心病第 90 天的心绞痛发作改善率在两组间仍没有统计学意义，故采用第 90 天的心绞痛发作改善率（试验组 65%，对照组 56%）进行样本含量再估算，取 α=0.05，β=0.2，单侧检验，脱落率约 10%，再估算需纳入的总样本量为 918 例。建议最终被采纳，保证了试验数据的完整性，具体来说是达到了所需的统计效力。

2. 试验方案修改（基于依从性与安全性） 临床试验需要患者及临床医生的密切配合，但试验方案设计者可能并不能全面准确地预判他们在临床试验进行中的态度和反应。该试验最初将平板试验耐受时间作为主要疗效指标，但在实施过程中发现，多数患者并不能耐受平板试验带来的不适感而不愿意接受，同时多数临床医生亦认为该项试验对患者造成较大风险，故在第一次期中分析时 DMC 建议将平板试验相关内容从临床方案中删除。建议最终被采纳，保证了患者的安全和试验的顺利进行。

三、讨论

（一）安全性监查价值

正如《指导原则》中所言，DMC 的首要任务是进行安全性监查以保护受试者的安全。若试验前有证据显示研究干预可能存在重大安全隐患，如严重不良反应、严重毒性、特殊安全性问题……尤其应考虑设立 DMC。

作为一项随机、多中心、适应性、双盲、安慰剂对照、优效性临床试验，本试验特别设置有"严重不良事件快速报告程序"，所有意外的、与药品相关的严重不良事件都发布在临床试验管理的 EDC 系统上，DMC 成员都获得了访问权限。一旦发生意外严重不良事件，DMC 成员将立即收到一封带有网站链接的电子邮件，通知他们报告了新的意外严重不良事件。这一举措有效保证了数据安全监查的即时性，也体现了 DMC 的全局观与严谨性。

（二）有效性监查价值

《指导原则》中还提到，对于采用适应性设计等复杂设计类型的临床试验，常需要基于已收集数据，对正在进行的试验要素进行调整和修改，如干预剂量、研究人群，或用于样本量估计的效应量及误差等。此时作为独立第三方的 DMC 的参与是非常必要的。可以由 DMC 根据事先在研究方案及 DMC 章程中明确规定的规则，在保证试验完整性的前提下，对正在进行的试验设计提出调整建议，这将有助于提升试验的科学性，并降低试验失败的风险。

本试验中 DMC 在建议样本量调整方面一直保持严谨态度，针对主要疗效指标 SAQ-AF 改善情况的统计学差异在治疗第 30 天、第 60 天存在而第 90 天时不存在的情况，通过具体的临床及统计学分析，认为第 90 天的统计学差异可能会在第二阶段出现，故第一次期中分析时并未提出修改样本量的建议。而在第二次期中分析时，治疗第 90 天 SAQ-AF 改善情况仍未出现统计学差异，故果断向申办方提出修改样本量的建议，建议最终得到了采纳，保证了试验的有效进行。可以看出，对于第 90 天主要疗效指标组间未出现统计学差异的情况，不管是第一次期中分析提出的不修改样本量的建议，还是第二次期中分析提出的修改样本量的建议，都是基于 DMC 相关专家利用临床知识及统计学知识认真分析后得出的，这保证了临床试验的科学性，同时避免了无谓的样本量增加造成资源浪费。

四、案例点评

由上可知，本试验中 DMC 提出的重要建议包括调整样本量、修订方案（删除不合适的疗效指标）后继续试验，同时密切监察临床试验过程中的各项安全性指标。正是由于 DMC 的存在，使试验数据获得了定期客观的审阅，这有助于保护受试者的安全，保证研究的完整性与有效性，并减少研究结果的偏倚。

值得注意的是，在一项临床试验中，虽然申办方、研究者、监督临床试验其他方面的委员会（如本试验中出现的医学伦理委员会、执行委员会）等均负有相应的责任，但 DMC 和其他各相关方最主要的区别在于 DMC 需要审阅临床试验过程中收集的有效性和安全性数据，执行周期性的或临时动议的获益 – 风险评估，为申办方提供建议，从而保障临床试验中受试者的利益并提高试验的完整性和可靠性。以上几点在本试验中均获得了充分体现。

第二节 | 泽泻降脂胶囊在中国健康人体内空腹单次给药的耐受性和药代动力学试验

一、临床研究简介

（一）研究背景

泽泻降脂胶囊为 1.2 类中药创新药，由泽泻醇 A、泽泻醇 A–23– 乙酸酯、泽泻醇 A–24– 乙酸酯等组成，具有泻热渗湿、化浊降脂的功效。为探索本品在中国健康受试者中的安全耐受剂量，观察临床使用的安全性，分析单次给药的药代动力学特征，药物拟开展Ⅰ期临床试验。

研究药物临床前药效学研究、药理学研究、毒性研究及药代动力学研究结果显示：①本品降血脂药效作用呈现剂量依赖性，且在高剂量条件下能够取得更好的降脂效果。②未发现本品对呼吸系统、中枢神经系统、心血管系统存在影响，大剂量给药可能对胃肠道、肝脏、甲状腺造成影响；连续给药时，未见不良反应剂量（NOAEL）雌性高于雄性。③药物吸收呈非线性动力学特征，暴露量随剂量增加的比例雄性高于雌性；各成分在小肠和肝脏浓度最高，脑和肌肉分布较少；泽泻醇 A 组织分布存在明显性别差异，雌性大鼠组织暴露远高于雄性大鼠；代谢消除速率性别差异显著；本品主要经粪便排出，雌性泽泻醇 A 的排泄率高于雄性。

临床前研究提示药物在高剂量条件下能够取得较好的临床效果，但存在一定安全性风险，且药物的吸收、分布和代谢均呈现出了性别间差异，这对保障受试者的健康权益和确保研究实施进度带来了一些挑战。

（二）研究方法

1. 试验总体设计 研究采用单次给药、剂量递增、安慰剂对照（第 1、2剂量组为单臂）、性别分层的设计方法。

（1）随机：每一剂量组执行一次随机（单次给药第 1、2 剂量组除外），受试者被随机分为试验组和安慰剂对照组。合格受试者以男女分层，按筛选号自小至大依次分配随机号。

（2）盲法：采用双盲单模拟的方法。

（3）对照：采用安慰剂平行对照（单次给药第1、2剂量组除外）。

（4）起始剂量：依据《中药新药临床研究一般原则》和《健康成年志愿者首次临床试验药物最大推荐起始剂量的估算指导原则》，采用改良 Blach well 法、NOVEL 法、Dollry 法，按成人标准体重 60kg 计算。综合考虑试验的安全性、人体的起效剂量及剂量爬坡的合理性，最终确定起始剂量确定为 D1。

（5）剂量递增设计与停止爬坡标准：空腹、单次给药，以 0.5 粒（D1）、1 粒（D2）、2 粒（D3）、3 粒（D4）、4 粒（D5）、5 粒（D6）、6 粒（D7）、7 粒（D8）、8 粒（D9）剂量递增。只有在确定前一剂量组安全耐受的前提下，才能进行下一剂量组试验，直至达到最大剂量。

同一剂量组中，出现下述任一种情况，应进行综合评估，决定是否终止全部或单一性别爬坡试验：①大于等于 1/3 的试验组受试者（按性别分层）发生了有临床意义的肝功能、甲状腺功能异常。②大于 1/2 的试验组受试者（按性别分层）发生了程度为 1 级或 2 级的药物相关不良事件。③任 1 例试验组受试者发生了程度 3 级或 4 级的药物相关严重不良事件，或死亡（5 级）。符合上述标准，则停止爬坡，并定义该剂量的下降一个剂量为单次给药的最大耐受剂量（MTD）。若完成 D9 剂量，仍未符合上述标准，则定义 D9 为 MTD。单次给药剂量递增方案详见表 4-1。

表 4-1　单次给药剂量递增方案

剂量组别	D1	D2	D3	D4	D5	D6	D7	D8	D9
递增比例	起始剂量	100%	100%	50%	33%	25%	20%	16.7%	14.3%
试验药组例数（例）	6	6	14	14	14	14	14	14	14
安慰剂组例数（例）	0	0	2	2	2	2	2	2	2
实际例数（例）	6	6	16	16	16	16	16	16	16

（6）样本量：9 个剂量组，分别为 6 例、6 例、16 例、16 例、16 例、16 例、16 例、16 例、16 例，共 124 例。除第 1、2 剂量组（6 例）均为试验组

外，其他各剂量组均男女各设 1 例对照组。

（7）实施方法：参考 SD 大鼠药代动力学实验提示的药物在体内暴露量存在显著性别差异（雌性高于雄性），计划每剂量组均采取先男性后女性的顺序进行试验。为降低试验风险，以单例试验的操作方式开始试验，评估风险后可做调整。

2. 药代动力学样本采集与检测　于给药前（0min）及给药后 10min、20min、30min、45min、1h、1.25h、1.5h、1.75h、2h、3h、4h、6h、8h、12h、24h 共 16 个采血点，每次采集 4mL 静脉血，置于肝素钠抗凝管中。采血完成后将采血管置于预先冷却的低温离心机，在 4℃～8℃、3000r/min（约 1700g）条件下离心 10min，转移上层血浆用于检验。采用 LC–MS/MS 分析方法，测定血浆样品中各成分浓度。主要 PK 参数：C_{max}、AUC_{0-t}、$AUC_{0-\infty}$；次要 PK 参数：T_{max}、$t_{1/2}$、λz、Vd、Cl。使用 WinNonlin 8.0 软件计算，由非房室模型计算药代参数。

3. 安全性观察　根据试验药物毒性研究结果及同类机制药物已知的不良反应，提示关注药物对受试者胃肠道、肝、肾、心血管等方面的影响。考虑本品具有利水渗湿的功效，同时关注药物对受试者排尿量和排尿次数的影响。

本研究除了对症状体征、疾病、生命体征与体格检查进行观察之外，还进行了以下理化指标的检测：尿常规，尿酶四项，便常规 + 菌群分析，血常规，血生化（肝功能 + 肾功能 + 血糖 + 血脂四项 + 电解质 + 心肌酶 + 心肌肌钙蛋白），凝血功能，促甲状腺激素，促卵泡成熟素（女性检测），促黄体生成素（女性检测），睾酮（男性检测），促肾上腺皮质激素，血清妊娠检查（女性），以及 12 导联心电图。试验过程中，若反映毒性靶器官损害的指标（肝功能、甲状腺功能等）出现有临床意义的异常，则增加甲状腺彩超、腹部彩超、肿瘤标记物等检查。

（三）研究结果

本次试验共入选 124 名健康受试者，男女各半，分为 9 个剂量组，D6 剂量组有 1 例受试者因不良事件退出试验，其他受试者均完成整个试验过程。在试验剂量下，试验药品安全性高，共报道 13 例 /14 例次不良事件，其中，试验组 12 例 /13 例次，表现为血胆红素升高、高甘油三酯症、睾酮升高、尿路感染、呕吐等；对照组 1 例 /1 例次，表现为睾酮升高。试验组 3 例 /3 例次判断为不良反应，严重程度 1～2 级，无严重不良反应。

所有组别，泽泻醇 A 在健康受试者体内 C_{max}、AUC_{0-t} 随剂量增加而快速增加，有统计学意义，T_{max} 在 0.33-2h 之间，$t_{1/2}$ 在 1.2-6.7h 之间，整体呈典型的口服药物吸收特点，药代属性良好，口服吸收呈非线性动力学特征，其在健康受试者体内暴露量不存在性别的显著性差异。

（四）研究结论

本次空腹单次给药耐受性和药代动力学试验，安全性较高，药代属性良好。其结果支持继续开展连续组耐受性及药代动力学试验。结合本次试验结果及临床推荐剂量，连续组研究将使用 D3、D4、D5 剂量组，每日 2 次，连续给药 7.5 天，以探索连续给药的耐受性、药动学特征及体内蓄积情况，为 II 期临床试验给药方案提供依据。

二、本案 DMC 的应用实践

（一）建立目的

本研究设立 DMC 的主要目的为安全性监查。DMC 负责独立监查、研判本研究获得的安全性数据，确保试验符合科学和伦理标准，并根据所获得的安全性数据给出适当的实施建议。

（二）运作方式

为保证 DMC 程序的规范运行，在研究开始前制定了 DMC 章程，规定了 DMC 的主要职责、成员组成、会议计划等内容。

1. 成员组成 本研究 DMC 由 1 名主席和 4 名成员组成，涉及学科领域包括医学（内分泌、肝胆方向）、统计学和药学（药代动力学方向）。

2. 会议计划 DMC 在临床研究期间计划召开 3 类会议，包括启动会、计划的数据审核会和计划外会议。

（1）启动会

会议时间：首例受试者入组前。

会议形式：面对面的公开会议。

参会人员：所有 DMC 成员，独立统计团队，申办方。

会议目的：了解临床试验信息，明确 DMC 章程。

会议内容：DMC 成员熟悉项目背景和前期药物安全性信息，研究计划与方案，明确工作流程和职责，审阅、完善和批准 DMC 章程。

（2）计划的数据审核会议

会议次数：共计划开展 2 次数据审核会议。

召开时间：D2 剂量组和 D6 剂量组获得药代动力学结果后 1 周内。

会议形式：面对面或线上会议，会议于非盲态下进行。

参会人员：DMC 成员，独立统计团队。

会议目的：定期审核研究的安全性数据。

会议内容：对更新的试验相关信息进行审核，讨论药物安全性、数据质量、内部数据与外部数据的一致性，以及其他可能影响试验操作和结果的问题。针对是否适合开展更高剂量组的研究为申办方提供建议。

（3）计划外会议

召开条件：当发现紧急安全性问题、非预期严重不良反应、DMC 或申办方认为有必要进行额外的数据审核时，申办方可要求召开计划外会议。

会议形式：视具体情况，决定面对面还是线上，公开还是非公开。

参会人员：DMC 成员，独立统计团队。

会议目的：审核计划外的安全性数据。

会议内容：审核安全性信息，对计划外数据进行评估，为申办方提供建议，保护受试者健康安全。

3. DMC 的建议与标准

基于安全性、药代动力学结果、操作质量等信息，DMC 向申办方提供建议，可能的建议包括以下几种：①继续研究，直到下次预定会议。②未经修改继续研究，并计划召开计划外会议。③继续未经修改的研究，并请求额外的专家评审 / 分析。④继续研究并修改方案。⑤与临床研究指导委员会召开会议，讨论临床研究中的安全性和（或）有效性。⑥提早停止研究。

（三）相关决策

1. DMC 启动阶段 在启动会中，DMC 成员对章程进行了完善和审批，对研究实施计划和注意事项做出如下建议。

（1）实施方案与会议计划：考虑到本品口服吸收呈非线性动力学特征，提示 PK 检测及分析需及时，每一剂量组出结果后再考虑下一剂量组的实施。同意以性别分层（先男后女）、单例入组的形式开展试验。D1、D2 剂量组以单例试验的操作方式开展，后续剂量组是否能加速推进，由 DMC 会议再行决策。建议分别在 D2 剂量组、D6 剂量组（临床推荐剂量的下一剂量组）获得药代动力学结果后 1 周内设立计划内会议。

（2）安全性建议：本品前期毒理学试验结果提示应关注对肝脏和甲状腺的影响，建议在研究实施过程中予以重点关注。建议申办方和研究者进一步明确定义终止爬坡标准中的"有临床意义的肝功能、甲状腺功能异常"。

2. 第一次计划的数据审核会　获得 D2 剂量组药代动力学结果后，DMC 召开了第一次计划的数据核查会，全体成员参会，对阶段性结果进行了讨论。D1、D2 剂量组结果显示：未发生不良事件；女性 C_{max}、$AUC_{0-\infty}$ 大于男性。DMC 给出如下建议。

（1）研究药物的安全性尚在可控范围内，可继续开展后续研究。

（2）后续研究仍需关注性别差异问题，D3 剂量组按性别分层（先男后女）开展，若考虑加速开展后续研究，为保障受试者健康权益，单一性别可采用 2+3+3 的策略，以保证安全性可控。

（3）鉴于目前样本量太小，信息相对不足，建议在完成 D3 剂量组后，增加一次计划外的 DMC 会议，综合考虑前期结果，再对后续研究开展的策略进行讨论。

3. 计划外的数据审核会　在获得 D3 剂量组的药代动力学结果后，DMC 召开了计划外的数据审核会。D3 剂量组安全性结果显示：出现 2 例不良事件，均发生于试验组，表现为血胆红素增高、高甘油三酯血症，严重程度 1～2 级。药代动力学结果提示，C_{max}、$AUC_{0-\infty}$ 未表现出明显的性别差异。DMC 给出如下建议。

（1）D1～D3 剂量组的安全性尚在可控范围，建议继续开展后续研究。

（2）D1～D3 剂量组的药代动力学结果提示，$AUC_{0-\infty}$、C_{max} 未完全体现出性别差异，为安全起见，后续剂量组按性别分层（先男后女）开展。

4. 第二次计划的数据审核会　获得 D6 剂量组药代动力学结果后，DMC 召开了第二次计划的数据核查会，全体成员参会，对阶段性结果进行了讨论。D4～D6 剂量组安全性结果显示：共发生 6 例（6 例次）不良事件，其中 5 例为试验组，表现为肌酸激酶升高、睾酮升高、尿路感染、呕吐等，严重程度为 1 级，预后良好；药代动力学研究结果提示：泽泻醇 A 血药浓度的 PK 参数，在男女两组间差异无统计学意义；但 PK 参数均数趋势均提示存在性别差异。DMC 给出如下建议。

（1）D4～D6 剂量组的安全性尚在可控范围内，建议继续开展后续研究。

（2）D4～D6 剂量组的药代动力学结果仍提示 $AUC_{0-\infty}$、C_{max} 有性别差异的趋势，为安全起见，后续剂量组仍建议按性别分层（先男后女）开展。

（3）后续研究建议关注药物对消化系统的影响。

（4）后续研究建议控制和规范受试者的运动和饮食，减少其他因素对结果造成的影响。

（5）申办方可以考虑基于临床前和现有 D1～D6 剂量组数据，开展定量药理学研究，为后续研究的开展提供参考信息。

5. 试验结束后对后续试验开展的建议　在试验完成全部 9 个剂量组后，DMC 全体成员对结果进行了审核，为后续连续性给药 I 期临床试验的实施给出如下建议。

（1）D1～D9 剂量组安全性在可控范围内，可继续开展下一步研究。

（2）剂量选择 2、3、4 粒，每日两次，依序试验。

（3）按性别分层（先男后女）开展。

（4）对于已发生的不良事件，进一步研判。

三、讨论

I 期临床试验是药物研发过程的第一步，主要目的是确保新药的安全性、确定最佳剂量范围、初步评估疗效，并为后续临床试验和治疗方案提供重要信息。这一阶段首次在人体开展研究，受试者可能会面临未知的健康风险，安全性问题显得尤为突出。设置 DMC 提供额外的安全性监查，不仅可以进一步保护受试者，也能够为申办方提供重要安全性指标的评估，提前发现高风险事件，及时对实施方案进行调整，掌控实施节奏，减少研究损失。

本试验药物的临床前研究提示了高剂量使用可能存在胃肠道、肝脏、甲状腺方面的安全性风险，NOAEL 值在性别间显示出差异，且药物吸收呈非线性动力学特征，在吸收、分布、代谢方面亦存在性别差异，这些特征提示本研究可能存在较大的安全性风险。同时，性别差异也在一定程度上影响了研究的实施进度。经深入考虑，申办方认为该情况符合《指导原则》中建议的 DMC 适用情景，为建立健全试验保障和受试者保护机制，组建了由医学、统计学、药学领域专家组成的 DMC 团队，对研究进行把控。在本项研究中，DMC 主要承担着安全性监查和试验设计调整建议的职责。

四、案例点评

本次试验中，DMC 对泽泻降脂胶囊 I 期临床研究的安全性数据进行了严格的审查，DMC 成员中的内分泌和肝胆方向的临床专家，对临床前试验提示的安全性风险进行了重点关注，确保了试验在安全性可控的前提下进行。鉴于潜在的安全性风险和性别间的差异，DMC 在研究初始阶段给出了各剂量组按性别分层、单病例开展的实施建议。随着试验数据的更新，在保障安全的前提下，DMC 又给出了将实施频率由单病例逐渐调整为按性别分层分 3 次实施和按性别分层一次性实施的建议。在保障受试者健康权益的前提下，加快了研究进度，维护了研究进度－风险控制的平衡，充分体现了 DMC 对临床试验的积极价值。

第三节 | 地奥心血康胶囊治疗慢性稳定型心绞痛临床研究

一、临床研究简介

（一）研究背景

临床流行病学研究显示，约 58% 的冠状动脉疾病患者为慢性稳定型心绞痛，其生活质量受到影响。目前，慢性稳定性心绞痛治疗策略旨在减少心血管事件和死亡风险的同时减少心绞痛症状。对于患者而言，后者与日常生活息息相关，是治疗过程中关注的要点。地奥心血康胶囊是我国临床应用较为广泛的心血管中成药，在治疗慢性稳定型心绞痛、冠心病的一、二级预防中有重要的临床价值。地奥心血康胶囊有效成分为薯蓣根茎提取物，含有薯蓣皂苷、薯蓣皂苷元等甾体皂苷。现代药理研究表明，其具有抗心肌缺血、降血脂、抗动脉粥样硬化、预防血小板聚集、抑制炎症、抗氧化应激等作用。相关临床研究表明，地奥心血康胶囊可以减轻心绞痛症状，改善心肌缺血状况。然而，既往研究样本量较小，方法学质量普遍较低，且地奥心血康胶囊治疗慢性稳定型心绞痛的长期有效性和安全性尚未得到验证。故该研究旨在以心绞痛消失为主要疗效指标，比较地奥心血康胶囊与复方丹参片的长期（20 周）抗心绞痛疗效，同时评价其对生活质量、血瘀证等指标的影响。

（二）研究方法

这是一项随机、多中心、双盲双模拟、平行分组的优效性临床试验。纳入人群为慢性稳定型心绞痛患者，加拿大心血管学会（CCS）心绞痛分级Ⅰ～Ⅲ级，且发作频率大于或等于每周2次，年龄为40～70岁。患者人群来自天津、辽宁、新疆、吉林4个地区，按1：1的比例，随机接受地奥心血康胶囊＋复方丹参片模拟剂或复方丹参片＋地奥心血康胶囊模拟剂治疗。模拟剂与对应的研究药物在外观、质地、气味和味道等方面均相同。每个剂量包括2粒胶囊和2片片剂，每日3次，治疗总疗程为20周。除根据需要舌下含服硝酸甘油外，其他所有抗心绞痛药物都被禁止使用。

主要疗效指标为心绞痛消失的患者比例和心电图恢复正常的患者比例。次要的疗效指标包括心绞痛发作频率、硝酸甘油消耗率、西雅图量表（SAQ）各维度评分、血瘀证证候量表积分、血生化指标（血脂）的变化情况等。

该研究采用适用性设计，初始样本量为576例，拟在完成试验初始样本量1/2后，在盲法条件下进行一次期中分析，同时成立DMC对期中数据进行分析和决策。

（三）研究结果

此项研究自2009年2月14日开始至2011年9月21日停止，最初计划纳入576名心绞痛患者参与试验，在288例患者入组后，DMC分析认为样本量不足无法提供充足信息支持统计结果，故扩大样本量至736例患者。排除3例信息缺失的患者，最终共计733例患者被纳入全分析集，其中地奥心血康胶囊组366人，复方丹参片组367人。

主要疗效指标：两组在干预期间，心绞痛消失的患者人数和比例都逐渐增加。第6周到第20周，地奥心血康胶囊组与复方丹参片组相比，心绞痛消失的患者比例显著增加：第6周为12.57%［95%CI（9.17，15.96）］vs.7.36%［95%CI（4.69，10.03）］，P=0.0185；第8周为27.87%［95%CI（23.28，32.46）］vs. 17.17%［95%CI（13.31，21.02）］，P=0.0005；第20周为34.97%［95%CI（30.09，39.86）］vs.22.62%［95%CI（18.34，26.90）］，P=0.0002。

次要疗效指标：接受复方丹参片治疗的患者每周心绞痛频率较基线有显著变化，但从第4周到第20周，地奥心血康胶囊组的变化更加显著（平均数分别为2.01±1.95 vs. 2.58±2.07；P=0.0001）。在第8周和第20周，与复方丹参片组相比，地奥心血康胶囊组的西雅图心绞痛问卷（SAQ）评分的所有5个维度的基线变化均有显著改善。同时，地奥心血康胶囊组比复方丹参片组有更多临床显著改善的患者。而在平均每周硝酸甘油消耗率、运动耐量试验（ETT）、心绞痛发作时间和心电图（ECG）改善、血脂等方面两组均无明显差异。研究期间中共有 19 例不良事件，其中复方丹参片组 13 例，地奥心血康胶囊组 6 例，多数患者的严重程度为轻至中度。这些事件的频率在两组之间没有显著差异（P=0.1050），试验中未发生严重的不良事件。

（四）研究结论

作为一项头对头的比较效益研究（CER），与复方丹参片相比，地奥心血康胶囊在减轻心绞痛症状和改善有症状的慢性稳定型心绞痛患者的生活质量方面更为有效，且不良事件发生率相对较低。地奥心血康胶囊为有症状的慢性稳定型心绞痛患者提供了潜在的长期（20 周）抗心绞痛益处。此外，地奥心血康胶囊其优越性还表现在对"血瘀证"的更大改善上，这与中医以患者为中心的治疗理念不谋而合。

二、本案 DMC 的应用实践

（一）建立目的

本研究旨在比较地奥心血康胶囊与复方丹参片的长期抗心绞痛疗效，同时评价其对生活质量、血瘀证等指标的影响。同时，研究采用适应性设计，按照预先设定的计划，在总病例数的 1/2 完成试验后，将在盲法条件下进行一次期中分析。期中分析将利用累积的试验数据重新计算样本量，以保证最终的统计检验能达到预先设定的目标或修改后的目标。此外，如果一组治疗在期中分析后终止，该组患者可选择交叉继续试验或停止治疗并仅报告其安全性信息（视为退出病例），从而提高试验的效率和成功率。

适应性设计需满足完整性要求。完整性是指是否能够控制试验操作所引入的偏倚。适应性设计由于涉及临床试验许多方面的修改，有可能影响后续试验的执行，对保持试验的完整性增加了额外的难度。因此，为确保试验的有效性和完整性，该研究设立了 DMC，负责确保数据收集的完整性和准确性，负责监督试验的实施，并做出与试验过程有关的重要决策。同时，考虑到研究对象为中老年慢性稳定型心绞痛患者，并且为了验证长期疗效，试验设定了较长的治疗周期，有心肌梗死、猝死等严重不良预后风险。从安全的角度考虑，除了4 个试验中心的研究人员外，设立 DMC 及时监测患者安全性和有效性数据并评估风险是非常有必要的。

综上所述，本研究是大样本、包含适应性特征的复杂设计，且观察周期较长，设立 DMC 的必要性在于一方面确保临床研究的有效性和完整性，另一方面确保患者不会从试验干预中受到伤害，为临床研究的实施与决策提供多领域、多方向的意见和建议。

（二）运作方式

为确保临床试验的质量（有效性和完整性），在试验开始前，研究者们起草了一份章程详细规定了试验流程和数据处理办法，成立了一个多中心研究协调委员会。其中包括一个 DMC 和一个指导委员会。DMC 由三位不同领域的专家组成（资深临床专家、统计学专家、药物警戒专家），负责确保数据收集的完整性和准确性，确保受试者不会承担可以避免的安全性风险，并做出与试验过程相关的重要决策提出意见或建议。

由于试验采用自适应设计，在不改变试验有效性和完整性的情况下，应及时更正临床试验方案中不合理假设，提高受试者获益的可能性。章程中明确说明，在试验开始前，研究者根据主要疗效终点之一计划纳入 576 例受试者。计划将在纳入 288 例患者，也就是入组患者数目达到预估样本量的一半时进行第一次期中分析，如果有明显的证据表明任何一组药物优于另一组将终止研究；反之，则应重估样本量，试验继续。如果有一组在期中分析后终止治疗，该组患者可以选择交叉继续试验或停止治疗，将会只报告他们的安全信息（被认定是退出病例）。

在试验过程中，患者的临床数据均按照指南要求记录在病例报告单（CRF）中，这些数据通过病例报告单中的 Epidata3.0 在计算机上进行管理。这些数据将通过离线模式输入到计算机上。计算机会保留初始录入和每一次更改的记录，包括变更原因、录入时间、授权录入或变更的人员的用户名。研究者将定期使用模拟电话线进行连接，将数据直接传输到申办方的数据库。DMC 作为一个由申办方授权的独立顾问团体，需要定期评估研究期间的累积数据，确保在 CRF 和所有要求的报告中，报告给申办方的数据具备准确性、完整性和及时性。

（三）相关决策及申办方接受情况

最初研究人员根据既往研究结果中的无心绞痛患者数，即根据主要疗效终点之一估计样本量，假设试验组的有效率为 30%，对照组的有效率为 20%，选择 0.05 的显著性水平，目标检验幂为 0.80，考虑到退出率和基于现场的分层分组，估算样本量为 576 例。

在 288 例患者入组后，独立的第三方统计团队在盲态下进行了数据统计，并将统计结果报告给 DMC。随后，DMC 采取闭门会议的形式举行监查会议，3 位专家面对面讨论并分析了该期中分析结果，以及试验过程中临床质量控制情况和药物安全性，最终得出结论并向申办组给出 3 点建议：① 4 个中心临床研究组间偏差大，存在各中心不一致情况，需要加强对方案关键点执行的培训工作。②临床试验研究过程中未监测到不良事件，需加强安全性监测的质量。③主要疗效指标：治疗 8 周后心绞痛消失人数比率 A 组为 0.7745（FAS），0.7700（PPS）；B 组为 0.6863（FAS），0.6832（PPS）。由于 5%＜（$\pi A - \pi B$）＜20%，根据本试验既往累计数据，试验组无心绞痛的比例为 29.17%，对照组为 20.99%，两组间无心绞痛的患者比例无法达到统计力。所以，DMC 建议病例招募继续，并进行样本量重估计，样本量扩大至 736 例。

根据 DMC 的建议，在无心绞痛患者比例低于预期的基础上，考虑到低退出率，试验者将样本量扩大到纳入 736 例患者。因此，增加 160 例（编号 577～736）患者，随机分配接受地奥心血康胶囊胶囊或复方丹参片（试验组 80 例，对照组 80 例），平均分配至 4 个研究中心。

三、讨论

（一）有效性监查价值

中医药临床研究复杂程度高，涉及证候的诊断和评价，常常采用复合性的干预措施，疗效评价指标采用主观性判断评价指标较多，样本量及主要疗效指标的选择等需根据既往研究及对试验药物的假定和预期进行。而这些假定因素往往具有不确定性，不能很好体现中医药特点，因此期中分析的作用尤为重要。

DMC 的一个重要任务是通过审阅期中分析数据对有效性进行监查，并协助申办方做出是否提前终止试验的决策。在本试验开展过程中，采用 O'Brien-Fleming 停止界限进行了期中分析数据统计。根据既往累积数据，两组间无心绞痛的患者比例无法达到统计力，若按照原计划进行招募将无法达到预期试验目的。统计结果报告给 DMC，终得出结论并向申办方建议继续病例招募并及时调整样本量，保证了研究的顺利进行及结果的可靠性。

（二）安全性监查价值

DMC 的首要任务是进行安全性监查以保护受试者的安全。在针对期中数据的闭门会议中，DMC 专家在数据审核中发现，第一阶段研究人员未监测到试验过程的不良事件。作为一项疾病危险性高、试验时间长的临床研究，这显然是偏离实际的。因此，DMC 专家建议对原始数据进行再次核对，同时加强后续研究的安全性监测质量，保证了研究的真实性与可靠性。

四、案例点评

该研究是我国第一个应用适应性设计方法且引入 DMC 的中药随机对照循证研究，为探索 DMC 在中医药临床研究中的规范化应用，以及拓展 DMC 的应用范围提供了经验。在本试验里，DMC 审阅临床试验过程中收集的有效性和安全性数据，避免研究结果的偏倚，根据统计数据进行期中分析并为申办方提供建议，从而保障临床试验受试者的切身利益并提高试验的完整性和数据的可靠性。

第四节 | 氯吡格雷和阿司匹林治疗急性缺血性卒中和高危短暂性脑缺血发作

一、临床研究简介

（一）研究背景

轻型缺血性卒中或短暂性脑缺血发作（TIA）在发病后 90 日内复发风险高，复发率 3%～15%。有试验已经证实，阿司匹林可使卒中复发风险降低约 20%，氯吡格雷可阻断通过 P2Y12 受体通路发生的血小板凝聚，且在血小板聚集测定中，这一阻断机制与阿司匹林有协同作用。CHANCE 研究发现，在轻型缺血性卒中或 TIA 后 24 小时内接受氯吡格雷联合阿司匹林治疗的中国患者，其卒中复发风险比接受单独阿司匹林治疗的中国患者低 32%，并且出血性并发症的风险没有增加。然而，该试验中族群和治疗模式的局限性限制了结果的普适性，此结论是否同样适用于欧美人群尚不明确。此项研究的目的旨在比较氯吡格雷联合阿司匹林与阿司匹林单药治疗的有效性与安全性。

（二）研究方法

此研究是一项前瞻性、多中心、随机、双盲、安慰剂对照临床研究，旨在比较氯吡格雷联合阿司匹林与阿司匹林单药治疗的有效性与安全性。研究的目标纳入人群为 NIH 卒中量表（NIHSS）评分≤3 分的急性轻型缺血性卒中或 ABCD2 评分≥4 的高危 TIA 患者。患者群体来自北美洲、欧洲、大洋洲的 10 个国家。患者在发病 12 小时内被以 1∶1 的比例随机分配到氯吡格雷（第 1 日负荷剂量 600mg，第 2 日至第 90 日每日 75mg）联合阿司匹林组或阿司匹林组（接受外观和味道与氯吡格雷片剂匹配的安慰剂），两组均接受 90 日开放标签的阿司匹林治疗（每日 50～325mg，剂量由医师选择。强烈推荐与指南一致的给药方案，即前 5 日每日 162mg，之后每日 81mg）。

（三）研究结果

主要疗效终点为 90 日时主要缺血性事件（包括缺血性卒中、心肌梗死和缺血性血管源性死亡）的复合风险。主要安全性终点为 90 日内大出血（定义为有症状的颅内出血、导致视力丧失的眼内出血、输注大于等于 2 个单位红细胞或等量全血、住院或原住院时间延长或因出血死亡）的风险。关键次要疗效终点为主要疗效终点的各组成部分、主要疗效终点和大出血组成的复合终点及缺血性和出血性卒中的总数。次要安全性终点包括出血性卒中、症状性脑出血、其他有症状的颅内出血、颅内出血以外的大出血、包括无症状颅内出血在内的小出血及任何原因导致的死亡。

此项研究自 2010 年 5 月 28 日开始，至 2017 年 12 月 19 日停止，期间在 269 家国际研究中心纳入了总共 4881 例患者。试验的停止由数据安全监察委员会确定：在 90 日时，与阿司匹林单独治疗相比，氯吡格雷＋阿司匹林联合治疗与较低的主要缺血性事件风险和较高的大出血风险相关，因此在纳入患者数量达到预计数量的 83.6% 之后，停止了试验。

试验结果显示：氯吡格雷＋阿司匹林组 2432 例患者中的 121 例（5.0%）和阿司匹林＋安慰剂组 2449 例患者中的 160 例（6.5%）发生了复合主要疗效结局（主要缺血性事件）[风险比，0.75；95%CI（0.59，0.95）；P=0.02]，大部分事件发生在最初事件发生后的第 1 周期间。氯吡格雷＋阿司匹林组的 23 例患者（0.9%）和阿司匹林＋安慰剂组的 10 例患者（0.4%）发生了大出血[风险比 2.32；95% CI（1.10，4.87）；P=0.02]。两组中除主要疗效结局之外的其他严重不良事件相似。

另外，氯吡格雷＋阿司匹林组 29.6% 的患者和阿司匹林单独治疗组 27.5% 的患者终止了试验药物治疗；氯吡格雷＋阿司匹林组 6.4% 的患者和阿司匹林组 6.8% 的患者退出试验或失访。终止试验药物治疗的患者以及撤销同意或失访的患者被纳入意向治疗分析。

（四）研究结论

此试验将中国患者的 CHANCE 试验结果扩展至更多样化的人群和治疗背景，即在轻型缺血性卒中或高危 TIA 患者中，与接受阿司匹林单药治疗的患者相比，接受氯吡格雷联合阿司匹林治疗的患者主要缺血性事件风险较低（但大出血和小出血风险较高）。缺血性卒中占主要疗效结局事件的大部分，可卒中的发生率降低可归因于双联抗血小板治疗的效果。由于无法确定各结局引起的失能，不能对临床和安全性结局进行直接比较，但试验者估计，采用氯吡格雷联合阿司匹林每治疗 1000 例患者，在 90 日内将会减少 15 例缺血性事件的发生，同时导致 5 例主要出血。

二、本案 DMC 的实践

（一）建立目的

本研究建立 DMC 主要出于以下两方面考量：其一，研究的干预方案设置为氯吡格雷＋阿司匹林双抗联用，具有出血事件相关安全风险。其二，就试验设计而言，本案采取的大样本、多中心设计需要 DMC 的监查来确保研究的安全、高效进行。在原文章的背景信息中提到，本研究为检验已于中国进行的 CHANCE 研究的结论——"在轻型缺血性卒中或 TIA 后 24 小时内接受氯吡格雷＋阿司匹林联合治疗的中国患者，其卒中复发风险比接受阿司匹林单独治疗更低"的族群普适性而在欧美人群中进一步开展，采取多中心设计有助于大量、迅速地入组代表性好的研究对象，满足试验目的。但与此同时，这种跨区域的同步研究存在着受试者招募不同步、研究数据审查与监管困难等问题。而常规的伦理委员会虽然可以从保障研究对象安全角度起到积极作用，但其往往基于单个研究结构建立，对其他研究中心的数据无法评价和监管。此时，成立 DMC 来专门承担此类监查任务便十分必要，正如 NIH 早在 1998 年就曾明确要求：所有 NIH 下申办和实施的、干预措施给受试者带来潜在风险的多中心研究都要建立 DMC。

（二）运作方式

为保证 DMC 程序的规范透明，本研究在开始前即制定了相关的 DMC 章程，包括交代主要职责、成员组成、会议计划、相关方交流流程（网站、自动邮件的设立）、模拟建议示例等，对 DMC 将如何开展工作及如何与其他研究参与方沟通交流进行了规定。具体来说，试验计划书中规定：DMC 至少由 5 名与试验无关的成员组成，由 NINDS 任命并向其汇报。公开和非公开报告将由统计员编写。DMC 将大约每 6 月举行一次会议，并可根据需要安排额外的会议。DMC 将每月评估安全性和研究实施情况，监督期中分析，并向 NINDS 及执行委员会提供建议。为保证多中心下即时的数据监管，试验特别设置有"严重不良事件快速报告程序"，所有意外的、与药品相关的严重不良事件都发布在 WebDCU™ 上，DMC 成员将获得访问权限。安全事件报告将按照 DMC 定义的时间间隔（最初是每月一次）发布在安全网站上，同时 DMC 将收到一封带有网站链接的电子邮件通知，邮件标识有发布新报告的时间。DMC 还需在试验进程中权衡疗效证据和不良事件的发生率，并将召开如 NINDS 指南中所述的会议以确保受试者的安全。主要终点数据的期中分析次数将由 DMC 确定，DMC 还可能会要求进行额外的期中分析。在期中分析的具体实施中遵循以下几点：①如果 DMC 判断患者的治疗风险超过益处，则可能建议在计划的期中分析之前停止研究，NINDS 将根据 DMC 的建议做出终止研究的最终决定。但由于不良事件发生的频率、严重程度和分布，以及早期的获益证据都可能影响终止治疗组的决定，因此建立严格的先验停止标准是不谨慎的，需要 DMC 进行仔细判断。②如果越过了停止边界，此时意味着一种治疗方法相比另一种治疗方法具有压倒性的疗效，DMC 可能会建议停止研究。当且仅当跨越停止边界时，在作出建议停止研究的最终决定之前，预计 DMC 将要求对次要终点和亚组分析进行全面分析以确认主要终点的结果。③如果条件功效（定义为在迄今为止积累的数据和假设替代方案是正确的情况下，在最终分析中拒绝零假设的概率）低于 20%，则 DMC 需评估所有研究信息（如总体招募率和次要结果评估数据），以考虑停止无效性研究。

（三）相关决策及申办方接受情况

1. 修改样本量 此前，试验者根据阿司匹林单独治疗组 15% 的事件发生率，确定 4150 例的样本量将为试验提供 90% 的统计功效，检测到风险比为 0.75，双侧 α 水平为 0.05。但在试验进程中，DMC 很早就意识到，试验中的总体主要终点事件发生率太低，无法达到 530 个主要事件的计划样本量（4150 名参与者），故决定要求在 2013 年 3 月进行首次期中分析，尽管 530 个事件中有三分之一还没有发生。在第一次期中分析时，有 33%（n=1352）的受试者已经登记，由第三方 DMC 对数据进行期中分析确保了研究者和研究小组对低于预期的总体事件发生率保持盲态。最终，按照 SAP 中规定的规则，根据第一次期中分析在阿司匹林单独治疗组观察到的事件发生率，申办方依据 DMC 建议将样本量增加至 5840 例。在计算中其他变量保持不变的情况下，使统计功效从 90% 降低到 80%，这导致将预期终点事件的总数修改为 388。然而，随着时间的推移，很明显即使是这个数字也不会达到，因为总体事件发生率在整个试验过程中令人费解地不断下降。在 3 次期中分析（2013 年 3 月、2016 年 4 月和 2017 年 11 月）中，试验中观察到的主要疗效结果的风险比分别为 0.77、0.70 和 0.75（已裁定和未裁定事件），观察到的 P 值分别为 0.22、0.012 和 0.015，总事件数分别为 91、206 和 275。仅使用裁定事件的分析也获得了类似的结果。在第二次期中分析时，根据预计的纳入研究总人数，P 值接近超过停止界限（0.0079）。之所以选择这个信息分数，是因为根据预期的 388 个事件总数来计算信息分数是明显不合适的。

2. 提前终止试验　本项研究自 2010 年 5 月 28 日开始，最终在 2017 年 12 月 19 日由 DMC 确定停止，其间在 269 家国际研究中心纳入了总共 4881 例患者（达到预计数量 5840 例的 83.6%）。确定停止的理由为已证实联合抗血小板治疗组中大出血的患者数量显著较多，并且一项计划分析确定疗效已经超过了显著性界值。

具体来说，在有效性评估中，DMC 组成人员深知试验提前停止可能高估治疗效果，他们希望确保在第二次期中分析中观察到的治疗效果是"真实的"，而不是数据"随机高"。因此，他们要求非盲统计学家仅使用前 125 个和前 160 个主要事件对主要终点重复分析，这些分析显示了类似的治疗效果，并保证观察到的 HR 是真实的。除此之外，DMC 在审议期间还考虑了此前于中国开展的 CHANCE 试验的结果，CHANCE 试验显示出类似的治疗效果。虽然此时 DMC 已确信双重抗血小板疗法是有效的，但他们还是决定继续试验，直到正式跨越临时分析停止边界。

至于安全性评估，在试验期间，DMC 一直按月监测安全性数据，并一直在双重抗血小板治疗组中观察到过量出血（各种类型和严重程度）。2017 年 8

月，大出血（主要安全性终点）事件数超出了预设界值。考虑到出血人数较少，且历史临床试验只有极少数在大出血方面显示出显著差异，为了确保安全性趋势得以持续，DMC 决定对这些事件进行随访，到计划在 2017 年 12 月召开的 DMC 会议时为止。

鉴于试验过程中观察到的趋势，DMC 预计到 2017 年 12 月召开半年度会议时，可能会积累足够数量的主要终点事件和大出血事件，从而突破停止界限，因此决定要求进行第三次期中分析，分析确实表明停止边界已经被越过。因此，DMC 向 NINDS 建议停止试验入组，因为该试验已经超过了预先指定的大出血的安全阈值，证实了联合抗血小板治疗组中大出血的患者数量显著较多，同时也确定结果超过了有效的显著性界值，预计额外的招募不会显著改变观察到的 0.75 的风险比（这也是统计分析计划中规定的目标）。此建议最终被采纳。

三、讨论

《指导原则》中指出，DMC 的一个重要任务是通过审阅期中分析结果对有效性进行监查，并协助申办方做出是否提前终止试验的决策。特别需要注意的是，如果要做出的是以阳性结果提前终止的决策，DMC 应慎重考虑，"除满足统计学要求外，还需综合考虑期中分析数据的可靠性和成熟度、安全性信息的充分性、结果的内部和外部的一致性，以及监管部门对该类临床试验的相关要求"。本试验中 DMC 在作出建议停止研究的最终决定前一直非常谨慎。计划书中有预先规定，此时 DMC "将要求对次要终点和亚组分析进行全面分析以确认主要终点的结果"。具体实行中，DMC 要求非盲统计学家仅使用前 125 个和前 160 个主要事件对主要终点重复分析，从而确保在第二次期中分析中观察到的治疗效果"真实"，最终分析显示出类似的治疗效果。同时，DMC 还参考了中国人群中开展的 CHANCE 试验的结果，以作为对治疗效果有效的佐证。此时，DMC 已确信双重抗血小板疗法是有效的。可尽管如此，DMC 还是决定继续试验，直到正式跨越临时分析停止边界。

《指导原则》中还提到，DMC 的首要任务是进行安全性监查以保护受试者的安全，若试验前有证据显示研究干预可能存在重大安全隐患，如严重不良反应、严重毒性、特殊安全性问题，尤其应考虑设立 DMC。作为一项大样本、多中心设计、可能存在出血风险的大型试验，本研究特别设置了"严重不良事件快速报告程序"，这一举措有效保证了数据安全监查的即时性。同时在出血事件的终点评估中，DMC也借鉴参考了其他已完成的相关临床试验（CHANCE试验）发布的外部安全性信息协助完成决策判断，这也体现了DMC的全局观与严谨性。

四、案例点评

本案DMC共进行了3次期中分析，根据期中分析结果对研究先后提出了扩大样本量和提前终止的两大重要决策建议，建议最终被研究人员采纳。正是由于DMC的存在，使得试验数据获得了定期、客观的审阅，这有助于保护受试者的安全，保证研究的完整性与有效性，并减少研究结果的偏倚。

第五节 ｜ 适应性设计和决策在磷酸二酯酶抑制剂治疗间歇性跛行的 II 期试验中的应用

一、临床研究简介

（一）研究背景

外周动脉疾病（PAD）是系统性动脉粥样硬化性疾病的常见表现，其中约1/3的患者会继发跛行。磷酸二酯酶（PDE）抑制剂已被证明可以改善这些患者的步行能力。K-134是一种选择性的PDE-3抑制剂，正被开发用于跛行的治疗，但在PAD患者中使用时会引起重要的安全性和耐受性问题，包括诱发心肌缺血、心动过速和低血压。本研究为K-134治疗稳定性间歇性跛行疗效的适应性 II 期剂量发现试验，旨在评估临床应用K-134潜在的安全性问题。

（二）研究方法

研究设计为双盲、多剂量（25mg、50mg和100mg K-134）随机对照试验，包含有安慰剂组和活性药物对照组（西洛他唑100mg），在美国和俄罗斯进行，并由DMC和指导委员会监督试验的设计、实施和数据分析。符合纳排标准的患者在签署知情同意后被随机分为5组给予药物：①安慰剂。②K-134 25mg，每日两次（称为25mg组）。③K-134 25mg，每日两次，两周后强制滴定至50mg（称为50mg组）。④K-134 50mg，每日两次，两周后强制滴定至 100mg（称为 100mg 组）。⑤西洛他唑 100mg，每天两次。所有药物均为口服给药。

（三）研究结果

研究的主要终点为峰值步行时间较基线的变化，次要终点包括评估不同剂量的 K-134 与安慰剂在 26 周时的安全性和有效性，比较 K-134 与西洛他唑的安全性和有效性，并探索 K-134 的药效学。关于次要终点的具体判定，鉴于之前在 PAD 人群中缺乏使用 K-134 的经验及这类药物的药效学，方案在第 14 天（在 50mg 和 100mg K-134 组剂量增加之前）及第 28 天（应用指定剂量治疗两周后）设置了安全检查点，具体包括两个安全性终点和一个耐受性终点：①静息性心动过速（在估计对应于最大血清药物浓度的时间点测量，相隔 15 分钟的两次连续评估中，心率大于 120bpm 或大于 110bpm），最高可接受比例设置为 20%。②在 28 天随访的极量活动平板试验中，心电图提示缺血变化，最高可接受比例设置为 20%。③出于任何原因停止研究用药，最高可接受比例设定为 40%。

研究对象在 14 天时接受多项血流动力学异常的评估，28 天时被评估有无静息性心动过速或提示缺血的心电图改变。虽然第 28 天的评估被认为是主要的安全性评估，但任何在 14 天内出现静息性心动过速或其他血流动力学变化而需要停用研究药物的受试者，都将被包括在评估药物耐受性时停止用药的受试者组中。此外，如果在 14 天内停药的具体原因是静息性心动过速，那么患者也被认为在 28 天时达到了静息性心动过速不良反应的标准。因此，在进行期中分析时，预计将会有患者的 14 天随访数据是已知的，但其 28 天数据尚未获得。采用这种方法可以最快地识别那些正在经历研究药物不良反应的患者。

（四）研究结论

此试验使用了一种适应性的剂量发现策略，目标为根据试验中观察到的不良反应情况来有效识别最有可能的安全并耐受良好的最高剂量，同时放弃前景较差（具有不可接受的不良反应率或耐受性差）的剂量方案，从而保证最有效地利用研究资源。在自适应决策之前，使用协议规定的安全性和耐受性终点标准并对其进行建模。每个保留治疗组的最大目标样本量为 85 名受试者，最终的样本量取决于保留的研究组的数量。

二、本案 DMC 的实践

在研究进行过程中共举办了6次DMC会议，现将各次会议的主要议定事项、DMC提出的试验相关决策及申办方对DMC意见的采纳情况叙述如下。

（一）第一次DMC会议（2008年7月1日）

成员包括申办方、指导委员会、项目支持人员和DMC成员代表。会上提供了 K-134 相关的临床前研究和既往临床经验的背景信息，并讨论了使用适应性剂量范围方法的基本原理。DMC 统计学家成员介绍了根据 DMC 成员事先进行的模拟研究而设计的治疗组选择方法的具体操作，并一致认为无论是在放弃具有不可接受的安全性或耐受性的组别方面，还是在保留具有可接受特征的组别方面都是可以接受且准确的。会上审查了 DMC 章程草案，并核准了所提出的适应性剂量发现策略。

（二）第二次DMC会议（2008年8月26日）

DMC 审议并批准了试验方案。

（三）第三次DMC会议（2009年4月21日）

为即将到来的期中分析会议进行"演练"，审议关于放弃一个或多个治疗组的决定。会议期间讨论了有关关键终点的记录、定义和制表的问题（例如，阐明对于已完成14天但未完成28天随访的受试者，仅在第14天测量的心率就可用于定义静息性心动过速的安全终点）。同时，审查了终止治疗组相关的 Logistic 剂量－反应建模结果，以确保小组充分理解该分析方法。DMC 还要求申办方提供同期在日本进行的 K-134 试验的严重不良事件和治疗分配信息。DMC 认为，尽管日本的患者群体及其药代动力学可能与美国和俄罗斯的不同，但来自日本的试验不良事件数据可能有助于解释预期在当前试验早期可获得的稀疏安全数据。申办方同意了这一要求，并在适应性期中分析会议前向 DMC 主席提供了严重不良事件和密封的治疗分配信息（附语言翻译），并确保没有申办方人员对分配疗法知情。

（四）第四次DMC会议（2009年7月10日）

按计划根据第一次期中分析结果进行适应性决策研究。在公开会议上，DMC 主席审查了计划中放弃组别的适应性统计准则，并告知如果有必要 DMC 可提供同期进行的日本试验的严重不良事件数据以供封闭审查。在闭门会议上，DMC 讨论了闭门报告的细节，重点关注从 ECG 获得的校正 QT 间期

（QTc）报告中的数据质量，并获悉用于创建自适应终点剂量－反应分析的统计程序已被非盲的统计学家分配给DMC独立验证。

在会议中，DMC审查了研究中的所有不良事件数据，没有发现任何实质性问题。基于这一观察结果，DMC经投票一致决定不审查已提供的密封的日本严重不良事件数据，其依据是知道日本试验中发生的严重不良事件的总数，以及日本试验中严重不良事件的合理可信模式都不足以构成在当前试验中进行修改的理由。

会议考量了观察到的3种安全性和耐受性终点的剂量－反应模型。截至此时，共199名受试者被随机分组，并从143名受试者中获得28天的数据以进行安全性、耐受性评估。分析5个治疗组（安慰剂、3个含K-134的药物组和西洛他唑组）中，没有受试者的心电图表现出符合静息性心动过速或缺血性改变的预定标准。虽然部分组内患者存在停止用药的情况［25名接受100mg K-134的受试者中有3名（12%）已停药，32名接受50mg K-134的受试者中有1名（3%）停止治疗，28名接受25mg K-134的受试者中有1名（4%）已停药，接受安慰剂的32名受试者中0人（0%）发生停止治疗情况］，但由于观察到的最高剂量的停药率（12%）仍远低于预先设置的40%的最大允许率，因此判定各K-134组都没有出现意外的耐受性问题。由于期中分析没有发现安全性或耐受性的终点数据问题，DMC建议终止25mg组，采用保留两个最高安全性和耐受性K-134组的预定义策略。这项建议在DCM闭门会议后被立即提交给试验指导委员会并被其接受，随后由申办方执行。为了实现25mg组的适应性淘汰，申办方等迅速采取了以下措施：①修改试验的随机化系统，使得新受试者不会再被分配至25mg组。②获得此前被随机分配到25mg组的所有受试者列表，同时不影响其他受试者的盲态。③通知临床研究中心应安排哪些患者终止研究。④向每个站点传达此终止是基于预先指定的适应性设计，但不确定要终止哪一个治疗组。⑤修改试验的总计划样本量，允许受试者因先前分配到25mg K-134组而终止。以上步骤在7月10日会议后的3天内完成。发送给每位临床试验研究者的信息均强调，受试者终止是研究预先设定的适应性设计的一部分，该信息应与机构审查委员会（IRB）或机构伦理委员会（IEC）共享。且只有指导委员会和申办方的主要人员知晓有关停用哪一组别的信息，并未告知现场调查人员。最后，受试者的研究医生被指导进行最终评估，并根据患者的个人医生偏好将患者转为标准护理。

　　在第四次 DMC 会议后，申办方确定了一些导致回顾时 ST 段压低和第 28 天相关心电图结果数据缺失的因素，认为正式期中分析时的数据要素的可用性受到多种因素的影响，包括每个要素的数据收集时间，与中心实验室心电图读取相关的时间延迟，以及提交病例报告表（CRF）和监控来自每个站点的数据所需的时间。心电图数据缺失量较大主要是由接收心电图和中心读取心电图所需的时间所致。因此，在 2009 年 9 月 23 日使用更完整的数据集对 3 个安全性和耐受性终点进行了重复分析，结果显示 130 名接受 K-134 的受试者在治疗 14 天或 28 天时均未出现心动过速，并且 96 名接受 K-134 的受试者在治疗 28 天时均未出现缺血性心电改变。经核实，总体停药率与 7 月份的情况一致。可以看到，虽然 DMC 的适应建议已被接受和实施，但 DMC 仍继续定期接收和审查安全和耐受性终点的剂量 - 反应模型。

（五）第五次 DMC 会议（2009 年 11 月 24 日）

　　对试验中的严重不良事件进行了详细审查（审查是在非公开会议中以非盲方式进行的）。审查结果显示：所有严重不良事件中有相当一部分（35%）发生在安慰剂组，不同国家和受试者年龄之间的严重不良事件发生率没有明显差异。在与试验指导委员会协商后，DMC 同意下一步的 DMC 监督应侧重于审查试验中的严重不良事件和不良事件。

（六）第六次 DMC 会议（2010 年 2 月 3 日）

　　第六次会议同时审查了不良事件和严重不良事件的信息。DMC 注意到 K-134 与心悸、胃肠紊乱（例如腹泻、恶心）和水肿的发生存在潜在的剂量 - 反应关系，特别指出心动过速和低血容量在 AE 报告中缺失。

　　在 2009 年 7 月 10 日、2009 年 11 月 24 日和 2010 年 2 月 3 日的 DMC 会议上，DMC 审查了血流动力学和心电数据的详细表格和图形演示。虽然注意到了西洛他唑组的预期变化，但没有观察到相关的模式。最后一次患者随访发生在 2010 年 7 月 7 日，至此研究成功完成，数据库于 2010 年 7 月 28 日锁定。这份原稿的所有内容都在 DMC 范围内被禁运，直到数据库锁定并得到确认。

三、讨论

　　《指导原则》中提到，临床试验中是否需要设立 DMC，可视研究项目的具体需求而定。例如，大多数早期探索性试验和没有重大安全性问题的短期研究，可能不需要设立专门的 DMC；而确证性临床试验，特别是大样本、安全性风险高、包含适应性特征的复杂设计，或者观察周期较长的临床试验，设立 DMC 就非常必要。

就本案例而言，一方面研究涉及的 K-134 在目标人群中的既往临床经验有限，前期研究证据显示其在 PAD 患者中使用时会引起严重的安全性和耐受性问题，包括诱发心肌缺血、心动过速和低血压，故出于安全考虑宜设立 DMC。另一方面，本研究采用了适应性设计的复杂研究设计，可能会根据期中数据对研究设计进行修改。在这种情况下，设立 DMC 可以提高流程的可信度。综合两方面考虑，本研究设立 DMC 很有必要。

关于 DMC 应如何恰当地参与复杂设计类型的研究，《指导原则》中指出，对于采用适应性设计等复杂设计类型的临床试验，常需要基于已收集的数据，对正在进行的试验要素进行调整和修改，如干预剂量、研究人群或样本量估计的效应量及误差等……可以由 DMC 根据事先在研究方案及 DMC 章程中明确规定的规则，在保证试验完整性的前提下，对正在进行的试验设计提出调整的建议，这将有助于提升试验的科学性，并降低试验失败的风险。但需要注意的是，《指导原则》同时强调，DMC 应执行研究方案中预设的计划，而不应直接参与研究方案的修订，特别是与有效性评价相关的方案修订。

以此研究的 DMC 决策为例，DMC 成员在第四次 DMC 会议的期中分析中考量了安全性、耐受性终点的剂量 - 反应模型，5 组均未发现存在安全性或耐受性终点数据问题，故 DMC 建议终止 25mg 组，采用保留两个最高安全性和耐受性 K-134 组的预定义策略。建议最终由申办方接受并迅速执行，采取了如修改随机化系统、修改计划样本量等系列措施实现 25mg 剂量组的适应性淘汰。如果 DMC 未按计划给出终止可能前景不佳的 25mg 组的建议，后续试验并未放弃 25mg 的 K-134 治疗组，而是继续将所有组完全入组，那么将需要大约 43 名额外的研究对象来完成试验，这将造成研究的效率低下和资源不必要的浪费。

四、案例点评

总结分析本研究实施中值得借鉴之处，其一是适应性设计的应用，其二是 DMC 的介入监查。适应性设计的益处一方面是尽可能将患者分配至更有可能具有临床应用前景的剂量组；另一方面是减小了试验所需的受试者数量，保证了研究资源的高效利用。同时因为 DMC 作为独立第三方存在，监督申办方按照事先拟定的方案进行试验，定期审查所获数据结果，并于必要时提出修改或保持试验的意见，更是极大地确保了试验的安全性、有效性与完整性，提高了试验的整体严谨性与可信度，并为以后适应性设计的 DMC 参与提供了良好的示范。

第六节 ┃ 复方苦参注射液临床安全性研究

一、临床研究简介

（一）研究背景

癌痛一直是临床难题之一，控制癌痛是提高癌症患者生存质量的主要内容。中晚期癌症所致的疼痛严重影响了患者的生存质量及治疗的顺利进行。WHO 推荐的Ⅲ级止痛药能够明显缓解疼痛，效果良好，但此类药物长久使用容易产生依赖性，而且可能引起明显的不良反应。复方苦参注射液是山西振东制药股份有限公司研制，于 1998 年上市［国药准字 Z14021231（5mL）］。复方苦参注射液是以苦参、白土苓提取的灭菌水溶液制成的纯中药抗癌止痛注射剂，其镇痛机制有别于西药止痛药，大量临床研究证明其激活阿片类受体的镇痛机制，具有良好的长效镇痛作用，能够有效缓解各种癌痛、提升机体免疫力、显著降低放化疗所致的不良反应。目前已证实其对各类恶性肿瘤疼痛均具有良好疗效，并能改善患者的临床症状，提高其生活质量，尤其适合晚期癌症患者。

（二）研究方法

本项目是一项采用多中心、药源性、前瞻性、非对照、医院集中监测研究，研究方法包括以下几方面。

1. 病例采集方法　制定表格，事先设计体现复方苦参注射液临床安全性特点的统一观察表，并在预试验和专家论证的基础上加以完善，主要包括患者的一般信息、复方苦参注射液使用情况、合并用药情况、不良反应及不良事件的发生情况、不良反应的因果判定、影响因素分析等。

2. 监测方法

（1）由指定的填表员或医生，根据医院信息管理系统（HIS）或医院药剂管理登记系统，无挑选地纳入使用复方苦参注射液的患者。对患者在医院使用复方苦参注射液期间进行全程监测，监测时间从患者开始用药起，直至患者静滴结束后继续密切观察 30 分钟，并监测患者使用后 24 小时的身体不适状况。

（2）记录患者使用复方苦参注射液前后各 2 小时的合并用药，记录复方苦参注射液输注期间的间隔用药情况。

（3）由指定的填表员或医生通过患者病历、实际观察、现场访谈等获取方案要求的信息，填写集中监测观察表（A 表）。

（4）如在用药期间患者发生了不良事件，先由医院组织专家对不良事件进行初步判定，符合以下几条标准之一者，在不良事件发现 24 小时内填写不良事件观察表（B 表），并及时随访和电话追踪患者不良事件的转归情况及采取的措施。

1）符合 CTC AE4.0 版不良事件 2 级（含 2 级）以上标准。

2）新发的不良反应和中枢及周围神经系统损害不良事件。

3）研究过程之中出现的过敏反应或输液反应。

4）符合 CTC AE4.0 版不良事件 2 级以下标准，但专家判定与复方苦参注射液肯定、很可能、可能或无法评价的不良事件。

统一培训总协调员和调查员，由指定的调查员填写表格，调查员可以为医师、护士或药学工作者，根据病历和实际观察填写集中监测观察表（A 表）和不良事件观察表（B 表）。

3. 数据采集方法　在使用复方苦参注射液期间，如发现符合方案要求的不良事件，调查员及时做好观察表（B 表）的填写，由总协调员审核。发生严重不良事件时，调查员做好观察表（B 表）的同时上报总协调员。并将未滴注完的药液连同药瓶、输液器一起留样，留样的问题药液及输液器、药瓶一起交给总协调员。另外，总协调员必须在 3 小时内通知监查员，监查员负责将药样及时送回厂家检验。如发生纠纷可以通知厂家，之后协商解决。

4. 监测内容　①一般不良事件的发生率。②已知不良事件的发生率。③新发不良事件的发生率。④严重不良事件的发生率。⑤新发严重不良事件的发生率。⑥过敏反应的发生率。

（三）研究结果

在 2 年监测期内（2014 年 9 月 1 日～2016 年 8 月 31 日），本研究由具有药品临床试验研究资质的三级甲等医院牵头，选择 6 个省、自治区、直辖市所涵盖的二级甲等级别（含）31个医疗机构作为监测站点，分别在以下时间段开展了临床稽查，稽查历程如下：2014年建立DMC。2015年10月开展第一次稽查：稽查5000例，发现几方面问题：①填表滞后：表格填写时间滞后，平均1个月。②描述不详：B表AE描述不详细，不良反应因果判断标准不清晰，填写不明确。③判定标准模糊：参与人员由药师团队组成，但不良反应判断标准模糊。④填写不完整、不规范：不良反应评价表有2例未填写，间隔用药填写不规范。

2015年12月开展第二次稽查：稽查10000例，质量控制好。药剂学部与GCP合作，由临床药师填CRF表，认真负责。存在的问题是调查员与临床医生沟通不多，在合并用药及判断方面有迷惑，通过沟通已解决。

2016年9月开展第三次稽查：稽查15000例，发现几方面问题：① AE填写不标准：AE填写未按照WHO–ART标准。② AE判定有误：死亡不列为AE，仅为"不良事件"结果。③特殊病例会议讨论：AE描述过于简单，对于AE判定中的"可能无关"病例，建议召开会议讨论。④ CRO问题：补充监查报告欠规范，不完整，需补充相关报告及整改意见。⑤资料缺失：CRO需提供质控方案和标准作业程序（SOP）。

2016年12月第四次稽查：稽查20000例，发现几方面问题：①报告填报过程中，部分信息填错位置，有些报表无研究者签字。②不良事件发生时间的追溯需要再确定（病例F0036990）。③ B表中"因果评价表"相关判定需再审核。

2017年4月第五次稽查：稽查25000例，发现几方面问题：①在用药与不良反应时间顺序的判断中，时间间隔需明确。②不良反应程度判断中，死亡属于严重，有个别病历填为一般。③诊断需规范化。④不良反应因果判断表应与判断结果一致。

（四）研究结论

此试验在2年的监查期内进行了5次稽查并将样本量扩大至20000例，涵盖31家医疗机构，全面分析使用复方苦参注射液的用药情况及是否发生不良反应。在全面分析累计数据的基础上，充分考虑成本或人力资源等现实问题，由DMC及项目指导委员会就是否继续监测及研究方式是否修改做出进一步决定。

二、本案 DMC 的应用实践

（一）建立目的

由于此项研究是大规模、多中心的安全性评价临床研究，参与研究的中心及人员多、观察周期长，为了保护复方苦参注射液使用者的安全，充分观察到真实的复方苦参注射液临床实际用药不良反应数据，防止研究进程中的偏倚，确保监测数据的真实性和客观性，故建立了复方苦参注射液安全性监测临床研究的 DMC，从而及时评估研究过程所积累的安全性数据，对研究过程中需要报告哪些类型的不良事件和不良反应提出指导性意见，对于不良事件和不良反应与药物的相关性作出最终判定，并向申办方提出研究建议。

DMC 根据 2006 年 3 月美国 FDA 发布的《临床试验数据监查委员会的建立与工作技术指导原则》的要求，并结合复方苦参注射液不良反应集中监测项目的研究目的、方案设计要求及赋予 DMC 的职责，制定了复方苦参注射液项目的 DMC 章程与操作程序。该章程确定会议日程与形式，制定研究质量核查计划，明确不良事件和不良反应相关事件评判的职责。DMC 是复方苦参注射液不良反应集中监测与危险因素巢式病例对照研究项目中，不良事件和不良反应相关事件评判的最终审议机构。

（二）运作方式

1. 建立及人员组成　本次研究选择了 7 名人员作为 DMC 委员，其中包括以下 4 个方面的专家。

①具有中、西医专业知识并从事和熟悉 GCP 管理工作的专家。

②长期从事肿瘤、肝病、肾病临床治疗具有丰富临床实践经验的专家。

③熟悉安全性评价临床研究设计、实施及分析的流行病学专家。

④负责中国国家医保审评等领域的专家。

DMC 主席由具有丰富的循证医学研究经验并熟悉安全性评价临床研究设计、实施及分析的流行病学专家詹思延教授担任，确保能够促进讨论，整合不同观点并达成一致意见提供给申办方。此外，委员会包含了 7 个具有表决权的委员，这些委员是由主席或其他委员推荐，并征得了主席或组织单位的 PI 认可。具有表决权的委员是与研究人员在财务等方面没有关系并与本研究没有利益冲突的人士。

2. DMC 启动会　主要审查并讨论 DMC 章程，讨论 DMC 工作开展计划，讨论研究方案中采集不良事件标准的合理性和其他重要的研究文件，具体包括以下几点。

①后续会议时间安排。

②向 DMC 递交的报告内容和格式。

③在会议前将报告将递交给 DMC 成员的时限。

④ DMC 成员的基本的科学准则和其他准则。

⑤会议记录的处理。

⑥该程序的其他问题。

3. 公开会议　主要审查研究执行过程中出现的全部不良事件。参加讨论的人员包括研究者、申办方代表、CRO 代表、CFDA 代表、DMC 成员及负责研究相关工作的其他人。多方人员参加会议较为有益，因为该会议为参会者提供了最为密切相关的研究信息。申办方代表或 CRO 代表介绍研究执行过程并回答参会者提出的问题。参会者可与 DMC 分享他们的见解，并提出建议供 DMC 考虑。

4. 非公开会议（又称"封闭"会议）　2016 年 6 月 5 日召开 DMC "封闭"会议，主要审查和表决讨论的相关问题。仅 DMC 具有表决权委员参会人员参加"封闭"会议。DMC 在"封闭"会议上，分析讨论公开会议中需要表决的相关问题。DMC 成员做会议记录并严格保密，不对 DMC 以外人员公开。DMC 主席指定一名 DMC 秘书保管会议记录，直到研究结束。在封闭会议结束后，DMC 再次与申办方举行会议传达 DMC 提出的建议。

此外，研究开始后如有需要 DMC 审查的不良事件的摘要，也可以提交 DMC 做非正式的审查。所有资料需通过 DMC 主席通过邮件提交给相关委员，并收集审查结果。

5. 数据判定会　主要包括项目开展过程的合规性、数据收集的有效性、ADR 病例判断结果准确性、产品使用过程中的危险因素的评估。

三、讨论

（一）有效性监查价值

中医药临床研究复杂程度高，涉及证候的诊断和评价，常常采用复合性的干预措施，疗效评价指标采用主观性判断评价指标较多，样本量及主要疗效指标的选择等需根据既往研究及对试验药物的假定和预期进行，而这些假定因素往往具有不确定性，不能很好体现中医药的特点。

由于此项研究是大规模、多中心安全性评价临床研究，参与研究的中心及人员多、观察周期长，建立 DMC 能够保护复方苦参注射液使用者的安全，充分观察到真实的复方苦参注射液临床实际用药后药物反应的数据，防止研究进程中的偏倚，确保监测数据的真实性和客观性，保证了研究的顺利进行及结果的可靠性。

（二）安全性监查价值

DMC 的首要任务是进行安全性监查以保护受试者的安全。当 DMC 发现研究实施中的某些问题可能会危及受试者的安全性或研究的完整性时，DMC 可以向申办方提出研究实施的建议。本试验设立 DMC 能够及时评估研究过程所积累的安全性数据，对研究过程中需要报告哪些类型的不良事件和不良反应提出指导性意见，判定不良事件和不良反应是否与药物具有相关性，并向申办方提出研究建议。另外，除了考虑本研究的安全性外，还应当注意复方苦参注射液在研究中所出现的非预期安全性问题。因为这些外部信息可能对于更改研究方案或终止研究提供依据，故 DMC 专家建议对原始数据进行再次核对，同时加强后续研究的安全性监测质量，保证了研究的真实性与可靠性。

四、案例点评

本试验中 DMC 提出的重要建议包括几点：①对当前方案设计是否符合研究目的要求提出建议，即评判研究过程中所收集到的不良事件种类、程度报告是否能客观而有效的反馈临床使用复方苦参注射液的安全性信息。②根据研究现场监测实施情况，对研究中心提出的改进、纠正的建议。③对研究中心填报的不良事件的质量进行集中评估，并对存疑问的不良事件与研究药物的关系作出最终评价。④核查或现场审查特殊事件资料，例如可能因复方苦参注射液引起的事件，对于收集何种材料、如何进行匹配提出建议，同时密切监察临床试验过程中的各项安全性指标。正是由于 DMC 的存在，使试验数据获得了定期客观的审阅，这有助于保护受试者的安全，保证研究的完整性与有效性，并减少研究结果的偏倚。

由于上市前研究的各种局限性，大规模人群使用后该药的有效性和安全性方面的资料不够全面（特别是药品的安全性数据方面），采用药物流行病学真实世界研究方法开展集中监测，将能提供准确的安全性信息，为临床用药提供较高级别的证据参考。

第五章

实操主题案例

第一节 ┃ 继续按照原方案研究

一、阿贝西利加用氟维司群组和安慰剂加用氟维司群组治疗乳腺癌的研究

期中分析是指在试验期间对累积的数据进行分析，如评价有效性、安全性的分析，以及样本量的重新估计等。期中分析通常由与试验无任何利益关系的一组专业人员完成，人用药品注册技术要求国际协调理事会（ICH）的《药物临床试验质量管理规范》（GCP）中指出，应由 DMC 负责期中分析的进度、安全性和有效性监测。期中分析时，在具有明确评估有效性证据的统计学标准的情况下，审查和评价试验的有效性数据。如果期中分析数据表明临床研究无效或入组率太低、依从性太差等，导致不能提供充足的证据来确定是否能达到研究目标，DMC 要考虑继续研究是否有意义，并可能在此基础上建议提前终止试验。下面以阿贝西利（Abemaciclib）加用氟维司群（Fluvestrant）组和安慰剂加用氟维司群组治疗乳腺癌的研究为例，展现 DMC 在研究实施过程中进行期中分析，并根据其结果决定是否继续进行研究的相关问题。

（一）临床研究简介

MONARCH 2 研究是由礼来制药发起的一项 III 期、双盲、安慰剂对照临床试验，该试验的研究目的旨在评估阿贝西利加用氟维司群组和安慰剂加用氟维司群组治疗妇女激素受体阳性（HR+）和人表皮生长因子受体 2 阴性（HER2–）的晚期或转移性乳腺癌的安全性和有效性。阿贝西利是口服细胞周期抑制剂，通过抑制周期蛋白依赖性激酶（CDK）中的 CDK4 和 CDK6 来阻

断癌细胞生长。

全球有 132 个医疗点参与该项研究，入选的 669 名乳腺癌患者随机分到阿贝西利加用氟维司群组和安慰剂加用氟维司群组，按连续给药时间表每 12 小时给药 1 次，直至疾病加重。患者可合并使用内分泌治疗，但不合并使用化疗。入组该研究的患者为转移性疾病，既往在新辅助治疗或辅助治疗接受内分泌治疗的 12 个月时或 12 个月内，或在接受一线内分泌治疗期间出现疾病进展。因疾病转移而接受化疗的患者不符合研究入组条件。MONARCH 2 的主要终点是无进展存活期（PFS）。

（二）本案 DMC 的实践

按照预先计划的期中分析进行数据分析，统计分析结果显示：该研究达到了其主要研究终点，即在以中国患者为主的 HR+/HER2– 绝经后晚期乳腺癌女性中，证实阿贝西利联合芳香酶抑制剂（阿那曲唑或来曲唑）显示出具有显著统计学意义的无进展生存期的延长。此外，研究的关键次要研究终点，即内分泌治疗后疾病进展的女性患者接受阿贝西利联合氟维司群治疗的无进展生存期亦获得显著延长。阿贝西利联合芳香酶抑制剂（阿那曲唑或来曲唑）或氟维司群耐受性良好，且其安全谱与阿贝西利既往研究结果一致。因此，经过 DMC 评估，该药物的前期试验结果显示，在有效性及安全性方面该试验药物都达到了预期的效应。因此，DMC 推荐该研究可按照原研究方案执行，不必修改药物有效标准，该研究可继续进行。

（三）案例点评

DMC 的重要任务就是通过审阅期中分析结果对有效性进行监查，并协助申办方做出是否提前终止试验的决策。在通常情况下，DMC 根据研究方案事先确定的统计准则，经对所收集的非盲数据进行期中分析后，判断有效性结果是否满足提前终止临床试验的条件。这样不仅有可能在临床研究结束前发现研究的作用疗效或不良反应，而且节约了时间和大量的资源。更重要的是，这保护了受试者的安全和权益。DMC 会根据利益和损害之间的平衡进行仔细审议后，提出继续或停止研究的建议。

二、醛固酮拮抗剂试验中肾脏不良事件信号的评估和管理

醛固酮拮抗剂试验（TOPCAT）研究了盐皮质激素受体拮抗剂（MRA）螺内酯对左心室射血分数保留的心力衰竭患者临床结果的影响。在该研究中，

螺内酯相关的肾功能不全是一种潜在的威胁试验的不良事件，尽管在临床上很重要，但不会导致患者安全性的损害、试验中断、终止或治疗效果的明显损失。DMC 在试验中途评估、调查和判断试验的有效性和安全性问题，为未来的试验中处理类似的意外事件提供指南，从而确保患者的安全，并保留检测治疗效果的潜力。

（一）临床研究简介

药品不良事件是指接受药物治疗后出现的不良医学事件，不一定与该药有因果关系，尚需要进一步的评估了解。在本项醛固酮拮抗剂试验中肾脏不良事件的研究案例中，DMC 面临这样一个问题：对于该临床药物试验中发生的不良事件，是否需要减少剂量或永久停用该研究药物。

本试验于 2006 年 8 月 10 日招募了第一例患者。DMC 预先规定的月度安全审查包括血清钾（K^+）和肌酐（Cr）水平，因为潜在的 MRA 及其他肾素 – 血管紧张素 – 醛固酮系统（RAAS）的抑制剂也会产生高钾血症。肾功能不全是高钾血症的一个危险因素，之前也有报道称，在使用螺内酯治疗的老年射血分数降低的心力衰竭（HFrEF）人群中，存在肾功能（WRF）恶化的情况。

（二）本案 DMC 的实践

在 2006 年 12 月举行的第一次 DMC 会议上，DMC 要求临床试验协调中心（CTCC）就与安全相关的 4 个问题提交月度报告：全因死亡率、高钾血症、肾功能衰竭（定义为曾经出现血清 $Cr \geq 3.0mg/dL$），以及减少剂量或永久停用研究药物。DMC 主席每月将对治疗组的数据进行审查，他将发表关于是否继续按照设计进行试验的意见。

本案中，每月向 DMC 主席报告的月度安全数据显示：从试验开始，由于高钾血症和肾功能异常，"X 组"（螺内酯组）和"Y 组"（安慰剂组）中有研究药物的永久停用。然而，停药的患者数量很少（12/401），报告中血清 Cr 升高至 $\geq 3.0mg/dL$ 的患者数量非常少（3/401）。假设在最坏的情况下，螺内酯组表现出过度高钾血症和潜在的肾脏不良反应，可被解释为与 MRA 类药物的预期药理学特征一致。从 2008 年 10 月 31 日的报告中可以看出，这些数据在 2008 年和 2009 年都遵循同样的规律。因此，DMC 主席在审查了 2007 年 6 月的报告及其后至 2010 年 10 月 29 日的所有后续报告后，直接提出了"不反对继续进行试验"的意见。

截至 2010 年 8 月 31 日，2639 名随机分组的 51 例 WRF 患者中，两组血清 Cr>3.0mg/dL 的发生率分别为 3% 和 2%，其中 X 组和 Y 组永久停药的发生率分别为 17% 和 8%。通过掩盖死亡率将治疗组重新标记为组 1 和组 2（随后分别确定为螺内酯和安慰剂），在 2010 年 8 月的报告中，基于 138 例死亡病例，两组发生率分别为 4.5% 和 6%。这延续了之前月度数据的趋势，DMC 再次给出了"对继续进行试验无异议"的意见。然而值得注意的是，如果 X 组也是组 2，肾功能数据可能是临床重要严重不良事件（SAEs）的先兆。

2010 年 10 月 27 日召开的闭门会议审查了截至 2010 年 8 月 31 日的数据，并进行了第二次非盲法期中疗效和安全性分析。作为回顾的一部分，CTCC 提供了一个治疗组图，描绘了血清 Cr 翻倍至正常值以上的时间，这些数据引发了对"是否对存在肾功能障碍安全性问题进行进一步分析"的讨论。尽管两组患者肾功能障碍个体数与发生时间上没有显著统计学差异，但 DMC 要求各治疗组报告所有个体肾脏 AE 和 SAEs，随后由 DMC 主席审查。

包括截至 2010 年 10 月 29 日的数据表，在随后的 2010 年 11 月 5 日的每月安全报告中，X 组与 Y 组因肾功能异常而停约的数量差异继续扩大，由两年前的 1.5 倍差异变为 2.4 倍差异。此外，血清 Cr>3.0mg/dL 的患者百分比也显示出 X 组多于 Y 组的趋势。

2010 年 11 月 5 日，CTCC 将所要求的关于肾脏不良事件、严重不良事件的信息提交给了 DMC 主席。该数据包括截至 2010 年 8 月 31 日数据冻结时，已报告的所有泌尿生殖系统不良事件的清单（数据来自准备用于第二次 DMC 期中分析报告的同一数据集）。通过盲法治疗组列出每个患者的事件描述，以及所有泌尿生殖系统的不良事件，包括多次发作的患者的发病日期、研究者评估的与研究药物的关系、研究者评估的严重程度、不良事件是否为严重不良事件及发作的简要临床描述。DMC 主席选择了被认为可能与 WRF 有关的事件。组 1（螺内酯组）中多种肾脏不良事件的患者数量及至少发生一种不良事件的患者数量比组 2（安慰剂组）高出约两倍，差异明显（P=0.009），但两组的发生率均较低（第 1 组为 3.6%，第 2 组为 1.9%）。两组患者的不良事件的严重程度没有差异。组 1 中选定的肾脏严重不良事件的总发生率同样为组 2 的两倍。

在两个治疗组中显示了多种 WRF 的相关因素，包括过度利尿（组 1 有两例，组 2 有 3 例）、感染和非甾体镇痛药的使用。此外，还有 1 例低血压报告（与过度利尿相关的直立性低血压）。这些数据被认为与组 1 的肾功能不全信号相一致，当时推测并随后被证实为螺内酯。DMC 主席随后要求提供更多的信息，包括与不良事件相关的详细信息或与之相关的死亡、与研究停用相关的严重不良事件、主要终点事件的发生时间（心血管死亡率、心力衰竭住院或突发的心脏停搏的复合时间）曲线和任何住院、心血管疾病住院或心力衰竭住院患者的全因死亡率的综合治疗分析。根据 2010 年 12 月 20 日提供的额外肾脏 AE 数据，与肾脏 AE 相关的住院、透析或死亡的发生率均较低，治疗组间无统计学意义（AE 导致住院的 P 值为 0.09，另外两项事件的 P 值均为 1）。与严重不良事件相关的研究药物停药率极低：组 1 为 7 例（0.5%），组 2 为 4 例（0.3%），P=0.55。组 1 的肾性不良事件对比组 2 并没有伴随着较高的住院、透析或死亡比例。同样，与组 2 相比，组 1 的肾性严重不良事件与更高的永久研究药物停用的百分比无关。所有时间的事件曲线，包括全因死亡率或全因住院率，均显示组 1 的发生率较 2 组更低。这些数据提示，组 1 的研究药物尽管存在肾 AE 信号，但仍在发挥疗效。在 2010 年 10 月 27 日的期中分析中评估了主要终点到事件曲线的时间，其中 90% 的条件功率大大超过了无效停止边界，螺内酯组的全因死亡率数值更低。

根据这些数据和文献综述，DMC 主席于 2010 年 11 月 22 日在 DMC 全体会议之前向申办方提交了关于不反对继续试验的决策建议。2011 年 1 月 3 日，完整的 DMC 报告得出结论，尽管有证据表明螺内酯存在肾脏 AE 可能，但其没有上升到安全考虑水平，并不排除检测螺内酯潜在有益影响的机会。当天晚些时候，DMC 向 NHLBI 发表了声明：在对 TOPCAT 的肾脏 AE 问题进行彻底审查后，整个 DMC 都不持有反对意见。1 年后，DMC 主席对肾脏不良事件和严重不良事件进行了随访审查，并确定其与先前回顾的数据没有质量变化。

（三）案例点评

对于此前未出现的或意外的多中心试验中 AE 信号的潜在证据，DMC 应与 CTCC 合作开展调查。调查结论应包括对患者安全的考量，以及对测试干预措施有效性影响的评估。为了使试验按计划继续进行，其安全性和有效性都不应受到严重损害。

三、阿奇霉素与安慰剂治疗儿童和青少年 HIV 相关慢性肺病的研究

随机对照试验中的随机后排除是一个很常见的问题：试验中可能出现在随

机后被确定为不符合纳入标准的受试者，将这部分受试者排除还是保留，或者说什么时间将随机后的患者排除在临床试验数据分析之外更合适？随机后排除的目的主要是减少试验偏倚的风险，避免偏差和最小化随机误差。在理想情况下，通过对试验方案严格地设计和执行可以最大程度避免随机后排除。但实际上，不可避免地会出现一些状况。下面以阿奇霉素与安慰剂治疗儿童和青少年 HIV 相关慢性肺病的研究为例，展现 DMC 在研究实施过程中针对随机后排除相关问题是如何处理的。

（一）临床研究简介

该试验是一项双中心（马拉维和津巴布韦）的双盲随机对照试验，预计招募 400 名围生期感染 HIV 的 6～19 岁的至少接受抗逆转录病毒治疗 6 个月以上的慢性肺病患者，并随机 1∶1 分为试验组和对照组。在随机分配后，重复测量 1 秒用力呼气量（FEV1）评分，并进行其他相关检查。试验组和对照组分别服用阿奇霉素（按体重给药）和安慰剂，每周 1 次，共服用 12 个月。对受试者在第 2 周和每 3 个月进行一次随访，每 6 个月进行一次肺功能评估，并在研究药物全部服用完成后再跟踪随访 6 个月以调查干预效果的持久性。试验分析的主要结果是第 12 个月时的 FEV1 评分的变化，次要结果是第 18 个月时的 FEV1 评分的变化、首次急性呼吸道恶化时间、恶化次数、住院次数、第 12 个月和 18 个月的年龄体重评分、不良事件数量、死亡时间等，分析结果时采用意向治疗原则（ITT）（ITT 是指在试验过程中，有些试验对象未能按照原试验计划进行，但是在做试验结果分析时，依旧将未能依从的试验对象归类到原计划的分组中）。

（二）本案 DMC 的实践

在入组完成后到数据分析之前，研究人员发现一部分患者的身高与后来随访测量的身高并不一致，而身高与 FEV1 评分的计算有关。后续调查发现，这是由于其中一个国家不同的筛查中心使用的测距仪型号不同，导致身高测量结果不一致。研究人员决定使用该国后续两次随访的平均身高，与另一个国家筛查和后续两次随访的平均身高来计算 FEV1 评分。重新计算后的 FEV1 评分，导致有 3.2%（11/347）的受试者超出了肺功能的纳入标准。

在发现此问题后，试验研究人员将其报告给了 DMC 并进行了讨论。11 名不符合条件的受试者中有 7 名已经完成了他们的研究药物疗程，其余 4 名受试者还有 1～3 周也即将完成。研究人员认为，应该让这些受试者退出试验并停止治疗，而 DMC 认为阿奇霉素是安全的，可以让他们继续试验，并将他们纳入主要分析，而不纳入敏感性分析，并给出了以下理由：①肺功能可能随时间而变化，甚至一天中不同时间也会有所差异。②该试验治疗的相关不良风险发生率较低。③可以保留更大的样本量。试验研究人员基于 ITT 原则及 DMC 的建议，决定将这 11 名受试者纳入主要结果分析，并分别做出了包括和排除不合格受试者的结果分析，最终发现两者结果相同，不合格受试者的纳入并没有改变对试验结果的解释。

（三）案例点评

《指导原则》中提到，DMC 的首要任务是进行安全性监查以保护受试者的安全，DMC 的另一个重要任务是通过审阅期中分析数据对有效性进行监查，并协助申办方做出是否提前终止试验的决策。结合以上案例，该试验是一项面向儿科人群长达 1 年的试验研究，即使试验药物安全性良好也应考虑设立 DMC。

在试验随机化数据出现问题后，研究人员上报给 DMC 进行讨论，最终采纳了 DMC 的建议，并分别分析了包括和排除不合格受试者的主要结果，最终得出了相同的结论。通过对 DMC 建议的合理采纳，使得试验研究遵守 ITT 原则，保留了更大的样本量，保证了试验的完整度和透明度，更加有说服力。

对于随机后排除的问题，应从安全性、治疗效果、统计功效和测量误差等多方面分析，确保在最终的试验统计分析之前做出决定，确保试验产生偏倚的风险降到最低，并且透明地报告所做出的决定。研究表明，更多的试验倾向于试验研究人员和 DMC 共同讨论后对随机化后的排除做出决定。任何决定的目的都是尽可能地接近 ITT 原则，对治疗效果做到无偏估计。

四、某中药注射剂治疗急性缺血性脑卒中的 Ⅲ 期临床试验

（一）临床研究简介

1. 研究目的　评价某中药注射剂治疗急性缺血性卒中（中风病—中经络—血瘀阻络证）的有效性和安全性。

2. 目标人群　符合急性缺血性卒中的西医诊断标准；符合中风病—中经络的中医诊断标准；年龄 18～85 周岁（包含 18 周岁及 85 周岁）；首次发病，或既往有脑梗死病史但无神经功能缺损遗留（mRS 评分≤1 分）；发病 72h 以内；NIHSS 评分为 7～22 分；血瘀证评分≥7 分。

3. 样本量　试验组与对照组的分配比例为 1∶1，每组入组病例数为 550 例，共计 1100 例。

4. 试验用药品　试验组为某种中药注射剂，对照组为安慰剂。

5. 基础治疗　治疗的第 1 天至第 10 天均同期应用胞磷胆碱钠氯化钠注射液，在整个试验期间（第 1 天至第 90 天）均应用阿司匹林肠溶片或硫酸氢氯吡格雷片进行二级预防。

6. 设盲方法　双盲设计，采用第三方设盲和遮蔽方法使试验相关人员处于盲态。

7. 随机方法　采用区组随机化方法，中心竞争入组。使用交互式网络应答系统（IWRS）对受试者进行随机化处理分组的管理。

8. 合并治疗　一般处理和支持治疗药物、抗凝药物、扩容治疗及康复治疗。

9. 禁止的合并治疗　第 1 天至第 14 天禁止使用血管内治疗、静脉溶栓、降纤、抗血小板制剂、脑血管扩张剂、神经保护剂、其他改善脑循环的药物、具有活血化瘀功效或适应证为治疗脑梗死的中药饮片、中成药制剂或相关中医疗法等。停药后随访期间（第 15 天至第 90 天）除阿司匹林肠溶片或硫酸氢氯吡格雷片、康复治疗外，不建议应用针刺治疗或任何卒中治疗的中西药物。

10. 疗效评价指标　主要疗效指标为用药 90 天后 mRS 评分≤1 分的受试者比例。次要疗效指标包括用药 90 天后 mRS 评分≤2 分的患者比例、Barthel 指数、NIHSS 量表评分较基线降低 4 分以上或降低到 3 分及以下的受试者比例、脑卒中生存质量表（SS-QOL）评分、中医证候疗效、急性缺血性脑卒中的复发率等。

11. 安全性评价指标　死亡、出血、脑水肿及脑疝等不良事件，其他不良事件、严重不良事件，生命体征（血压、心率、体温），实验室检查指标（血常规、尿常规、血生化、凝血功能）及十二导联心电图等。

（二）本案 DMC 的实践

本临床试验按方案要求，在首例患者入组前成立了 DMC。DMC 主席由一位中医领域的院士担任，成员包括生物统计学、临床、药学等领域的 4 位专家，启动会对 DMC 章程进行了讨论，明确了职责与分工。在本次研究过程中，计划进行两次期中分析，第一次期中分析在 30% 受试者完成 14 天用药治疗时进行盲态下的安全性评估。第二次期中分析在 60% 的入组患者用药后 90

天时进行非盲态下的安全性和有效性分析。

2022 年 4 月，DMC 召开了第一次期中分析会议，目的是进行盲态下的安全性评估。本次会议采用线下和线上视频会议结合的方式进行。由独立统计师汇报了第一次期中分析结果。与会专家们就汇报的安全性数据进行了详细讨论，特别是 3 例受试者死亡的严重不良事件；针对 16 例（21 例次）出血相关和肝肾损伤等不良事件做了详细、全面的分析。DMC 认为，试验数据质量比较好，但在试验相关人员培训、评价标准统一和质量控制等方面还有进步的空间，并建议对死亡、出血、肝肾损伤、过敏、发热、头疼等情况重点关注，对发生过程详细记录，特别是对于相关性判定不一致的不良事件需要研究者后续予以关注并确认。疫情期间临床试验难度大，工作值得肯定。发生的相关不良事件均在考虑之中，无需修改方案，可以继续进行试验。

2022 年 8 月，按计划召开了第二次期中分析会议，目的是进行安全性和有效性评价。本次会议采用线下和线上视频会议结合的模式进行，包括了非盲态下的闭门会议和盲态下的开放会议，由独立统计师汇报第二次期中分析结果。在闭门会议中，DMC 专家在非盲态下对安全性和有效性数据进行了详细讨论，一致同意"试验的有效性和安全性均在预期范围之内，无需修改方案或进行样本量的再估计，试验可以继续进行"。但 DMC 也认为死亡率和复发率整体偏低，需要注意合理解释；对于死亡、出血等情况的相关性判定要慎重对待；转氨酶升高的情况需要深入剖析，后续试验中应跟进确认。

在开放会议中，参会的临床专家与 DMC 专家进行了充分交流，对闭门会议提出的问题进行了讨论和回答，并对出血事件、严重不良事件病例的安全性风险在盲态下进行了深入分析。大家一致认为，因研究药物具有活血化瘀功效，出血相关的 AE 发生符合临床实际。对于脑出血事件，还需进一步关注出血部位及停药后的恢复。对于转氨酶水平正常转异常的情况，也需要了解实验室检查指标的升高幅度和停药后的恢复状态。同时，研究人员对前期 DMC 建议的落实情况进行了汇报，并认为 DMC 的评估客观、公正，其建议与意见对本试验的高质量完成起到了"保驾护航"的作用。

（三）案例点评

本案中的临床研究为评价某中药注射剂治疗急性缺血性脑卒中（中风病—中经络—血瘀阻络证）有效性与安全性的随机、双盲、安慰剂平行对照、多中心Ⅲ期临床试验。在研究者及 DMC 专家的共同努力下，经历了疫情的考验，高质量、高效率地顺利完成，为项目尽快申报试验中新药（IND）提供了有力支持。

第二节 ┃ 修改方案后开展研究

一、美国退伍军人事务部癫痫持续状态治疗研究

美国退伍军人事务部癫痫持续状态治疗研究是一项随机、多中心临床试验，试验 4 种静脉注射药物方案（劳拉西泮、苯巴比妥、地西泮加苯妥英钠、苯妥英钠）治疗全身性惊厥性癫痫持续状态的疗效。在研究过程中，出现了两个问题需要该研究的 DMC 来解决：招募情况不佳和治疗组之间 30 天死亡率的意外差异。

（一）临床研究简介

癫痫持续状态是一种危及生命的紧急情况，每年影响美国 6.5 万～15 万人，全身性惊厥性癫痫持续状态是其中最常见和最危险的类型。苯巴比妥、苯妥英钠、地西泮加苯妥英钠和劳拉西泮都被提倡用于全身性惊厥性癫痫持续状态的初始治疗，每一种方案都被大量的医生使用。然而，很少有来自对照试验的数据来证明这些治疗方法的疗效，而且它们也没有进行直接比较。

该研究是一项随机双盲临床试验，于 1990 年 7 月 1 日至 1995 年 6 月 30 日在 16 家附属医疗中心和 6 家大学附属医院进行。全身性惊厥性癫痫持续状态的患者被随机分配接受 4 种静脉注射药物方案中的 1 种：劳拉西泮、苯巴比妥、地西泮加苯妥英钠、苯妥英钠。由于癫痫持续状态是一种紧急情况，患者处于昏迷状态，直到随机治疗后患者恢复意识或合法授权的代表（包括近亲）到达才能完全获得知情同意。这就要求每个参与医疗中心的机构审查委员会放弃对于事先知情同意的要求。

在确诊为全身性惊厥性癫痫持续状态后，将患者分为两种亚型之一，即显性或隐性的癫痫持续状态。每个亚型分别进行随机化。根据患者体重，以标准化输注速率盲法给药。如果在输注的 20 分钟内停止状态，则继续用药到完全给药，并在开始输注的 60 分钟后观察患者。在开始药物输注后 20～60 分钟内停止癫痫发作的患者被认为是治疗成功的患者。在 20 分钟内仍处于癫痫发作状态并在输液后 20～60 分钟内癫痫发作的患者被认为是治疗失败的，并改用

另一种药物治疗。再随访 23 小时以确定复发率。评估患者在出院时或出院后 30 天的功能状态，以最先发生者为准。

主要的结局指标是治疗的成功率，如上所述。次要结局指标包括复发的频率、时间及不良反应（包括低通气、低血压和心律失常）的频率。该研究最初计划使用限制性的序贯分析计划，但在研究进行大约两年后被转换为固定样本量设计。研究设计的变化基于及时获得病人的结果，以便可以根据状态发生的时间而不是协调中心收到结果的时间来执行分析。计划所需的样本量为 436 名显性状态患者和 348 名隐性状态患者。该研究实际纳入了 395 名显性状态患者（预期的 91%）和 175 名隐性状态患者（预期的 50%）。

（二）本案 DMC 的实践

美国退伍军人事务部癫痫状态研究的 DMC 在研究过程中解决了两个主要问题：对处理招募问题的支持和建议，以及说服美国退伍军人事务部继续研究。

1. 招募问题的解决 1991 年 5 月召开了第一次 DMC 会议，当时应该有 305 名患者被纳入研究，但实际只有 78 名患者被纳入（预期值的 25.6%）。在这次会议上，DMC 提议将研究纳入试用期，如果招募情况没有改善，研究可以提前终止。DMC 还建议进行一些改变以改善招募状况，包括以下 3 点：①从大学附属医院招募患者作为受试者的额外来源。②让研究主席现场访问每个参与研究的医疗中心，以鼓励招募和讨论问题。③替换表现不佳的中心。研究领导者实施了这些建议，有 1 个中心被替换。现场访问对于获得一些中心对该研究的支持尤为重要，同时通过研究主席的报告提高了在其他中心开展研究的可能性。

到 1992 年 9 月的第二次 DMC 会议，纳入人数仅略微提高到预期的 30% 左右。基于研究领导者提出的"将资源集中到最有效的地方，对一些入组效率较低的中心进行月度考核或终止资格"的理念，DMC 提出要求将招募期从最初的 3 年延长至 5 年，并从原来的限制性序贯分析设计改为固定样本量设计。因此，4 个中心被立即终止，其中 1 个被设置为试用期，如欲通过试用期，该中心必须在 6 个月的时间内招募至少 4 名患者。这个被纳入试用期的中心最终也被终止了。因此，在初始参与研究的 15 个医疗中心和 1 个替代的医疗中心里，只有 10 个完成了研究。因为有完整的数据，来自被终止中心的患者都被保留在分析中。

在 1993 年 9 月的第三次 DMC 会议上，DMC 注意到根据方案变化，招募到的患者一般是显性癫痫持续状态，而隐性癫痫持续状态的患者数量仍然很低（只达到预期的 60%）。尽管 DMC 认为不太可能达到预期的样本量，仍建议"对隐性癫痫持续状态的研究应该继续下去，因为其提供了关于这个鲜为人知且特征很少的群体重要的新信息，有可能确定与这一群体相关的预后因素，而且它增加了对显性状态患者的招募力度，能助力后续对显性状态组的研究顺利完成"。

2. 死亡率差异报告　虽然癫痫持续状态是一种危及生命的情况，但没有预期治疗方案之间的死亡率差异，死亡率甚至没有被认为是次要结果衡量指标。在 1992 年 9 月的 DMC 会议上，有一种药物（药物 C）相对于其他两种药物（A 和 D）的 30 天死亡率多了 1 倍（1992 年 8 月数据）。虽然药物之间的差异没有统计学意义，但结果的严重性和成倍增加都与 DMC 和 HRC 有关。因此，DMC 要求研究者每月向他们提供治疗组死亡率的比较。

药物 C 和药物 A、药物 D 之间的死亡率差异一直持续到 1993 年 1 月。在 1993 年 1 月，各方共同努力检索所有未报告的数据，希望纳入最新的数据来减少死亡率的差异。然而在 1993 年 2 月报告时，药物 B 和药物 C 的死亡率都明显高于药物 A 和药物 D。尽管从未达到统计学意义，但组间比较的总体 P 值继续下降。直到 1993 年 6 月，死亡率的不平衡持续减弱，直到研究结束时，组间的差异已趋于相似。在整个研究过程中，该研究的生物统计学家是唯一知道死亡率最高的两个治疗组是劳拉西泮（药物 B）和地西泮加苯妥英钠（药物 C）的人，而劳拉西泮和地西泮都是苯二氮䓬类药物。

在 1993 年 1 月的报告之后，DMC 主席要求与研究人员和生物统计学家召开电话会议，讨论 P 值下降问题。DMC 的生物统计学家评论了"涉及当前 P 值确定的统计问题，并指出当前的分析仍然与随机变化不一致"（来自电话会议纪要）。生物统计学家提出了一些分析方法来探索为什么组间可能存在差异。这些分析包括不同地点之间的差异、常见的患者相关因素、疾病类别和不良反应。当总体 P 值最小时，分析表明使用药物 B 的患者比其他 3 个治疗组的患者平均年龄大 4~6 岁，使用药物 C 的患者比使用药物 A 或药物 D 的患者有更多的基础疾病。此外，更多的药物 B 和药物 C 的患者有"拒绝心肺复苏"的意愿。可见有迹象表明，使用药物 B 和药物 C 的患者病情较重。在 1993 年 9 月的 DMC 会议上，由于 P 值开始增加，不再需要每月进行额外的分析，但每月的死亡率报告将继续进行。在 1994 年 9 月的会议上，DMC 停止了每月的死亡率报告。

（三）案例点评

本案中 DMC 处理治疗组之间意外的死亡率差异的方法表明，对于不过早终止任何一个治疗组方面有适当的限制，同时通过密切监测情况确保患者的安全。DMC 决定在审查数据表中掩盖药物的名称，这意味着只有非医疗中心的工作人员知道死亡率高的两个治疗组都是苯二氮䓬类药物，从而缓解医疗中心工作人员的焦虑。

总之，本研究的 DMC 在面临着两个可能危及研究完成的主要问题时，通过深思熟虑的建议、支持和监测确保了研究的成功完成，同时保障了患者的安全。

二、儿科危重症应激性免疫抑制预防试验

对介入研究（包括随机临床试验）进行外部独立监督是当代临床研究的标准之一。NIH 要求所有机构针对涉及潜在风险的Ⅲ期多中心临床试验建立 DMC，要求在涉及弱势群体（包括儿童）的早期试验中建立 DMC。DMC 通常在首例入组之前审查和批准最终方案，并在试验进行期间定期召开会议审查研究进展，包括患者入组情况、方案合规性、数据质量和完整性、报告的不良事件和其他安全数据。下面介绍 NIH 指定的 DMC 在儿科危重症应激性免疫抑制（CRISIS）预防试验的规划和实施过程中的作用。

（一）临床研究简介

尽管采取了严格洗手、无菌技术和抗生素涂层导管，但院内感染和脓毒症仍然是危重症儿童发病和死亡的主要原因。而使用抗生素治疗院内感染和脓毒症被认为是危重症儿童群体中抗生素耐药微生物增加的主要因素。儿科危重症应激性免疫抑制预防试验（NCT00395161）将采用双盲、随机、对照试验设计来检验以下假设：每日使用甲氧氯普胺、锌、硒和谷氨酰胺进行预防将延迟危重症儿童院内感染或脓毒症的发生。主要研究终点是入住儿科重症监护病房（PICU）与需要气管插管、中心静脉通路或导尿管的 PICU 患者发生院内感染 / 脓毒症的时间。

（二）本案 DMC 的实践

在大约 200 名和 400 名患者完成研究后，DMC 将召开两次安全性和有效

性分析会议。在进行第一次期中分析时，DMC 将被要求批准最终研究样本
量。DMC 关于样本量的审查将在不了解期中分析时观察到的治疗效果的情况
下进行。DMC 将检查两个试验组的感染总体发生率和 PICU 住院时间分布等
参数，并确定最终样本量。对于疗效数据的正式期中审查，建议 DMC 遵守
O'Brien-Fleming 型监测边界来指导停止建议。危机数据协调中心生物统计学
家建议使用非常保守的边界，即经过两次临时观察，仅当治疗效果显著性的 P
值≤0.0002（有 1/3 的研究数据可用）或≤0.012 时，才会建议停止（2/3 的数
据可用）。期中分析期间，DMC 最初将隐藏治疗组的名称，所有研究材料中
的治疗组均标记为"A 组"和"B 组"。DMC 可以随时选择揭盲。

　　NIH 指定的 DMC 成员包含儿科重症监护医学和生物统计学领域的 4 位
专家，负责监测样本量的充分性和可行性、不良事件和 28 天死亡率反映的安
全性及原发性院内感染或脓毒症反映的有效性。他们与研究人员和试验本身
没有任何关系，也没有其他潜在的利益冲突。DMC 的运作章程以书面形式确
定，规定其组成和委员要求，以及如上所述的预计注册人数、初始会议时间表
和提前停止指南。首次面对面的 DMC 会议于 2006 年 11 月在患者开始入组前
举行。DMC 在会议上批准了研究设计，包括临床方案、会议频率和监测范围。
然而，DMC 要求第一次临时会议上的目标样本量计算要更加准确，需考虑当
时观察到的所有治疗效果。在期中分析时，生物统计学家将在盲态下评估所有
观察到的治疗效果，在存在实质性效果的情况下计算样本量。

　　DCC 和 FDA 在 2006 年和 2007 年通过电话会议、纸质通信和电子邮件进
行了互动。FDA 在首次 DMC 会议后提出 4 项要求，促进正式的研究监测及
DMC 对招募目标的评估：①关于受试者的年龄标准，根据设计是胎龄 40 周
至 17 岁，但实际要求仅限于 1 岁至 17 岁的儿童。DMC 在 33% 患者入组后进
行安全审查，对于是否招募胎龄 40 周至 12 个月之间的受试者做出决定。②患者
纳入研究后 28 天内，DMC 审查所有预期的和意外的不良事件，并在 28 天时
评估生存情况。③参与分析的 DCC 工作人员对研究中治疗组的类别不知情。
④试验中疗效数据的期中分析应基于试验中观察到的事件数量，而不是招募的
患者数量。试验的统计功效由收集的统计信息总量决定。

　　本试验于 2007 年 4 月开始招募，到 2008 年底已招募了 204 名患者。
DMC 于 2009 年 2 月召开会议审查这些患者的数据，其中 183 名患者有感染
结果。期中分析发现，两个治疗组之间原发性院内感染结果的无事件曲线大致

相等。仅当比较曲线的对数检验的 P 值<0.00004 时，监测边界才会建议因疗效而停止试验，但观察到的 P 值为 0.8。DMC 还检查了预先指定的研究亚组的结果：免疫功能低下状态和性别是亚组因素，期中分析显示治疗效果有差异趋势，但亚组效应不显著。根据多重比较并结合临床专业知识，DMC 并没有过度关注这些亚组体现出的趋势。每 100 天的事件发生率分析与上述分析一致，对无抗生素天数的二次分析也发现没有治疗差异。然而，对 28 天死亡率和淋巴细胞减少症的分析发现了一些潜在的趋势，其中一个治疗组的 28 天死亡率较高。DMC 建议维持对低龄儿童的试验关闭，并要求 6 个月后进行第二次期中数据审查，再次审查安全性和有效性数据，并重新考虑将试验扩大到低龄儿童的问题。DMC 还要求根据研究开始时患者的感染状态（存在感染、存在脓毒症或两者都没有）检查死亡率和疗效。

　　DMC 于 2009 年 11 月再次召开会议，审查截至 2009 年 10 月末随机分组的 288 名患者的数据，其中 273 名患者有院内感染/脓毒症结果。有 41% 的患者发生了院内感染/脓毒症的事件，分析发现 A 组中 40%（53/133）的患者和 B 组中 43%（60/140）的患者经历过事件。主要事件曲线表明，B 组有事件发生时间较短的弱趋势（对数秩检验 $P=0.16$）。更新的亚组曲线发现，免疫功能正常的患者与免疫功能低下的患者相比，治疗效果持续存在差异，但亚组效应仍然不显著。当在二次泊松分析中计算每个患者的多个事件时，该亚组效应是显著的（$P=0.006$，未针对多重性进行调整）。在 34 名免疫功能低下的患者中，B 组具有显著的益处。在第一次期中分析中观察到的性别特异性感染时间差异趋势，在第二次期中分析中不再突出。PICU 中的无抗生素天数在治疗组间再次具有可比性。针对死亡率和淋巴细胞减少症的最新分析发现，自第一次期中分析以来，治疗组之间 28 天死亡率的差异在幅度和统计显著性方面有所缩小，其中 A 组有 4 名患者（共 43 名）、B 组有 5 名患者（共 50 名）在 28 天时死亡。A 组中长期淋巴细胞减少症的发生率在统计学上显著较高，并且该组中中度淋巴细胞减少症的发生率也较高。总之，B 组的 28 天死亡率稍高，但死亡率差异未成为产生实质性问题。A 组的主要疗效结果发生率较低，但继发性淋巴细胞减少的发生率趋于较高。此时，DMC 进行主要疗效分析并考虑研究无效问题。根据条件效力讨论和观察到的淋巴细胞减少率差异，DMC 选择揭露治疗组身份，院内感染/脓毒症率较低的 A 组是安慰剂组。经过进一步讨论后，DMC 建议停止试验的进一步招募。所有中心立即停止招募，并停用研究药物治疗，但仍按照方案对试验中的患者进行随访。

最终的研究结果表明本试验是一项阴性研究，没有重大安全问题，免疫功能低下的亚组研究结果可能值得进一步研究。

（三）案例点评

本案例介绍了 DMC 在试验的设计和注册阶段的作用。DMC 应由相关医学学科、生物统计学以及伦理学领域的专家组成，在提出建议方面应拥有非常大的自由度。DMC 可能会比最初安排更频繁地举行会议，需要额外的临床和生物统计工作来收集和分析数据以进行计划外的期中分析。DMC 可能会建议在期中分析后提前停止试验（或仅终止多组试验中的某些组，或停止招募特定患者亚组）。试验及其基础设施的构建必须能够灵活地处理这些可能性和其他可能性。

在期中分析过程中，DMC 报告出现显著的甚至具有统计意义的趋势是很常见的。在本案的第一次期中分析中，死亡率趋势显然是被重点关注的问题，因为早期死亡率是关键的安全终点。由于当时处于危机中的患者数量不多，而且有关死亡原因的可用分析信息有限，其既不能减轻 DMC 的担忧，也不能阐明死亡原因的潜在机制。这导致 DMC 决定在 6 个月内对研究数据进行计划外的分析。在第二次期中分析中，尽管 DMC 没有正式考虑向低龄儿童开放招募，但对治疗特异性死亡率过高的担忧确实有所减轻。当近一半的患者完成入组时，DMC 的注意力转向了其中一个治疗组疗效改善的趋势。为了应对这一趋势，DMC 选择对治疗组揭盲。这一选择促进了随后建议停止招募的决定。

多中心随机试验的设计和操作程序必须考虑 DMC 的关键作用，必须允许最大的研究设计灵活性，并且研究人员必须为临时修改方案做好准备。DMC 必须拥有足够的临床和统计专业知识，以评估期中治疗差异在多次观察积累大量结果和亚组数据的情况下的潜在重要性。

三、针刺和克罗米酚对多囊卵巢综合征无排卵妇女活产率影响的研究

从研究方案设计阶段开始，DMC 对相关文件要进行严格的审批。这种早期介入有助于确保研究目的的清晰性和可实现性，同时显著提升临床研究的可操作性。下面以针刺和克罗米酚对多囊卵巢综合征无排卵妇女活产率影响的研究为例，就 DMC 在研究各阶段参与的相关工作展开探讨。

（一）临床研究简介

本研究为研究者发起的一项科研课题，本试验的目的是对无排卵的多囊卵巢综合征（简称 PCOS）妇女验证以下三种假设：①针刺方案 1 加克罗米酚（简称 CC）与针刺方案 2 加 CC 相比，能更有效地促排卵和提高活产率。②针刺方案 2 加 CC 比针刺方案 1 加安慰剂更有效或等效。③针刺方案 1 加安慰剂比针刺方案 2 加安慰剂能促排卵和提高活产率。

试验设计为随机、单盲、平行对照多中心临床试验，纳入根据 Rotterdam 标准确诊的 PCOS 患者，并且所有受试者必须有不排卵和多囊样卵巢或高雄激素血症，分为 A、B、C、D 四组，A 组为针刺方案 1 加 CC，B 组为针刺方案 2 加 CC，C 组为针刺方案 1 加安慰剂，D 组为针刺方案 2 加安慰剂，分配比例为 1∶1∶1∶1。样本量共计 1000 例，每组 250 例。观察期共 16 周，主要疗效指标为活产率，次要指标为排卵率、妊娠率、多胎妊娠率、流产率、不良反应等。

（二）本案 DMC 的实践

本研究建立 DMC 是为了确保项目的科学性和安全性，使方案既符合科学要求又兼顾伦理要求。在研究过程中，DMC 的具体职能有 5 点：①研究方案的优化、批准与实施。②监督伦理文件的有效性，关注分中心更新的伦理情况。③推进研究进度。④对项目的偏离与违反进行讨论和审核。⑤对不良事件进行监查。

该项目 DMC 由围产医学、生殖内分泌学、针灸学、流行病学的相关专家，还有临床试验管理与伦理学、法律领域的相关专家组成。DMC 会议主要通过电话、视频等方式远程进行，每季度召开 1 次，本项目共召开 9 次会议。参会人员包括 DMC、方案执行委员会（SC）、DCC、项目办公室等的工作人员。

在研究启动前，DMC 考虑到受试者的利益，提出由项目组承担受试者相关实验室检测的费用。同时，DMC 审核批准了方案和病例报告表。在研究中期，DMC 成员结合妇产科学专业知识，对比国内外类似研究，发现本项目的疗效较好，活产率较高。这引起了他们的注意，发现本项目在 PCOS 的超声诊断标准上存在一定的问题。DMC 分别要求 DCC、项目组和 SC 成员对受试者入组标准进行检查。同时 DMC 提出，服药期间的 AE 收集不够充分，建议在患者入组时向其讲解 AE，告知 AE 发生时需通知研究助手，同时加强对 AE 随访的频率并进行有导向性的随访。在研究中后期，DMC 建议将入组速度较慢的分中心的病例转移到其他分中心。在项目后期，DMC审查发现数据录入存在不及时、不准确、格式不规范等问题，要求项目办公室落实整改。

　　经DMC会议批准，项目组分别于DMC第六次会议和第八次会议后进行了病例转移，将入组速度较慢的分中心的病例转移到完成或即将完成入组的分中心，保证研究入组工作顺利结束。针对超声诊断标准的问题，SC代表到哈尔滨总中心对已经完成治疗的400余份病例中的入组标准进行系统梳理监查，共发现4例受试者不符合入组标准，检查结果汇总给DCC，并上报给DMC。经DMC商议，认可检查结果，同时建议对于未入组的受试者，把质控的重点转移到超声报告中，与当地主要研究者及超声科室沟通，遵从研究方案，要求对参加本项目的受试者详细描述子宫及卵巢情况。针对AE的问题，项目组通过分中心研究助手随访、设立项目办公室妊娠AE随访专员等措施，针对不同阶段、不同人员的AE进行分类收集。针对数据录入的问题，项目办公室实行专人负责制，由两人全职负责数据库的数据检查，定期召开研究助手电话会议，督促研究助手及时改正错误。

（三）案例点评

　　本研究未设置期中分析，DMC并未涉及对累积数据统计分析结果的判定和决策，而是与本项目的SC、DCC、项目办公室等部门协作，从研究前开始共同保障项目的科学性、伦理性及顺利开展。

　　首先，本项目DMC由国内外多学科权威专家组成，对于发现研究中的重大问题、保障研究质量起到了至关重要的作用。其他各部门均参与每季度一次的DMC会议，各部门紧密协作，对DMC提出的相关问题及建议能较快地制定解决措施并整改落实。其次，充分遵循质量源于设计的理论，本研究DMC从研究方案与病例报告表设计阶段开始介入，对相关文件进行审查和批准，有效确保了研究目的清晰、可实现，并显著提升研究的可操作性。在研究过程中，DMC不仅对入组进度、数据录入进度等进行了审查，同时也关注了诊断标准的准确性、AE是否充分收集等专业问题，有效减少了研究偏倚，保障了研究的质量。

四、新旧疗法降低结肠癌死亡率研究

　　下面以新旧疗法降低结肠癌死亡率的研究为例，对于DMC如何根据研究发现调整监查计划，从而适应临床研究的需要展开探讨。

（一）临床研究简介

在一项结肠癌相关临床试验中，治疗组和对照组的干预措施为新旧两种治疗结肠癌的药物，研究设计为非盲法，疗效指标为结肠癌死亡率，原计划DMC的会议频次为每6个月一次。

（二）本案 DMC 的实践

在本临床试验过程中，DMC 观察到试验早期治疗组的死亡率过高。DMC原计划每6个月召开一次会议，但为保护受试者安全，第一次会议后即调整为每3个月一次。后来 DMC 发现超额死亡率进一步增高，且担心非盲态研究可能导致研究者更侧重关注治疗组中的死亡情况，于是要求研究人员记录每位受试者在每个时间段的重要状态。研究者报告了更多的死亡事件，但全程监查结果提示对照组死亡人数多于试验组，且对照组疾病进展情况较为严重。在此研究中，DMC 意识到最初设计中的潜在偏见，对显著安全风险快速反应，及时调整 DMC 监查计划，要求全程动态、及时地收集相关数据并进行分析，而非因早期观察到治疗组有较高的死亡率直接提出停止试验的建议。

（三）案例点评

此案例反映了肿瘤临床研究中的 DMC 运行模式和特点。在通常情况下，肿瘤学试验是多中心、大规模、持续时间长的，主要终点是死亡、无进展生存期（PFS）或有效率。有些较小规模的试验，其主要终点可能是肿瘤大小或生物标志物数据。在肿瘤学试验中，即使主要终点指标不是死亡，死亡率也常常很高。无论 DMC 报告中是否有生存分析，都会提供死亡人数，因为死亡率总归是安全性指标。与每次访问时收集的参数不同，死亡通常是在发生后一段时间内报告。因此，DMC 必须小心地监查死亡事件发生的数量及生存数据的实际更新程度。尽管 DMC 的运行模式因疾病、试验类型及研究设计的不同而各有差异，但其全程动态监查临床试验的有效性和安全性，最大限度地维护受试者的利益，保障研究的科学性、规范性与合理性这一总体目标是一致的，故所有 DMC 的运行应遵循一定的原则与规范。

五、肩袖肌腱撕裂手术方案临床研究

一项临床试验能否顺利开展取决于良好的试验设计、严谨的质量保证等多方面因素，良好的试验设计是先决条件，而主要终点的选择是重中之重。主要终点是评价试验治疗效果的最重要的指标，通常是治疗效果最直接、最明显的表现，是判断治疗是否有效的关键，是评价试验结果的关键标准。主要终点指标应根据试验目的选择易于量化、客观性强、变异小、重复性高，并在相关研究领域已有公认标准的。主要终点指标必须在临床试验方案中确定并明确定义，并用于试验样本量的估计。"START：REACTS 研究"是一项多中心、随机对照试验，评估关节镜清创术后植入 InSpace 球囊与单纯关节镜清创术相比对于肩袖肌腱撕裂患者肩部功能的改善情况。下面以该研究为例，分析 DMC 对于该研究实施过程中因不可抗因素导致的主要终点无法达到的问题采取了什么样的解决策略。

（一）临床研究简介

"START：REACTS 研究"是一项于 2018 年在英国进行的多中心、随机对照试验，采用适应性设计。该试验的研究人群为肩袖肌腱撕裂患者，使用最小化算法来确定患者分配，以部位、性别、年龄（＜70 岁或≥70 岁）和袖带撕裂大小（由手术外科医生评估，＜3cm 或≥3cm）作为因素，进行随机分配。干预措施为关节镜清创术后植入 InSpace 球囊，对照组为关节镜清创术，样本量为 212 例，计划在 15 个中心进行招募。当所有患者完成 24 个月的随访时，试验结束。主要终点为手术后 12 个月时的 CM（constant-murley）肩关节功能评分，并将 3 个月和 6 个月的 CM 评分作为早期终点。

（二）本案 DMC 的实践

在试验设计阶段，DMC 建议研究团队采用适应性设计以方便在试验实施过程中对试验设计方案的某些方面进行相应调整。

试验实施期间因新型冠状病毒感染，参与该研究的中心取消或推迟了手术、随访的计划，并且参与试验的患者也不愿意按照试验方案去医院随访，因而无法收集已完成手术患者的主要终点数据，极大地影响了试验中干预措施的有效性评估，因而研究团队向 DMC 进行咨询。DMC 考虑到新型冠状病毒感染对主要终点数据获取产生的影响，经向研究团队了解并充分评估后，为了能够从尽可能多的已完成手术患者那里获得随访数据，决定将最初被作为研究次要终点的手术后 12 个月时的牛津肩关节评分（OSS）作为主要终点。因为 OSS 与 CM 评分密切相关且效用相似，而 OSS 可以通过电话或邮件等方式完成，不需要患者去医院面对面收集数据，因而能有效获得所有完成手术患者的主要终点数据，从而进行数据分析。

（三）案例点评

首先，该案例中的 DMC 在试验设计阶段即建议研究团队采用适应性设计以方便在试验实施过程中对试验设计方案的某些方面进行相应调整，充分体现了 DMC 在试验前就考虑到试验实施过程中可能出现的一些不利于试验开展的情况，从而需要灵活调整试验方案的风险。

其次，DMC 在因外部不可抗因素的干扰导致原定方案无法获得关键的主要终点数据，从而影响干预措施有效性评价的情况下，发挥其数据监查的积极作用，经与研究团队的充分了解疾病本身特点并评估不同的公认疗效指标后，在不影响试验的完整性的前提下，通过更改具有相似效用的主要终点获取关键数据，不影响对干预措施的疗效评价，保证研究的顺利完成。

DMC 可以在临床试验设计、实施、完成的全周期中发挥巨大作用，对于试验的顺利开展及对于干预措施的有效性及安全性评估有很大的促进作用。

六、BRAF 激酶抑制剂维莫非尼治疗黑色素瘤临床研究

在新药开发上市过程中，DMC 发挥着非常重要的作用，包括定期评估试验药物的疗效，判断其是否达能够到预期的结果；审查临床试验中的进展情况，评估临床试验的风险，确保受试者的安全。DMC 开展的期中分析是对试验过程中数据的第三方分析，通过分析得出试验结果，根据试验结果决定试验是继续进行、终止或修改方案后继续开展等，其为保护受试者权益的重要手段，也是保证临床试验高效开展的有力举措。下面以维莫非尼的临床试验为例，分析 DMC 对于该药物临床试验过程中修改方案决策的重要意义。

（一）临床研究简介

维莫非尼是一种新颖的口服小分子药物，用于治疗黑色素瘤和其他含有致癌 BRAF 突变的癌症。研究表明，维莫非尼能有效抑制 MEK 磷酸化和活化，从而抑制 ERK 磷酸化，最终抑制突变 BRAF 基因的肿瘤细胞的增殖。维莫非尼的 I 期和 II 期临床试验显示，其对转移性黑色素瘤和 BRAF 突变患者的缓解率超过 50%。

本研究为维莫非尼 III 期随机临床试验，比较了维莫非尼和达卡巴嗪对 675 例之前未经治疗的 BRAF V600E 突变的转移性黑色素瘤患者的疗效。患者被随机分配接受维莫非尼（960mg 口服，每日两次）或达卡巴嗪（1000mg/m² 体表面积，静脉注射，每 3 周一次）。主要终点是总生存率和无进展生存时间

PFS，次要终点包括反应率、反应持续时间和安全性。计划在 98 例患者死亡后进行期中分析，在 196 例患者死亡后进行终期分析。

（二）本案 DMC 的实践

本例的临床试验实施过程中，为充分保护受试者的权益，DMC 根据期中分析结果调整了治疗方案。

在 Ⅱ 期临床试验中分析整个队列的中位缓解持续时间为近 7 个月，中位无进展生存期 > 6 个月。副作用（如 AE、严重的 AE 和剂量减少）是可控的，最常见的是关节痛、皮疹、光敏、疲劳和脱发。在 Ⅲ 期试验中，基于维莫非尼组的 6 个月总生存率为 84%［95%CI（78，89）］，达卡巴嗪组的 6 个月总生存率为 64%［95%CI（56，73）］。此外，最初使用维莫非尼治疗的患者无进展生存时间显著延长［中位时间 5.3 个月 vs.1.6 个月；风险比 0.26；95%CI（0.20，0.33）］。DMC 审查了期中分析数据后，推荐将达卡巴嗪更换为维莫非尼。

（三）案例点评

本案例通过 DMC 在维莫非尼 Ⅲ 期临床试验中的实践，体现了 DMC 通过期中分析发挥对新药有效性及安全性评估的重要作用。

首先，DMC 负责定期审查临床试验的数据，对药物的安全性和疗效进行评估。例如 DMC 通过对试验数据的期中分析发现，维莫非尼的有效率为 48%，达卡巴嗪的有效率为 5%。因此，通过及时更新治疗方案，可让更多的受试者获益，以确保试验的伦理性和科学性。

其次，DMC 的建议和决策对药物的批准和上市具有重要影响。本试验显示该药物在携带 BRAF V600E 突变的患者中具有显著的疗效，FDA 于 2011 年 8 月 17 日批准了维莫非尼用于治疗晚期转移性黑色素瘤。

七、恩美曲妥珠单抗治疗腺癌临床研究

2002 年，欧洲药品管理局（EMA）发布有关可变设计与分析的考虑要点，2006 年就适应性设计方法在确证性临床试验中的应用进行了讨论。2010 年和 2016 年美国食品药品监督管理局（FDA）先后发布了药物和器械临床试验适应性设计的指南。适应性设计逐渐成为临床试验的热点问题，不少跨国公司也积极与国家药品监督管理局药品审评中心（CDE）进行探讨。经过多年发展，中国生物医药进入了创新时代，新的试验方法和技术指南也纷纷出现。2020 年 5 月 15 日，CDE 发布了《药物临床试验适应性设计指导原则（征求意见

稿)》。经过了半年多的征求意见，正式的指导原则于 2021 年 1 月 29 日出台。
在该指导原则中，对适应性设计有明确的定义：按照预先设定的计划，在期中
分析时使用试验期间累积的数据对试验做出相应修改的临床试验设计。下面以
恩美曲妥珠单抗（T-DM1）治疗人表皮生长因子受体 -2（HER2）阳性局部
晚期或转移性胃或胃食管交界处腺癌临床研究为例，展现 DMC 在适应性设计
研究的期中分析中起到的重要作用。

（一）临床研究简介

胃癌是全球第五大常见癌症，是导致癌症死亡的第三大最常见的原因。曲
妥珠单抗是一种以 HER2 为靶向的人源化单克隆抗体，其与化疗联合已被用作
HER2 阳性进展期胃癌患者的一线治疗方案。基于临床研究的数据，T-DM1
联合化疗被批准用于既往未治疗、HER2 阳性、转移性胃腺癌或既往未接受
抗癌治疗的胃食管交界处腺癌的患者，但目前还没有确定的二线治疗方法。
T-DM1 是一种抗体 - 药物偶联物，由恩美曲妥珠单抗与抑制微管聚集的化疗
药物美坦新通过硫醚连接子连接而成。多项研究表明，T-DM1 对于 HER2 阳
性乳腺癌疗效较好，也成为全球首个获批的单药治疗实体瘤的抗体 - 药物偶
联物。因此，研究团队以既往治疗过的 HER2 阳性进展期胃癌患者为对象，设
计了一项 Ⅱ/Ⅲ 期适应性无缝临床研究：Ⅱ 期研究 T-DM1 的两种给药方案，
并为 Ⅲ 期选择最合适的剂量；Ⅲ 期比较所选剂量的 T-DM1 与紫杉烷治疗的有
效性和安全性。

（二）本案 DMC 的实践

这是一项随机、开放标签、适应性、Ⅱ/Ⅲ 期研究，在全球 28 个国家的
107 个中心进行，研究设立 DMC。在试验的第一阶段，患者以 2：2：1 的比
例被随机分配到静脉注射 T-DM1（每 3 周 3.6mg/kg 或每周 2.4mg/kg）治疗组
或紫杉烷组。在第二阶段，患者以 2：1 的比例被随机分配到 DMC 选择剂量
的 T-DM1 治疗组或紫杉烷组。2012 年 9 月 3 日至 2013 年 10 月 14 日，70 例
患者被分配每 3 周接受静脉注射 T-DM1 3.6mg/kg 治疗组，75 例患者被分配
到每周接受静脉注射 T-DM1 2.4mg/kg 治疗组，37 例患者在试验的第一阶段
接受紫杉烷治疗。在 100 名患者接受了至少 12 周的治疗和随访后，基于预先
指定的算法，在 2013 年 10 月 14 日的期中分析中，DMC 进行了数据安全性
监测和方案选择。DMC 选择每周静脉注射 T-DM1 2.4mg/kg 作为进入第二阶
段的剂量。2014 年 4 月，DMC 进行了预先计划的总生存率无效性分析，建议

继续进行研究。截至 2015 年 2 月 9 日，另有 153 例患者被随机分配接受每周静脉注射 T-DM1 2.4mg/kg 治疗，另外 80 例患者接受紫杉烷治疗。最终研究结果显示，在 HER2 阳性晚期胃癌的二线治疗中，T-DM1 疗效并不优于紫杉烷。

（三）案例点评

该例试验采用适应性无缝设计，试验的两个部分通过期中分析分开，而不是进行两个单独的试验。DMC 在期中分析中起到重要作用，包括审核安全数据、选择进入第二阶段的剂量、分析总生存无效性、做出是否继续进行试验的建议等，节约了研究时间和成本。需要注意的是，虽然这种类型的研究设计为加速临床试验过程提供了潜力，但并不适用于所有研究，申办方还需要结合试验的复杂性与相关专业人员及管理机构等进行更充分的研讨后再决定。

第三节 ┃ 终止研究

一、某药物治疗自身免疫性疾病临床研究

FDA 推荐在涉及重大健康问题，且试验周期较长、多研究中心参与，或需要期中研究数据来评估和分析的研究中考虑建立 DMC。通过期中分析，DMC 能够及时识别问题并提出解决方案，从而保护受试者的安全并优化资源配置。特别是在面对不确定性和高风险的情况下，DMC 的独立审查可以为申办方提供重要的决策支持。下面以某药物治疗自身免疫性疾病的临床研究为例，展示 DMC 根据期中分析结果提供关键建议的实践。

（一）临床研究简介

本研究为制药企业发起的一项注册类临床试验，研究目的为比较试验药物对比安慰剂的有效性和安全性。试验设计为随机、双盲、安慰剂平行对照的多中心临床研究，纳入患有自身免疫性疾病伴肾损害的受试者，计划入组 240～300 例，治疗 1 周，随访 75 周，主要疗效指标为主要重点事件的发生时间。

（二）本案 DMC 的实践

在本研究中，DMC 负责审查期中分析结果，以提供是否继续试验的合理建议。在研究过程中，DMC 的具体职能分为 3 点：①根据两次期中分析结果分别对研究药物的有效性和安全性做出判定。②根据首次期中分析结果对样本

量进行再次审查。③将从累计数据中获得的其他发现报告给申办方。

由于本试验是支持药品注册申报的研究，在准备成立 DMC 进行期中分析前，申办方与美国 FDA 进行了沟通，相关想法得到了 FDA 的认可。申办方指定了一个由 3 名医生和 1 名项目经理组成的执行委员会（EC），由其指定 DMC 并确定相应的沟通程序和操作程序。DMC 负责期中分析的执行，并向 EC 提供建议。DMC 由 3 名具有丰富临床试验经验的专家组成，期中包括 1 名统计师和两名医生。信息的沟通和交流遵循 "need-to-know" 原则，也就是需要谁知道才让谁知道。在每次期中分析之前，EC 要提出一些与分析目的相一致的具体问题，然后与 DMC 召开公开会议进行讨论。在不损害试验完整性的基础上，要保证问题的清晰和恰当。之后 DMC 进行独立的盲态统计并召开闭门会议对累计数据进行审查，最后通过公开会议回答 EC 之前提出的问题。本研究分别在大约 50% 和 70% 的受试者完成试验时进行期中分析。

在执行期中分析统计的过程中，EC 指定申办方统计部门的一名项目统计师（S1）撰写 SAP，此 SAP 必须与期中分析计划保持一致，然后交 DMC 统计师（S2）审阅。S1 撰写统计分析程序，并根据测试数据库和模拟的随机编码对程序进行测试，在 DMC 会议之前两周将程序和数据递交 S2，S2 将直接从独立的随机中心得到一份复制的随机编码，并将程序中的模拟随机编码替换为真正的编码，进行统计后将结果报告直接发送给 DMC 其他成员审阅。

在第一次期中分析中，DMC 给出了继续试验的建议，并对一些患者的主要终点事件的临床定义和诊断提出了质疑，要求 EC 对终点进行详细的再次审查，以便对疗效进行评价。

在第二次期中分析中，DMC 审查发现研究药物没有重大的安全性问题，但是疗效没有达到预期，即按照 DMC 审查前确定的规则，采用 O'Brien-Fleming 方法控制总体 I 类错误，如 $P \geqslant 0.21$，则认为试验药物缺乏疗效从而终止试验。DMC 认为试验显示出研究药物优于安慰剂的可能性不大，因此建议申办方终止试验。

由于终止试验是不可逆的，申办方出于谨慎考虑又聘请了一位独立非盲统计师对数据进行了复核分析，分析结果与 DMC 的结果相同。因此，申办方接受了 DMC 的建议，做出了终止试验的决定。值得一提的是，事后申办方仔细审核了试验的质量，以明确是否是由于研究设计不完善、不依从方案等原因造成的阴性结果，审核的结论是试验实施质量良好。

（三）案例点评

本项试验研究药物的有效性及安全性存在很大的不确定性，且研究观察期长达 75 周，投入巨大，因此成立 DMC 开展独立的期中分析是非常必要的，可以提前终止无效或不安全的药物的开发，以减少不必要的资源投入或加快有重大疗效突破且安全性可控的临床急需药物的监管审评，早日惠及患者。此外，本案例 DMC 的运行过程还有以下几点值得我们关注与学习：① DMC 专家由 EC 直接遴选，DMC 只与 EC 对接，包括申办方高管在内的其他人员均不知晓 DMC 专家的身份，从而更好地保障了期中分析结果的独立性。② DMC 在每次审查前通过公开会议与 EC 充分讨论期中分析的具体目的，明确要回答的问题。③申办方统计人员通过虚拟和测试数据有效与 DMC 独立统计师进行协作，保障了独立统计工作的准确与快捷。④对于注册类临床研究，应考虑在适当的时间点与药监局进行沟通。

二、某中药处方颗粒治疗高脂血症 Ⅲ 期临床研究

DMC 主要通过审阅期中分析数据进行有效性和安全性监查，并基于此协助申办者做出关键决策。下面以某中药处方颗粒治疗高脂血症的 Ⅲ 期临床研究为例，展现 DMC 在基于有限的研究数据无法得出有统计学意义的结论时，综合分析研究现有的有利因素及风险因素，给出多种建议供申办方参考。

（一）临床研究简介

本研究为制药企业发起的一项注册类临床试验，研究目的为评价试验药物治疗高脂血症（肝肾阴虚、痰瘀内阻证）的有效性和安全性。试验设计为随机、双盲双模拟、安慰剂与阳性药平行对照的多中心临床研究，纳入 18～70 岁高脂血症（空腹血 LDL-C≥4.14mmol/L，同时 LDL-C＜6.50mmol/L，TG＜5.65mmol/L），中医辨证属于肝肾阴虚、痰瘀内阻证，且饮食符合中国成人血脂异常防治指南中 TLC 基本要求的患者。样本量共计 600 例，试验组 360 例，阳性药组和安慰剂对照组分别为 120 例，观察期包括 4 周导入期和 12 周双盲试验期，主要疗效指标为血 LDL-C 水平降低的比率，次要疗效指标为血 TC、HDL-C、TG 的变化、中医证候变化、体征指数变化，安全性指标包括血、尿、便常规、肝肾功等实验室检查，以及心电图和不良事件等。

（二）本案 DMC 的实践

本研究建立 DMC 主要是为了审查安全性期中分析结果，以提供是否继续

试验的合理建议。DMC主要负责评估试验药物的安全性及其他影响研究结果的因素。

本项目DMC由4名临床专家、1名临床药理专家、1名流行病学专家、1名药品审评专家及1名秘书组成，此外还设置了1名独立非盲统计师。研究计划在1/3受试者完成末次访视时，进行安全性期中分析，以评估试验药物的安全性及其他影响研究结果的因素。DMC会议分为公开会议和闭门会议，公开会议除DMC成员外，允许研究相关人员及申办方代表参会。公开会议对下述问题进行讨论：研究进展、受试者总体基线特征、方案依从性情况、不良事件发生情况以及研究实施中遇到的问题。闭门会议只允许DMC成员参加，DMC专家就发生安全性事件的病例进行逐一讨论，同时审查分组安全性统计分析报告。DMC章程中提前确定了需关注的安全性分析内容，详细的统计分析计划由申办方指定的盲态统计人员制定，并提交独立非盲统计师进行分组数据的统计分析，由非盲统计师在DMC闭门会议上报告安全性分组分析结果，DMC专家讨论并给出建议，由主席指定的人员进行详细记录，相关统计分析报告及会议记录保密。

DMC专家分析了本项研究的有利因素及风险因素，并结合利弊因素，给出了多项建议。根据前期研究结果提示，研究药物具有潜在疗效，但研究药物组方中存在有明确肝损伤不良反应的药物，后续审评形式较严峻，DMC提示需在后续研究中控制肝酶异常升高事件的发生率，或明确不宜使用该药的人群，方有望通过审评。结合期中分析时的安全性数据，DMC提示肝酶异常的发生率较高，且市场存在疗效确切的同类产品，该研究药物属于高风险低收益品种，建议申办方慎重考虑下一步研究计划。

对于后续研究工作的开展，DMC给出了4点建议：①收集前期其他检查指标情况，对肝酶升高的类型进行判断，如干细胞型或胆汁淤积型。②追踪已发生不良事件的受试者病史及相关资料并存档（除外合并可引起肝酶升高的疾病者），以备审评查验。③完善Ⅲ期研究方案，增加入组时对脂肪肝和感染性肝病的排查，增加肝病相关安全性指标，增加出现肝酶异常升高时补充检查的指标，包括急性感染性肝病的检查及自身免疫性肝病的检查，目的在于控制后续研究中肝酶异常升高事件的发生率。④使用电子EDC系统实时录入数据并设置风险监控警戒线，对研究数据进行即时风险监控，根据研究情况及时暂停或终止试验，保障受试者安全的同时降低申办方的后续成本。

综合考虑后，申办方决定终止该项研究。

（三）案例点评

本项研究截止到期中分析时，由于发生安全性事件的人次有限，基于有限的研究数据无法得出有统计学意义的结论。相关数据只有提示意义，关于研究药物的安全性仍存在不确定性，因此 DMC 分析了本项研究的有利因素及风险因素，并综合利弊给出了多种建议及相关考虑供申办方参考。

三、超长效帕利哌酮棕榈酸酯预防精神分裂症复发临床研究

DMC 具有保护受试者的安全性、保证试验的可靠性及试验结果的有效性的职责。若研究的期中分析显示，试验的有效性结果满足预设的统计决策准则，可提前终止试验。如何做出因阳性结果提前终止的决策，需 DMC 参与并谨慎处理。下面以超长效帕利哌酮棕榈酸酯预防精神分裂症复发临床研究为例，展现 DMC 在有效性监查过程中的实践及作用。

（一）临床研究简介

精神分裂症是由一组症状群所组成的临床综合征，它是由多因素引发的慢性疾病，其临床症状复杂多样，可涉及感知觉、思维、情感、意志行为及认知功能等多方面，个体症状差异较大。然而，精神分裂症患者通常由于缺乏对其疾病和药物治疗重要性的了解而影响治疗依从性并增加复发频率，且每次症状恶化都存在住院风险，对医疗资源造成重大负担。长效可注射抗精神病药物通过减少每日给药需求，避免抗精神病药物依从性差的问题，并降低精神分裂症患者因依从性差而导致复发和住院的风险。而 3 月剂型的帕利哌酮棕榈酸酯由于具有超长消除半衰期，或为解决该类问题带来希望。

申办方开展了一项随机、双盲、安慰剂对照、复发预防研究，旨在评估 3 月剂型的帕利哌酮棕榈酸酯与安慰剂对比，在延迟既往接受过单月剂型帕利哌酮棕榈酸酯治疗至少 4 个月的患者精神分裂症症状复发方面的有效性和安全性。申办方于 2012 年 4 月至 2014 年 4 月期间在 8 个国家进行了一项Ⅳ期随机多中心试验，包括 3 周筛查期、17 周可变剂量开放过渡期、12 周开放维持期和持续时间可变的双盲期。在纳入的 506 例患者（年龄 18～70 岁，诊断为 DSM-IV-TR 精神分裂症）中，305 例被随机分配双盲阶段 3 月剂型的帕利哌酮棕榈酸酯（n=160）或安慰剂（n=145）。在开放过渡期，患者每月接受一次单月剂型的帕利培酮棕榈酸（50/75/100/150mg eq）；在开放维持期，患者每月

接受一次 3 月剂型的帕利哌酮棕榈酸酯；在双盲期，稳定的患者每 3 个月随机接受一次安慰剂或 3 月剂型的帕利哌酮棕榈酸酯（175/263/350/525mg eq）。主要疗效指标为随机分组到双盲期首次复发的时间。

（二）本案 DMC 的实践

申办方组建了一个独立的 DMC 进行持续安全监测和疗效期中分析，并提供了关于修改、停止或继续研究的建议。DMC 由 4 名精神科医生和 1 名统计学家组成，他们每季度定期独立审查安全数据，并按计划进行了非盲态疗效分析。该项研究持续至受试者经历复发事件并完成所有研究结果的评估，或满足一项或多项研究终止或退出标准，或在双盲阶段保持无复发直至期中分析（共发生 42 起复发事件），或共记录了 70 起复发事件而终止研究。

期中分析结果发现，治疗组的首次复发时间显著优于安慰剂组［OR: 3.45，95%CI（1.73，6.88），$P < 0.001$］。其中，安慰剂组中共 42 名患者（29%）复发，治疗组中共 14 名（9%）复发。因此，鉴于 3 月剂型的帕利哌酮棕榈酸酯已取得显著的临床疗效，根据不断累积的试验数据，DMC 建议提前终止该项试验。

该项临床试验表明，与安慰剂相比，3 月剂型的帕利哌酮棕榈酸酯可显著延迟精神分裂症患者的复发时间，其安全性与其他已上市的帕利哌酮棕榈酸酯一致。

（三）案例点评

《指导原则》中提到，DMC 的首要任务是进行安全性监查以保护受试者的安全，DMC 的另一个重要任务是通过审阅期中分析数据监查其有效性，并协助申办方做出是否提前终止试验的决策。提前终止临床试验对于临床研究是一项重大决策，DMC 必须非常谨慎地决定是否给出提前终止临床试验的建议。

此案例的研究对象为精神疾病患者，属于弱势群体，因此为保证受试者的权益，DMC 需要对受试者接受治疗的时间进行评估与监测，例如在观察到多少起复发事件之后结束试验或期中分析结果阳性（试验药组优于安慰剂组）的情况下结束试验，不仅要保护受试者的安全，同时也需保证试验数据的完整性和可信性。申办方与 DMC 也应积极沟通，DMC 的主要作用是提供建议，而其建议是否被接受则由申办方决定。

四、达格列净治疗慢性肾脏病临床研究

期中分析是指在试验过程中数据累积到一定程度时所做的数据分析，并

且根据数据分析结果按照预设程序对试验后续过程做出决策。期中分析计划通常在试验开始前由申办方提出，经 DMC 审阅并在第一次期中分析之前完成终稿。期中分析计划可以是整个研究统计分析计划的一部分，但并非所有临床试验均开展期中分析，尤其是当预设的期中分析节点接近于试验结束时。即使未设定期中分析，DMC 仍可通过定期审查会议达到对试验的有效性、安全性进行监查的目的，并根据统计结果向申办方提出相关建议。下面以达格列净治疗慢性肾脏病的临床研究为例，展现执行委员会决定在试验方案中删除 DMC 期中分析，但 DMC 仍在定期审查会议后向申办方提出提前终止试验的建议。

（一）临床研究简介

该研究是一项于 2017 年 2 月 2 日至 2020 年 6 月 12 日在 21 个国家的 386 个研究中心开展的随机、双盲、安慰剂对照的多中心临床试验，纳入 4289 名估算肾小球滤过率（estimated glomerular filtration rate，eGFR）$25\sim75mL/1.73m^2$，尿白蛋白肌酐比 $200\sim5000mg/g$ 的患有或不患有 2 型糖尿病的成年人。主要终点为 eGFR 降低≥50%，发生终末期肾脏病，或由于肾脏或心血管原因死亡。次要终点为由 eGFR 持续降低≥50%，由终末期肾脏病或肾脏原因死亡构成的复合肾脏终点，由因心力衰竭住院或心血管原因死亡构成的复合心血管终点，以及全因死亡。

（二）本案 DMC 的实践

本研究设立独立的 DMC，DMC 由 8 位专家组成，负责监查临床试验的安全性，裁定主要和次要终点。本研究设定在 75% 主要终点事件发生时开展期中分析。但在研究开展期间，由于 75% 主要终点事件发生的时间接近试验结束，故执行委员会决定在试验方案中删除期中分析。

2020 年 3 月 26 日召开定期审核会议之后，DMC 根据已发生的 408 起主要终点事件判断疗效明确，建议终止本试验。申办方接受了这一建议，试验结束时的中位随访时间为 2.4 年。达格列净组 197 例受试者（9.2%）和安慰剂组 312 例受试者（14.5%）发生了复合终点［风险比 0.61，95%CI（0.51，0.72），$P<0.001$］。复合终点中所有构成部分的事件发生率均表明达格列净的疗效较好。达格列净组的复合终点风险均显著低于安慰剂组，且心血管原因死亡或因心力衰竭住院的风险较低，生存期较长。

研究者认为，本试验的提前终止可能降低了一些次要终点的统计学效力。

然而，达格列净治疗慢性肾脏病的疗效具有很强的内部和外部效度，因此这一局限性不太可能对研究结果产生重大影响。

此外，受试者的安全由 DMC 监管。该试验收集了某些不良事件数据，包括严重不良事件、导致停用达格列净或安慰剂的不良事件，以及被关注的不良事件（血容量不足症状、肾脏事件、严重低血糖、骨折、截肢和潜在的糖尿病酮症酸中毒）。潜在的糖尿病酮症酸中毒病例由 DMC 裁定。结果表明，在达格列净组和安慰剂组中，不良事件和严重不良事件的发生率相似。达格列净组未发生糖尿病酮症酸中毒，安慰剂组中 2 例受试者发生了糖尿病酮症酸中毒。在未患 2 型糖尿病的受试者中，既未观察到糖尿病酮症酸中毒，也未观察到重度低血糖。

（三）案例点评

该案例展示了 DMC 在安全性监查和有效性监查方面的作用。《指导原则》中提到，DMC 对于阳性结果做出提前终止的决策，除了要满足统计学要求外，还需综合考虑期中分析数据的可靠性和成熟度、安全性信息的充分性、结果的内部和外部的一致性，以及监管部门对该类临床试验的相关要求。期中分析并非 DMC 发挥安全性监查和有效性监查作用的必需流程，当预设开展期中分析时间接近试验结束时，可能不会继续开展期中分析，但这并不影响 DMC 对试验有效性和安全性进行监查。在本研究中，DMC 在定期审查会议中发现疗效明确，向申办方提出提前终止试验的建议，提高了试验效率，保证了试验科学性，节约了时间成本和资源。

五、TGF-β1 mAb 治疗糖尿病肾病临床研究

临床研究中有时会出现因结果无效而提前终止临床试验的情况，何时进行判断、如何判断、是否存在其他影响因素等是提前终止试验时必须要考虑的问题。DMC 的重要任务之一是通过审阅期中分析数据，对有效性进行监查，并协助申办方做出是否提前终止试验的决策。下面以 TGF-β1 mAb 治疗糖尿病肾病（DN）临床研究为例，展现 DMC 因期中分析确认疗效不佳而建议提前终止临床试验的相关问题。

（一）临床研究简介

DN 是全球大部分地区导致终末期肾脏病（ESRD）的常见原因，目前血管紧张素转换酶抑制剂（ACEI）和血管紧张素受体阻滞剂（ARBs）是 DN 的

推荐治疗。由于在使用肾素—血管紧张素系统（RAS）抑制剂治疗的糖尿病患者中 ESRD 的风险仍然很高，所以需要新的治疗方法来提供额外的肾脏保护。肾纤维化是进行性 DN 的主要组织学特征之一，与肾脏 TGF-β 表达增加有关，抑制 TGF-β 已被证明可以减轻糖尿病动物模型的纤维化程度。因此，以 TGF-β 为目标似乎是一个合乎逻辑的研究路线。TGF-β1 mAb 是一种具有完全中和作用的人源化单克隆抗体，可以降低 TGF-β1 活性。研究的预期是 TGF-β1 mAb 通过降低 TGF-β1 活性，产生额外的肾脏保护，从而协同 RAS 抑制剂，为 DN 患者提供更加安全有效的治疗。

申办方发起了一项随机、双盲、安慰剂对照、多中心、多国家、Ⅱ期临床试验。该研究的目的是确定在标准治疗中加入 12 个月的单克隆抗体治疗时，是否能有效并安全地降低与 DN 相关的肾功能下降率。研究分为 3 个阶段：筛选和导入期，12 个月疗程，2 个月随访。研究招募了 417 名年龄为 25 岁以上的 1 型或 2 型糖尿病患者（Scr：女性 1.3～3.3mg/dL，男性 1.5～3.5mg/dL；24 小时尿白蛋白肌酐比≥800mg/g）。将患者随机分组，其中 103 名接受安慰剂治疗，105 名接受 2mg TGF-β1 mAb 治疗，103 名接受 10mg TGF-β1 mAb 治疗，106 名接受 50mg TGF-β1 mAb 治疗。该试验周期为 12 个月，将血清肌酐从基线到 12 个月的变化作为主要疗效指标。共有 258 名患者完成了试验，而 159 名患者在接受预期的 12 个月治疗前停止治疗。试验结果见图 5-1。

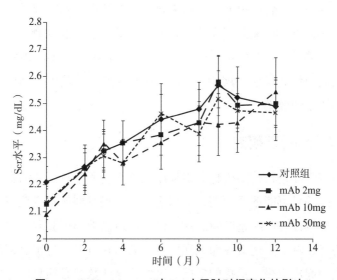

图 5-1 TGF-β1 mAb 对 Scr 水平随时间变化的影响

（二）本案DMC的实践

该试验的DMC组成人员包括2名肾病专家、1名心脏病专家和1名统计师，6个月左右对试验数据进行一次公开的安全监查。虽然没有发现具体的安全问题，DMC在试验进行6个月后监测的Scr平均变化并未呈现肾脏受益的趋势，但任何TGF-β1单抗治疗都没有统计学意义的效果，在研究过程中Scr逐渐上升。在2mg、10mg和50mg的单抗治疗中，Scr上升的时间过程与安慰剂相似，但没有t对Scr或eGFR斜率的补偿效应（数据未显示）。Scr的最小二乘均值在两组之间也没有差异。安慰剂组为14%［95%CI（9.7%，18.2%）］，接受TGF-β1 mAb 2mg、10mg、50mg治疗的分别为20%［95%CI（15.3%，24.3%）］、19%［95%CI（14.2%，23.0%）］和19%［95%CI（14.0%，23.3%）］。因此，抗TGF-β1治疗并没有改变肾功能的进行性下降。且无效分析表明，试验完成后达到主要终点的可能性很低。因此DMC得出结论，获益-风险评估结果不支持继续研究。研究团队对最终数据的分析证实了TGF-β1 mAb并未减缓糖尿病肾病的进展，这反映在了Scr、eGFR和UPCR的基线变化中。在DMC的建议下，研究者提前4个月终止了试验。

（三）案例点评

《指导原则》中关于有效性监查方面，DMC根据研究方案事先确定的统计决策准则，经对非盲数据进行期中分析后，判断有效性结果是否满足提前终止临床试验的条件。若期中分析的结果显示预期按原计划完成试验得到阳性结果的概率较小，继续试验意义不大，可提前终止试验。该案例中DMC对研究进展、安全性数据和有效性终点进行评估，因TGF-β1 mAb治疗DN无效性证据明确而建议终止试验，展示了DMC在研究终止决策中的准确性，保证了临床试验的质量和效率。

六、艾滋病社区研究

几乎所有正在进行的随机化分组临床试验都需要某种形式的数据监查，不同治疗之间的差异可能超过预期，或出现了没有预料到的不良反应。无论哪种情况出现，都应该提前终止试验。这样做不但对已参加试验和将要参加试验的受试者有明显影响，它还有更深刻和更广泛的潜在意义，特别是试验数据可能和其他证据一起成为今后治疗的依据。因此，这些数据必须足以令更广泛的医师和患者团体信服，以决定未来的医疗实践。为确保参与试验的个体和社会的最高利益，做出提前终止某项试验的决策者负有重要责任。本案以艾滋病社区研究为例，展现 DMC 在研究实施过程中进行期中分析，并根据其结果最终决定终止研究的相关问题。

（一）临床研究简介

一项社区艾滋病研究（CPCRA#002 试验）于 1990 年开展。当时 Zidovudine（AZT）是艾滋病治疗的一线药物，而 Didanosine（ddI）被视为患者对于 AZT 耐受或治疗不佳时的首选药物。CPCRA#002 试验的目的是验证在 AZT 耐受或治疗不佳的患者中，Zalcitabine（ddC）的疗效是否非劣于 ddI。

该试验的主要指标是艾滋病典型事件或死亡事件的发生率。试验设计阶段规定随访至观察到 243 例终点事件（疾病进展或死亡）为止。在终点事件发生数约为 25%、50% 和 75% 时分别进行期中分析。

（二）本案 DMC 的实践

该研究的期中分析由 DMC 实施。期中分析结果显示，经过随机分组后有 237 例受试者接受 ddC 治疗，230 例受试者接受 ddI 治疗。在终点事件发生数约 25% 时进行的期中分析显示，ddI 组具有较强的优势。ddI 组出现的死亡事件数明显少于 ddC 组（19：39，ddC/ddI 相对危险度为 2.1，$P=0.009$）。根据事先确定的终止条件，DMC 判断该结果未达到临界值，建议试验继续进行。在后续分析时，ddI 最初的效果优势逐渐消失，但均未达到终止试验的标准。在终点事件发生数约 75% 进行期中分析时，由于统计结果显示试验出现预计的最大事件数，DMC 建议终止该试验。最终试验结果显示 ddC 非劣于 ddI 的假设成立。

（三）案例点评

DMC 的主要职责包括审查和评价累积的安全性数据；审查和评价试验执行情况和进程；在预先制定了有效性数据的期中分析计划或具有明确评估有效性证据的统计学标准的情况下，审查和评价试验的有效性数据；向新药申办方或临床研究课题的项目组织管理者提供关于继续试验、修改方案或终止试验的建议。期中分析是指在试验数据收集完成之前进行的任何非盲态分析、总结或检查。在临床试验中，DMC 通过审阅期中分析结果，可以对已知的非盲数据进行审查，判断有效性结果是否满足提前终止临床试验的条件。期中分析的统计方法一般应在临床试验方案中提前规定，而对于有效性评价最常用的方法是采用成组序贯分析方法。在成组序贯分析的理论框架下，一旦所累积的数据足以对试验产品的有效性做出推断结论，则可以终止试验。所得出的结论可能是试验药品的有效性结果或无效性结果，其具体的内容包括以下两种情况：①期中分析的结果显示，预期按原计划完成试验得到阳性结果的概率较小，继续试验意义不大，故而以阴性结果提前终止试验。②期中分析的结果显示，试验的有效性结果满足预设的统计准则，以阳性结果提前终止试验。

七、快速体液复苏治疗休克儿童临床研究

临床试验期间安全性评价的主要目的是通过对安全性数据的持续监测、实时分析和评估，及时识别出可疑且非预期严重不良反应等重大的风险事件，采取适当措施充分控制风险。安全性评价是新药获益 – 风险评估的重要基础，因此在以安全性指标，尤其是以死亡率或严重发病率为主要终点的临床试验中，急需 DMC 来独立监测试验的安全性数据。FEAST 试验是一项多中心随机对照试验，其目的是评价对休克的儿童进行快速液体复苏是否优于维持液体治疗，试验的主要终点是死亡率。下面以该试验项目为例，分析展现 DMC 对于研究实施过程中暴露出来的问题所采取的解决思路和方法。

（一）临床研究简介

FEAST 试验是一项于 2009 年在非洲开展的多中心随机对照试验，评价对休克的儿童进行快速液体复苏是否优于维持液体治疗。该试验由两项独立的研究（FEAST–A 和 FEAST–B）组成，其中 FEAST–B 研究中的研究对象仅限于患有严重发热性疾病并发严重低血压的儿童，经纳排标准筛选入组后被随机分配至白蛋白组或 40～60mL/kg 盐水组，后因入组人数太少（$n=29$）无法评估。在 FEAST–A 中，受试儿童患有严重的发热性疾病和灌注受损，但没有严重的低血压，被随机分配到 3 个组：20mL/（kg·h）盐水推注组，20mL/（kg·h）白蛋白推注组及维持液静滴 4mL/（kg·h）的对照组。此外，3 个组的儿童都接受了标准的常规治疗及护理，包括抗生素、抗疟药和维持液体等。样本量为 2880 例，试验的主要终点是死亡率。

截至 2010 年 6 月，2196 名受试儿童数据显示死亡率为 9.3%，低于初始样本量计算中假设的 11%；两组静脉推注组的 48 小时死亡率相较对照组高了 2.4%，但没有统计学意义；3 个组别所有受试者均未出现肺水肿。2010 年 7 月进行了两项方案修正，一是将样本量从 2880 名儿童增加到 3600 名儿童，二是在第一个小时将两个推注组的液体量从 20mL/kg 增加到 40mL/kg（高收入

国家休克儿童管理的建议值）。

2011年1月，2987名受试儿童的数据结果显示，白蛋白推注组的48小时死亡率为10.2%，盐水推注组为10.2%，对照组为7.0%。与对照组相比，盐水推注组的相对风险为1.46［95%CI（1.09，1.96），$P=0.01$］，白蛋白推注组与盐水推注组无差别。两组静脉推注组的死亡率［相对风险1.46，95%CI（1.13，1.90），$P=0.004$］显著高于对照组。

（二）本案DMC的实践

在试验设计阶段，方案中试验的主要终点是死亡率，但DMC考虑到液体超负荷的可能性，向试验指导委员会建议同时监测严重不良事件和一些与液体推注给药相关的特定不良事件。

在试验中期进行了两项方案修正，一是扩大样本量，二是在第一个小时将两个推注组的液体量增加，这也是高收入国家休克儿童管理的常规建议。DMC同意了对于方案的修改。

2011年1月，DMC审查了2987名受试儿童的数据，结果显示白蛋白推注组的48小时死亡率为10.2%，盐水推注组死亡率为10.2%，对照组死亡率为7.0%。与对照组相比，盐水推注的相对风险为1.46［95%CI（1.09，1.96），$P=0.01$］，白蛋白推注组与盐水推注组无差别。两个静脉推注组的死亡率［相对风险1.46，95%CI（1.13，1.90），$P=0.004$］显著高于对照组。DMC经讨论认为，现有结果足以表明继续推注液体的干预是徒劳的，且增加死亡风险，建议立即停止研究。

（三）案例点评

该试验充分表明了开展以死亡率或严重发病率为主要终点的临床试验时，组建DMC独立监控试验的进行并检查安全性和有效性数据的必要性。在试验中期，DMC获悉方案修订中拟增加样本量并增加推注液体量，当时数据显示与对照组相比，两个干预组的死亡率均较高但无统计学意义，且考虑到相比在没有明确证据证明接受新干预措施的儿童受到更多伤害时停止试验，继续试验以达到具有统计学意义的结果更重要，遂同意修改方案继续试验。但当有充分的证据表明继续试验会使受试者处于不必要的风险中，并且新治疗的疗效不优于该地区当时的标准护理时，DMC充分考虑到地域差异（与其他部分国家使用的治疗标准不同，参与试验的非洲国家不使用推注液来治疗休克儿童），遂建议提前终止试验，规避了不必要的风险。

八、舍曲林辅助治疗无症状隐球菌抗原血症研究

DMC 的首要任务是进行安全性监查以保护受试者的安全，主要体现在对数据进行安全性评估，并对已知风险再次审查，在临床试验过程中确保风险和获益之间的平衡。当试验存在重大安全隐患，出现严重并发症甚至危及受试者生命时，DMC 可能会考虑向申办者建议终止临床试验、暂停试验。

（一）临床研究简介

隐球菌病是导致艾滋病相关死亡的重要原因（约占 15%），然而在外周血中可检测到隐球菌抗原（CrAg）的早期播散性自体感染持续时间较长，这种无症状的隐球菌抗原血症在脑膜炎症状出现之前可持续数周至数月。对无症状CrAg 阳性者给予氟康唑治疗比单纯的人类免疫缺陷病毒（HIV）抗逆转录病毒疗法（ART）有生存益处。隐球菌负荷较高的人可能需要增强抗真菌治疗。然而，在低收入和中等收入国家抗真菌药物的选择有限。

有研究表明，舍曲林和氟康唑之间的协同作用可减少大脑中的隐球菌，并有利于小鼠的生存。本次试验假设对于无症状 CrAg 阳性患者，在进行氟康唑抢先治疗的标准护理中加入辅助性舍曲林将会提升患者的生存率。这将是提高抗真菌活性，并涵盖新出现的耐药性或氟康唑杂合耐药性的方法。

本研究为在 CD4＜100 个 /μL 的艾滋病患者中筛查 CrAg 阳性患者，并对其进行一项随机、双盲、安慰剂对照的临床试验。所有受试者接受世界卫生组织标准治疗，氟康唑 800mg，持续 2 周；然后 400mg，持续 10 周；接下来200mg，持续 24 周。参与者按 1 : 1 的比例随机接受舍曲林或安慰剂的辅助治疗，舍曲林以每天 100mg 的剂量开始服用，持续 1 周，随后每周增加 100mg，直至每天 400mg；然后继续以每天 400mg 的剂量服用 8 周（至第 12 周），随后在 3 周内逐渐减少，持续至第 15 周，直至达到总剂量。主要终点是无脑膜炎 6 个月生存率。

从 2017 年 11 月 15 日开始，研究团队筛查了 48 名 CD4＜100 个 /μL 的CrAg 阳性患者，并招募了 22 名受试者。其中，曲舍林组 10 人，安慰剂组 11人。2018 年 2 月 27 日，DMC 停止了登记，因为两名受试者患有患需住院治疗的精神病症状（舍曲林组），还有另外一名受试者死于出现符合隐球菌性脑膜炎的进展性症状后（安慰剂组）。截至 2018 年 3 月 13 日 DMC 会议召开之时，21 名受试者中发生了 6 起严重不良事件（5 例住院，1 例死亡，29% 的严

重不良事件发生率）。其中有 1 名受试者出现躁狂症不良反应（舍曲林组），一名受试者因肺栓塞住院（安慰剂组）。停药时，舍曲林组发生 4 例严重不良事件，安慰剂组发生 3 例严重不良事件，包括 1 例死亡。试验终止后，安慰剂组出现 1 例严重不良事件，DMC 报告中作为补充附录 2 提供。DMC 对这几起严重不良事件极为关注，且并认为其出现比率高于继续研究的可接受比率。

总的来说，10 名舍曲林组受试者中有 10 例无脑膜炎存活 6 个月，11 名安慰剂组受试者中有 9 例无脑膜炎存活 6 个月。尽管接受舍曲林治疗的受试者有 6 个月的无脑膜炎生存期，但舍曲林组有 4 名受试者发生严重不良事件，而安慰剂组有 3 名受试者发生严重不良事件。试验因严重不良事件而终止，因此无法对辅助舍曲林治疗隐球菌抗原血症的疗效进行评估。

（二）本案 DMC 的实践

1. 建立目的　《指导原则》中指出，在临床试验中是否需要设立 DMC 可视研究项目的具体需求而定。例如，大多数早期探索性试验和没有重大安全性问题的短期研究，可能不需要设立专门的 DMC；而确证性临床试验，特别是大样本、安全性风险高、包含适应性特征的复杂设计或观察周期较长的临床试验，设立 DMC 就非常有必要性。

本试验研究艾滋病患者中 CrAg 阳性患者，病情进展可能性大，并发症较多，试验安全风险高；而且试验药物舍曲林在精神系统方面不良反应事件发生率高，故需要设立 DMC。DMC 负责维护试验受试者的利益，从有效性与安全性角度权衡研究干预措施的获益 – 风险关系，动态审查和评估研究风险与安全性，进一步保证受试者利益，维护研究的科学性与伦理性。

2. 解决的问题　在临床试验前，如果有证据表明研究干预可能存在重大安全隐患，那么受试者可能会经历许多不良反应事件，特别是涉及多中心临床试验的特殊受试者群体时（如儿童、妊娠妇女、癌症患者等），应考虑成立 DMC。DMC 将全程通过监查，对数据进行安全性评估，并对已知风险再次审查，在临床试验过程中确保风险和获益之间的平衡。如果试验研究产生的风险非常严重，DMC 可以建议停止试验。

DMC 应充分考虑试验中可能观察到的所有值得特别关注的潜在不良事件和不良反应，并根据不良反应严重程度向申办方提供终止临床试验、暂停试验并进一步查明试验的安全性问题等建议。本试验针对艾滋病患者中的 CrAg 阳性患者，疾病可出现严重精神方面并发症，危及受试者生命，且试验药物舍曲林也存在精神方面的不良反应。由于本研究存在重大安全隐患，故需设立DMC 进行安全性监查以保护受试者的安全。

3. 运作方式

（1）安全性及试验操作质量监查：DMC 在试验启动前和启动后第三个月进行了安全监督审查，评估了治疗组的安全性和有效性措施。

（2）安全性及有效性监查：DMC 表示，试验中出现的严重不良反应（3例精神病事件）"很可能"与舍曲林有关。最初，DMC 担心这些事件是由于药物毒性导致。当两名受试者的舍曲林血浆药物水平被发现检测不到或较低时，DMC 表示精神病可能是由于停止或重新服用舍曲林造成的。舍曲林组有 4 例非致死性严重不良事件，安慰剂组有 3 例严重不良事件（1 例致死）。DMC 认为严重不良事件的发生率高于继续研究的可接受率，故于 2018 年 3 月 18 日终止了试验。

（三）案例点评

DMC 通过期中分析审查数据对试验安全性及有效性进行监查，得出研究中出现的严重不良事件与试验药物的非常规给药剂量有关（本研究中舍曲林的剂量高于用于抑郁症的典型剂量）。由于本试验中舍曲林组神经精神方面的不良事件发生率很高，DMC 提前终止了试验，有效地维护了受试者的利益，使受试者避免承担高发生率的严重不良事件的风险，保护了受试者的安全，减少研究造成的健康损害。

总结分析本研究实施中最值得借鉴之处，DMC 的职责之一是保障受试者的权益和安全。《儿科人群药物临床试验技术指导原则》中要求，DMC 在实际审查中应关注涉及弱势群体的临床试验与 DMC 之间的关系。本研究的受试者为艾滋病患者中 CrAg 阳性患者，此群体健康情况具有一定特殊性，且研究药物舍曲林存在已知不良反应，因此本研究安全风险较大，研究中需要对项目进行独立和持续的监测，而监测在整个试验过程中起到保护受试者利益和安全的作用。DMC 根据获益和风险之间的平衡进行仔细审议后，提出继续或停止研究的建议，起到了保护受试者权益并减少损害的作用。

九、艾滋病并发巨细胞病毒视网膜炎试验

在艾滋病眼部并发症巨细胞病毒视网膜炎的试验研究中，DMC 面临的挑战是协调内部不一致的安全性和死亡率数据，并确定来其他同时进行的试验

的死亡率数据的权重。而协调中心（CC）在协商沟通联合赞助试验的结果时也面临挑战。通过本案实践表明，CC 应在早期对某些组织和程序问题做出规定，例如关于缺席投票的规则、监督委员会应向哪个机构正式报告及传播不同类型结果的时间和一般内容等，以便多家机构联合资助临床试验面临问题时能够及时做出更好的决策。

（一）临床研究简介

巨细胞病毒（CMV）引起的视网膜炎是艾滋病患者最常见的机会性感染之一，也是艾滋病患者视力受损和失明的主要原因。尽管系统使用抗 CMV 药物在最初控制 CMV 视网膜炎方面是有效的，但几乎所有患者都会经历视网膜炎的复发。虽然复发可以通过抗 CMV 药物的重新介入来控制，但复发时会发生更多的视网膜破坏和视觉功能的进行性丧失（通过视野或视力来衡量）。因此，需要改进治疗策略来控制 CMV 视网膜炎。

单克隆抗体巨细胞病毒视网膜炎试验（MACRT）是 MSL-109 治疗 CMV 视网膜炎的 II 期/III 期随机安慰剂对照试验，按艾滋病患者复发或新诊断 CMV 视网膜炎进行分层随机。MSL-109 是一种抗 CMV 的人类单克隆抗体，与抗 CMV 药物一起用于治疗 CMV 视网膜炎。初步的历史对照数据表明，MSL-109 是安全、无毒的，并且与艾滋病患者视网膜炎复发时间延长 50% 有关。试验从 1995 年 9 月开始招募，大约 6 个月后，与安慰剂组相比，MSL-109 组患者的死亡率有所增加，且主要集中在复发人群。DMC 建议于 1996 年 8 月 7 日终止注册和治疗。

DMC 面临的难处在于协调内部不一致的安全性和死亡率数据，并确定权重，以提供其他同时进行的试验的死亡率数据。CC 的困难在于如何传达联合赞助试验的结果。此外，一旦 DMC 明确建议终止或修改几乎肯定会被推荐，CC 就很难决定是否继续纳入患者。

本研究为多中心、II/III 期、随机、安慰剂对照临床试验。纳入人群为患有艾滋病和活动性 CMV 视网膜炎的患者，根据患者为新诊断的或复发性视网膜炎随机分为试验组和安慰剂组。试验组患者接受 MSL-109 辅助治疗，每 2 周静脉注射 60mg，CMV 视网膜炎的主要药物治疗由主治医师确定。随访安排在注册时（基线），48 周内每 4 周一次，之后每 12 周一次。

在纳入的 209 名患者中，104 名被分配到试验组，105 名被分配到安慰剂组。两组在基线检查时具有可比性，无显著差异。在 935 次随访中，只有

10.7% 的随访因疾病、患者拒绝或无法联系患者而脱落（试验组 10.4%，安慰剂组 11.0%）。

DMC 每隔 3 个月对数据进行 4 次审查；这些审查是根据协调中心编写的报告进行的。此外，在 3 次期中审查中，DMC 从涉及 MSL-109 的其他两项正在进行的试验中获得了死亡率汇总数据。研究人员（研究主席除外）没有看到关于结果的期中数据。1996 年 8 月 14 日，DMC 在建议暂停治疗方案后，在艾滋病眼部并发症研究小组的一次会议上首次提交了结果数据。研究人员于第二天终止了研究治疗。

以盲法方式评估的视网膜炎进展率，试验组为 3.04/ 人年，安慰剂为 3.05/ 人年（$P=0.98$）；试验组的中位缓解时间为 67 天，安慰剂治疗组为 65 天。在 CMV、视野丧失或视力结果引起的视网膜面积增加率方面，两组之间没有差异。试验组的死亡率为 0.68/ 人年，安慰剂治疗组的死亡率为 0.31/ 人年（$P=0.01$），死亡率差异不能用基线变量的差异或同时进行抗逆转录病毒治疗的差异来解释。在新诊断的视网膜炎患者中，死亡率相似（试验组 0.41/ 人年，安慰剂组 0.42/ 人年，$P=0.95$），而在复发性视网膜炎患者中，试验组的死亡率更高（试验组 0.83/ 人年，安慰剂组 0.24/ 人年，$P=0.003$）。然而，安慰剂组的复发性 CMV 视网膜炎患者的死亡率低于安慰剂治疗的新诊断 CMV 视网膜炎患者的死亡率，并低于其他复发性 CMV 视网膜炎患者试验的死亡率。试验组的死亡率高于安慰剂组（试验组 0.68/ 人年，安慰剂组 0.31/ 人年，$P=0.01$）。在新诊断的视网膜炎患者中，试验组和安慰剂组的死亡率没有显著差异（试验组 0.41/ 人年，安慰剂组 0.42/ 人年，$P=0.95$）。然而，对于复发性视网膜炎患者，试验组的死亡率高于安慰剂组（试验组 0.83/ 人年，安慰剂组 0.24/ 人年，$P=0.003$）。调整基线的抗逆转录病毒使用或时间依赖性的抗逆转录病毒使用并没有改变试验组死亡率更高的结论。

该试验评估了 MSL-109 作为辅助治疗 CMV 视网膜炎患者的安全性和有效性。此外有试验数据表明，当增加更昔洛韦或膦甲酸钠治疗时，MSL-109 无毒性反应，并延长进展时间。然而 MACRT 结果表明，每 2 周静脉注射 60mgMSL-109 对控制 CMV 视网膜炎没有任何效果。MSL-109 在进展时间和改善 CMV 引起的视网膜面积增加、视野评分或视力下降方面没有任何益处。两组在初级抗 CMV 治疗和调整原发性 CMV 治疗方面没有区别，抗 CMV 治疗并没有改变 MSL-109 无效的结论。唯一有利于 MSL-109 的结果是视网膜脱离率较低，然而对死亡率差异的问题仍然无法解释。

（二）本案 DMC 的实践

在 MACRT 试验中，DMC 由 14 名成员组成。投票成员的学科包括眼科学（2 名）、传染病学（2 名）、生物统计学（2 名）和伦理学（1 名）。没有投票权的成员是 SOCA 研究官员和国家卫生研究院的代表。委员会对治疗任务没有隐瞒，也没有停止执行规则。

1996 年 4 月，DMC 在定期召开会议 1 个月后，观察到试验组和安慰剂组之间的死亡率差异。截至 4 月 1 日，已知试验组有 8 例死亡，安慰剂组有 2 例死亡；截至 4 月 16 日，已知试验组 13 例死亡，安慰剂组 3 例死亡。观察到的死亡率差异来源于接受 MSL-109 治疗的复发性疾病患者的死亡率较高，而两个治疗组新诊断患者的死亡率几乎相同。然而，各治疗组之间的相互作用在统计学上并不显著。

在排除 MSL-109 毒性或药物批次污染的情况后，研究人员于 4 月 16 日发起会议，讨论试验组的死亡情况。

在 4 月 16 日的电话会议之前，DMC 收到了由死亡率数据、基线差异信息、基线特征调整分析、差异统计检验和患者死亡原因组成的摘要信息。DMC 成员一致认为，该研究应继续并加强死亡率监测，并在 1 个月后召开 DMC 会议。DMC 支持继续试验的原因是，在其他两项 MSL-109 试验中没有类似的发现，MACRT 数据没有说服力。因为患者的死亡原因不一致，既没有先验数据来支持试验药物对死亡率影响，也没有已知的生物学知识来解释因果关系。关于复发组的相对危险度（RR）为 10.25 有两种解释：一是 MSL109 复发组的死亡率高于 MSL-109 新诊断组（约高出 1/3）；二是复发安慰剂组的死亡率仅为新诊断安慰剂组的 1/6 左右。

6 月 3 日，DMC 进行了一次电话回访。截至 5 月 30 日的数据库数据显示，与安慰剂组相比，试验组的总体 RR 从 4.69 降至 2.36，86 名患者中有 15 名死亡，87 名患者中有 7 名死亡。DMC 建议继续试验，因为观察到的死亡率差异较之前更为有利，统计数据的不稳定性持续存在，死亡原因缺乏一致性。

当 7 月底再次观察到 2∶1 的死亡比例时，协调中心于 8 月 7 日召开了一次电话会议。协调中心面临一个难题，即在等待监督机构会议时，是否继续遵守中心随机分组的要求。因为出于安全原因，可能至少有一个试验组会被终止。在这种情况下，8 月 2 日起协调中心拒绝了随机化请求，称出现了技术问题，无法进行随机化。

在 8 月 7 日的会议上，DMC 审查了死亡率和视网膜炎进展数据、基线平衡信息，以及根据基线特征调整的分析。两组的基线特征相似，对各种特性的调整产生的 P 值与未调整值的 P 值相似。在 6 月至 8 月期间，结合各层后的 P 值从 0.05 变为 0.01。对新诊断患者的生存率进行的亚组分析显示无显著性差异，但对复发患者的分析显示有显著性差异（$P=0.01$）。DMC 认为相互作用分析得出了一个临界的显著 P 值，并且这种明显的相互作用来源于复发安慰剂组患者的死亡率风险是新诊断安慰剂组患者死亡率风险的一半。

DMC 还审查了单克隆抗体作为一种可能的可能的非偏倚因素的有效性证据。由数据读取中心确定，试验组的进展为 3.04/ 人 / 年，安慰剂组的进展为 3.05/ 人 / 年；试验组的视网膜炎进展中位时间为 67 天，安慰剂组的视网膜炎进展中位时间为 65 天。尽管另一项涉及艾滋病和 CMV 视网膜炎患者的试验 ACTG 266 尚处于早期阶段，但也没有证据表明其有效。使用多重情景的条件分析表明，即使未来疗效有很大变化，确定疗效的统计功效也很低。检测到未来事件从时间到进展的 50% 增加对应的效应量的条件功效仅为 41%，检测到由观察到的相对风险的 95%CI 底部定义的从时间到进展的增加对应的效应量的条件功效为 49%。

（三）案例点评

对于安全风险较高的多中心临床试验，DMC 应组织定期的数据监控会议，协调中心也应根据潜在的风险变化进行独立简短的安全监控。因此，应完善数据跟踪系统，使研究人员能够实时地更新和提取数据。

从主试验数据库创建分析数据集需要多个步骤，而此试验在 SOCA 中央管理数据库中执行了生命状态跟踪功能。在该数据库中，死亡事件在收到通知后 24 小时内输入，并可立即统计。研究统计员至少每月检查一次受试者的生命状态。为确保及时报告死亡情况，研究统计员每 3 个月进行一次生命状态审计，并反复联系任何未响应的中心，直到满足合规性要求。

MACRT 是由两个赞助方（NEI 和 PDL）联合资助的，两个赞助方在研究结果公布的形式和时间上的立场相互冲突。这些相互竞争的考虑因素使得发起人、调查人员和 DMC 之间需要进行重要的谈判。要尽可能完善组织机构职能，有些组织和程序问题本来可以在早期更好地解决，例如关于 DMC 缺席投票的规则，DMC 应向哪个机构正式报告，哪个机构有权接受或拒绝 DMC 的建议，以及传播不同类型结果的时间和一般内容。如果组织问题没有在过程的早期得到解决，混合型资助模式很容易在最后时刻遇到困难。

十、三重抗血小板治疗减少缺血性卒中后依赖性试验研究

《药物临床试验管理规范》中对于临床试验的终止有严格定义，其中提前终止是指没有分析计划的终止；而临床试验的早期终止则指按计划对临床试验进行期中分析，一旦试验结果达到早期终止的标准，则终止临床试验。早期终止临床试验可以缩短临床试验的时间，提高药物研发效率，节约研究经费和资源，尽早对医生的医疗活动提供决策指导。但临床试验中对于早期终止的不恰当决策也会带来弊端，使研究不能得到大样本长期观察的稳定结果，无法获得较为可靠的学术结论。那么早期终止决策该如何恰当进行？作为第三方存在的DMC能否为终止决策程序提供更可靠的支持？下面以三重抗血小板治疗减少缺血性卒中后依赖性（TARDIS）试验研究为例，简要介绍在DMC参与的情况下因疗效不佳而终止研究的决策过程。

（一）临床研究简介

在预防急性脑缺血患者复发事件方面，3种药物联用的强化抗血小板治疗可能比指南治疗更有效。为比较三联药物（阿司匹林、氯吡格雷和潘生丁）强化抗血小板治疗与基于指南的抗血小板治疗的安全性和有效性，英国国立卫生研究院资助开展了TARDIS试验。

该试验是一项国际性、前瞻性、随机、开放标签、盲法终点试验。试验预计招募4100名发病48小时内的缺血性卒中或短暂性缺血发作（TIA）成年患者，使用计算机随机将受试者按1∶1的比例分配，先接受负荷剂量治疗，然后接受30天的强化抗血小板治疗（阿司匹林75mg、氯吡格雷75mg和潘生丁200mg联合，每天两次）或基于指南的治疗（单用氯吡格雷或联合阿司匹林和潘生丁）。随机化按国家和指数事件分层，并根据预后基线因素、药物使用、随机化时间、卒中相关因素和溶栓作用最小化。顺序主要结果是90天内任何复发性卒中（缺血性或出血性，使用改良Rankin量表评估）或TIA的合并发病率和严重程度，通过中央电话随访和掩蔽治疗分配进行评估，并通过治疗意图进行分析。

（二）本案DMC的实践

1. DMC的建立目的　DMC的任务主要包括安全性监查、有效性监查和

试验操作质量监查。因此，DMC 常建立在涉及危及生命的疾病、长期进行的试验或在儿科进行的临床试验中。即使监查的安全性参数与疗效没有直接的关系，DMC 也可能需要访问非盲的疗效信息来进行获益 – 风险评估，目的是尽可能减少对受试者的伤害。同时，DMC 通过审阅期中分析数据等评估干预的有效性，根据监测结果对研究的进一步实施提出建议，由研究人员自己决定是否采纳。在试验操作质量监查方面，具体包括监查方案依从性、招募状态、受试者的脱落率和数据完整性等方面的信息，如发现试验执行过程中出现严重质量问题，DMC 应向申办方提出改善研究质量的建议。

本试验受试者招募自 4 个国家，需求样本量大，所研究疾病为急性缺血性卒中或短暂性缺血发作，均可危及生；且纳入受试者年龄不小于 50 岁，属老年患者，加之干预为抗血小板药物，治疗存在出血风险，总体试验安全风险高；试验计划观察周期长，需要期中分析试验数据以监查试验有效性。综合考虑以上多种因素，存在设立 DMC 的必要性。

2. DMC 的运作　在试验过程中，DMC 根据预先设定的章程监查有效性和安全性。除了终点指标外，DMC 还将审查招募、基线数据、治疗组之间基线因素的平衡、数据的完整性、治疗依从性、联合治疗及亚组的结果，监督试验的进行。DMC 还将审查所有严重的不良事件（包括已裁决的和未裁决的）和违反方案的情况。DMC 通常至少每年召开一次电话会议，主席将收到统计员每 6 个月的最新资料。

DMC 将遵循针对有效性和安全性而非无效性的具体停止规则，停药标准基于 Haybittle–Peto 规则（即 3 个标准误差的差异被视为治疗效果的明确证据）制定，具体如下。

（1）对照组主要结果（复发性卒中或 TIA 受试者的改良 Rankin 量表的改善）优于试验组，且 $P < 0.01$（标称，双侧）。

（2）对照组的致命性或非致命性卒中或大出血事件的综合结果相较于试验组有利，且 $P < 0.01$（标称，双侧）。

（3）两组症状性颅内出血的总发生率超过 2%。

（4）在启动阶段，大出血倾向发生于对照组，且 $P < 0.01$（标称，双侧）。

（5）对照组的致命性或非致命性卒中或严重出血事件的综合结果相较于试验组有利，且 $P < 0.001$（双侧）。

在做出任何决定时，DMC 将综合考虑内部和外部（如已完成试验的结果）证据、测试的多样性及数据趋势可能随着较长的后续研究或增加招募而逆转的可能性。关于有效性，DMC 将在 40% 和 70% 的受试者被登记并评估其 90 天结果后，进行正式的期中分析。

3. DMC 的决策建议及申办方接受情况　在研究进行过程中，DMC 按计划每 6 个月对非盲数据进行一次保密审查，总计进行了 13 次会议。自 2009 年 4 月 7 日至 2016 年 3 月 18 日，研究团队从 4 个国家的 106 家医院招募了 3096 名参与者（强化抗血小板治疗组 1556 名，指南抗血小板治疗组 1540 名）。统计分析显示，在强化抗血小板治疗和指南抗血小板治疗之间，复发性卒中或 TIA 的发生率和严重程度没有差异［93（6%）vs.105（7%），调整后的共同优势比（cOR）为 0.90，95%CI（0.67，1.20），$P=0.47$］。相比之下，强化抗血小板治疗与更多、更严重的出血相关［调整后的 cOR 为 2.54，95%CI（2.05，3.16），$P<0.0001$］。经过期中审查，DMC 基于以下 3 个观察结果向申办方提出早期终止的建议：①强化抗血小板治疗与严重（包括致命的）出血的显著增加相关。②强化抗血小板治疗与主要转归的显著降低无关。③一项条件功效分析表明，如果试验继续进行，其主要结果不太可能有显著差异。申办方最终采纳了 DMC 关于提前终止招募的建议，试验于 2016 年 3 月 18 日提前停止。

（三）案例点评

《指导原则》中指出，DMC 的一个重要任务是通过审阅期中分析数据对有效性进行监查，并协助申办方做出是否提前终止试验的决策。通常情况，DMC 根据研究方案事先确定的统计决策准则，经对非盲数据进行期中分析后，判断有效性结果是否满足提前终止临床试验的条件。提前终止试验的建议主要包括以下两种情况：①期中分析的结果显示，预期按原计划完成试验得到阳性结果的概率较小，继续试验意义不大，故而提前终止试验。②期中分析的结果显示，试验的有效性结果满足预设的统计决策准则，以阳性结果提前终止试验。

在本研究中，DMC 通过期中分析审查数据对试验安全性及有效性进行监查，得出三联强化抗血小板治疗干预的出血风险高且疗效不显著的结论，建议提前终止招募，及时有效地维护了受试者的利益，使受试者避免承担不必要的治疗性出血风险，保护了受试者的安全。同时，既保证了试验持续时间足够、试验数据可回答预设的科学要求，试验结果具有有效性，又防止了继续试验的无效投入，减少了人力、物力、财力的浪费。DMC 还通过审阅试验数据并对试验方案依从性、招募状态、受试者的脱落率和数据完整性等试验的各个方面进行监查，保证了研究的可靠性。

总结分析本研究实施中最值得借鉴之处，当为 DMC 的介入监查。本试验作为大样本、长周期、高风险的临床试验，其人力、物力、财力的消耗都是巨大的，保证试验的有效性、严谨性及安全性对于申办方来说是重大的挑战。而 DMC 作为独立第三方介入，能够使申办方按照事先拟定的方案进行试验，DMC 定期审查所获数据结果并于必要时提出修改或保持试验的意见，确保了试验的安全性、有效性与完整性，提高了试验的整体严谨性与可信度。此试验为以后大样本、长周期、高风险试验中的 DMC 参与做出了良好的示范。

十一、曲妥珠单抗联合阿替利珠单抗治疗乳腺癌临床研究

在进行临床试验期间，DMC 的一项主要职能是审查试验行为及累积资料，以决定试验应继续还是提前终止。在每次期中审查中，DMC 可能会建议在达到估计的样本量之前或在预期的随访期完成之前停止试验。提前终止试验的依据包括有利的证据、有害的证据和无效的证据。例如，原始样本量可能被高估了；新的治疗方法可能会产生明显的有益或有害影响；试验可能被认为是徒劳的，即在合理的时间内不可能得到对主要问题的回答（如由于试验设计中先前未发现的缺陷或患者招募不足）；可能存在外部影响，如改变做法或从其他研究中新学到的结果；研究中的问题可能不再相关，新疗法甚至可能"过时"。现以曲妥珠单抗联合阿替利珠单抗与曲妥珠单抗联合安慰剂治疗人类表皮生长因子受体 2（HER2）阳性晚期乳腺癌的 Ⅱ 期多中心随机双盲试验为例，简要介绍因安全性差、疗效确认不佳而终止研究时，DMC 指导临床决策的过程。

（一）临床研究简介

HER2 阳性的转移性乳腺癌目前是不可治愈的，需要探索新的治疗方法。而曲妥珠单抗联合阿替利珠单抗治疗可能增强抗癌能力，提高曲妥珠单抗的 HER2 靶向细胞毒活性。此项研究的目标即在先前使用曲妥珠单抗和紫杉烷治疗后恶化的 HER2 阳性晚期乳腺癌患者中，检测这种联合疗法的有效性和安全性。

研究总体设计为一项随机、双盲、安慰剂对照的 Ⅱ 期研究，在亚洲、大洋洲、北美洲和欧洲的 9 个国家共 68 个中心进行。曾用曲妥珠单抗和紫杉烷治疗的患者按照 2∶1 的比例被随机分配至曲妥珠单抗（36mg/kg）加阿替利珠

单抗（1200mg）组（简称阿替利珠单抗组）或曲妥珠单抗加安慰剂组（简称安慰剂组），所有研究药物均为每3周由静脉注射给药。主要终点是研究者评估受试者的无进展生存率。

（二）本案DMC的实践

自2016年9月26日至2017年8月7日，研究团队共对330名患者进行了筛查，其中202人被随机分配至阿替利珠单抗组（n=133）或安慰剂组（n=69）。第一次期中总生存率分析计划在初级无进展生存率分析时进行，由于被分配到阿替利珠单抗组的患者中治疗无效和发生不良事件的频率更高，在DMC的建议下，治疗分配情况在2017年12月11日被揭盲，此日期是临床初步分析的截止日期。阿替利珠单抗组患者的中位随访时间为8.5个月［IQR（6.1，11.5）］，安慰剂组患者的中位随访时间为8.4个月［IQR（5.3，11.1）］。阿替利珠单抗组患者的无进展生存期的中位数为8.2个月［95%CI（5.8，10.7）］，安慰剂组患者的无进展生存期的中位数为6.8个月［95%CI（4.0，11.1）］；分层危险比0.82，95%CI（0.55～1.23）；P=0.33。最常见的3级或更严重的不良反应是低血小板计数（17/132 vs. 3/68）、天冬氨酸氨基转移酶增加（11/132 vs. 2/68）、贫血（7/132 vs. 0）、中性粒细胞减少（6/132 vs. 3/68）和丙氨酸氨基转移酶增加（6/132 vs. 2/68）。阿替利珠单抗组中有43人（33%）发生严重不良事件，安慰剂组中有13人（19%）发生严重不良事件。1名接受阿替利珠单抗治疗的患者死于治疗相关的不良反应（噬血细胞综合征）。

由于试验达到主要终点的可能性不大，再加上严重不良事件和不良事件的发生率较高，试验组患者被中断治疗，重新开始非盲性研究。这种非盲法使研究人员能够告知患者继续治疗的风险和益处。

（三）案例点评

提前终止临床试验对于临床研究来说是一项重大决策，DMC必须基于已观测到的无效和严重安全性问题慎重决定是否给出提前终止临床试验的建议。DMC不仅负责监查临床试验过程中的不良事件，还负责监查试验的进展情况、成功完成的可能性，以及根据临时分析得出的数据进行修改或提前终止试验的必要性。

在本试验中，根据期中分析的结果，阿替利珠单抗组在临床结果上并没有显示出对无进展生存率有意义的改善，反而与更多的不良事件相关，预估按原计划完成试验得到阳性结果的概率较小，继续试验意义不大，故而提前终止试验，避免发生更多严重不良事件。

十二、补骨坚骨液联合依降钙素治疗骨质疏松症临床研究

DMC 的一个重要任务是通过审阅期中分析数据对有效性进行监查，并协助申办方做出是否提前终止试验的决策。在通常情况下，DMC 根据研究方案事先确定的统计决策准则，经过对非盲数据进行期中分析后，判断有效性结果是否满足提前终止临床试验的条件。下面以"补骨坚骨液联合依降钙素治疗骨质疏松症临床研究"为例，展现经 DMC 分析因阳性结果提前终止试验的决策过程。

（一）临床研究简介

骨质疏松症（osteoporosis，OP）一般随年龄增长而进展，有流行病学调查研究显示，我国 65 岁以上人群的 OP 患病率已经达到 32%。研究显示，中医药治疗 OP 的机理既不同于目前临床常用的抑制骨吸收的药物（雌激素类），也不同于促进骨生成的药物（氟制剂类）。中医药治疗是标本同治，通过对机体全身性调节作用，达到纠正机体激素失衡和负钙平衡的功效，即既抑制骨吸收，又促进骨生成。因此，申办方设计了一项补骨坚骨液联合依降钙素治疗 OP 的临床试验，目的是评估补骨坚骨液和依降钙素结合和单独使用在 OP 患者中的有效性和安全性。

（二）本案 DMC 的实践

本研究是于 2018 年 5 月 1 日至 2021 年 12 月 28 日在 26 个研究中心开展的随机、双盲、对照的多中心临床试验。试验纳入 537 名 55～70 岁、入组前未接受过依降钙素治疗的 OP 患者，主要终点事件是骨质疏松骨折。本研究设立 DMC 负责监查临床试验受试者的安全，并裁定主要终点。

2021 年 7 月 14 日召开定期审核会议之后，DMC 根据已完成的 493 例受试者判断疗效明确，建议终止本试验。申办方接受了这一建议，试验结束时的中位随访时间为 0.8 年。研究结果显示，补骨坚骨液联合依降钙素组的终点风险显著低于补骨坚骨液组和依降钙素组。

研究者认为，本试验的提前终止可能降低了一些次要终点的统计学效力。然而，补骨坚骨液联合依降钙素治疗 OP 的疗效具有很强的内部和外部效度，因此提示这一局限性不太可能对研究结果产生重大影响。

（三）案例点评

本案例展示了 DMC 在安全性监查和有效性监查方面的作用。《指导原则》

中提到，DMC 做出因阳性结果提前终止试验的决策，除了要满足统计学要求外，还需综合考虑期中分析数据的可靠性和成熟度、安全性信息的充分性、结果的内部和外部的一致性，以及监管部门对该类临床试验的相关要求。DMC 的主要作用是提供建议，但建议是否被接受则由申办方决定。本试验中 DMC 履行对试验有效性进行监查的责任，根据期中分析结果向申办方提出提前终止试验的建议，提高了试验效率，保证了试验科学性，节约了时间成本和资源。

十三、阿维单抗联合化疗治疗上皮性卵巢癌临床研究

期中分析是监测临床试验的方法之一，指在正式完成临床试验前，按预定计划比较各治疗组之间的有效性和安全性所做的分析，被广泛用于大规模的临床试验中。下面以"阿维单抗联合化疗治疗上皮性卵巢癌临床研究"为例，展现 DMC 在期中分析中对有效性的监查作用。

（一）临床研究简介

卵巢癌每年造成全球约 18.5 万人死亡，其中上皮性卵巢癌（epithelial ovarian cancer，EOC）约占 90%，目前一线治疗方案主要是肿瘤减灭手术联合术前（后）铂类药化疗。虽然大多数患者对一线治疗有应答，但 3 年内复发率高达 70%。有学者在其他肿瘤的随机试验中，发现化疗联合 PD–1/PD–L1 抑制剂有提高 EOC 治疗效果的潜力。因此，申办方设计了一项阿维单抗（一种 PD–L1 抑制剂）联合铂类药化疗治疗 EOC 的临床研究，在既往未治疗的 EOC 患者中，评价阿维单抗在化疗中（后）联用与单独化疗的疗效比较，以及方案的安全性。

（二）本案 DMC 的实践

本研究在 25 个国家的 159 家医院和癌症治疗中心进行，是一项全球、开放标签、三臂、平行、随机的Ⅲ期试验。入组条件为年龄在 18 岁及以上，患有Ⅲ～Ⅳ期 EOC、输卵管癌或腹膜癌，已接受肿瘤减灭手术或拟行新辅助化疗，且 ECOG 评分 0 或 1 分。主要终点是所有随机分配患者的无进展生存期（PFS）。本研究设立 DMC 审查试验药物的有效性和安全性。

在研究方案中，研究者预估了药物的有效性边界和无效边界，并基于主要研究终点规划了期中分析和期末分析。期中分析时（截至 2018 年 9 月 7 日数据），数据显示在 2016 年 5 月 19 日至 2018 年 1 月 23 日期间纳入了 998 例患者，阿维单抗组与对照组 PFS 均未得到改善，超过了预先指定的无效边界，

DMC 判断阿维单抗在本试验中无效，建议终止试验。申办方接受了这一建议，试验结束时所有患者 PFS 的中位随访时间为 10.8 个月。研究结果显示，对于晚期 EOC 患者，与单独化疗相比阿维单抗联合化疗未达到显著改善 PFS 的主要目标。因此，试验结果不支持在一线治疗中使用阿维单抗。

（三）案例点评

本案例展示了 DMC 在有效性监查方面的作用。《指导原则》中提到，DMC 的一个重要任务是通过审阅期中分析数据对有效性进行监查，并协助申办方做出是否提前终止试验的决策。在本试验期中分析时，DMC 根据研究方案事先确定的统计决策准则，判断试验几乎不可能达到最终目标疗效，继续试验意义不大，因此建议提前终止试验。DMC 履行了对试验进行有效性监查的职责，及时向申办方提出重要建议，节约了大量研究经费、时间成本和资源，也保护了受试者的权益。

十四、艾滋病相关卡波西肉瘤临床试验

卡波西肉瘤是一种起源于血管或淋巴管内皮细胞的肿瘤，是艾滋病病毒感染者中常见的疾病及死亡原因。然而，在该病高发的低收入和中等收入国家，尚未验证出最佳治疗方案。本研究旨在评估高患病率且资源有限地区晚期卡波西肉瘤的最佳治疗策略。

（一）临床研究简介

艾滋病相关卡波西肉瘤在艾滋病毒感染者中的发病率和死亡率较高，但尚未在低收入和中等收入国家（资源有限地区）系统地评估该病最常见的最佳治疗方案。本研究（NCT01435018）的目的为研究高患病率和资源有限地区晚期艾滋病相关卡波西肉瘤的最佳治疗策略。

本研究是一项三臂、开放标签、随机、非劣效试验（A5263/AMC-066），评估 3 种 ART 化疗方案用于治疗晚期艾滋病相关卡波西肉瘤的效果。位于巴西、肯尼亚、马拉维、南非、乌干达和津巴布韦等国的 11 个艾滋病临床试验组研究中心招募晚期艾滋病相关卡波西肉瘤患者，符合条件的受试者按 1∶1∶1 的比例被随机分配至 3 个组：①接受静脉注射博来霉素和长春新碱组。②口服依托泊苷组。③静脉注射紫杉醇组（对照组）。3 个组都联合抗逆转录病毒治疗（ART），即依法韦仑、富马酸替诺福韦和恩曲他滨联合治疗。主要终点是第 48 周的无进展生存期（PFS），使用 15% 的非劣效性将研究组与

对照组进行比较。在所有符合条件的受试者中评估安全性。

主要终点指标无进展生存期（PFS）为在第48周之前经独立终点审查委员会（IERC）证实的卡波西肉瘤进展、死亡、进入额外步骤或失去随访。评估紫杉醇加抗逆转录病毒治疗优越性的次要终点包括卡波西肉瘤进展或第48周死亡率、第48周死亡率、肿瘤反应率和持续时间、死亡时间以及死亡或进展时间的复合等。非劣效性被定义为单个研究组的48周PFS发生率在紫杉醇加ART组的PFS率的15%以内。

最初样本含量估算时分别考虑博来霉素和长春新碱组与紫杉醇组、依托泊苷组与紫杉醇组的非劣效性检验。设定单侧0.025的检验水准，88%检验功效，两组间的PFS均为65%，15%的非劣效界值，在1/3与2/3分别进行期中分析，O'Brien-Fleming消耗函数，及10%脱落率，最终预计纳入706例病例。由于第一次期中分析时，关闭了依托泊苷组。重新考虑80%的检验功效，PFS仍为65%，方案版本V2.0中调整整个研究的样本量为446例（含依托泊苷组59例）。

（二）本案DMC的实践

DMC每年至少监查一次研究，由于观察到治疗组之间PFS发生率的差异，在第二次中期评价时（第一次中期评价后1年）对主要终点进行了早期、计划外的期中分析。在每个研究组关闭之前，进行了两次依托泊苷组与紫杉醇组的正式比较（α值取为0.0012），并进行了5个博来霉素和长春新碱组与紫杉醇组的比较（α取为0.0104）。

在2016年3月的第四次期中分析中，DMC建议停止依托泊苷组。因为与紫杉醇组相比，依托泊苷组PFS情况较差。在这次审查之后，依托泊苷组的参与者可以立即改变治疗。根据DMC的建议，博来霉素和长春新碱组与紫杉醇组的治疗继续进行。

在2018年3月的第七次DMC会议中，博来霉素和长春新碱组、紫杉醇组及依托泊苷组分别入组132、138及59例。得出无法获得博来霉素和长春新碱组比紫杉醇组非劣效性这一主要目标的结论，建议停止研究，并允许所有研究尚未达到72周的受试者在适当的情况下接受紫杉醇治疗。

（三）案例点评

DMC审查包括3个领域：①试验的进行（包括总体和亚组的累积），以及保证数据质量和完整性。②安全性（包括关注的个体事件和随机分组比较）。

③当里程碑事件发生时的期中分析，以确定是否可以终止试验。本研究在第四次 DMC 会议建议停止依托泊苷治疗，在第七次 DMC 会议建议终止整个临床试验。

十五、阿立哌唑治疗青少年精神分裂症患者的研究

DMC 承担有效性监查的职责而提出提前终止试验的建议主要包括两种情况：因有效性得以证实而提前终止试验和因无效性而提前终止试验。DMC 如何给出建议，需要考虑哪些因素，下面以"阿立哌唑治疗青少年精神分裂症患者的研究"为例，展现 DMC 在有效性得以证实而提前终止试验方面的相关问题。

（一）临床研究简介

早发性精神分裂症与成年期精神分裂症在症状上具有连续性，并且具有很高的诊断稳定性。在患有精神分裂症的成年患者中，与安慰剂相比，使用抗精神病药进行维持治疗在预防复发方面常有较好疗效。然而，目前在早发性精神分裂症患者中针对抗精神病药的预防复发作用等方面的研究尚少。因此，为评估青少年精神分裂症患者维持治疗用药多巴胺 D2 受体部分激动剂阿立哌唑的有效性、安全性和耐受性，研究人员于 2009 年 9 月至 2012 年 6 月开展了一项多中心、双盲、安慰剂对照、随机临床试验，采用随机停药设计，研究对象为 13～17 岁诊断为精神分裂症（DSM-IV-TR 标准）的患者。研究过程包括筛选期（3～42 天）和 3 个治疗期：首先交叉滴定其他口服抗精神病药（4～6周），之后规律口服阿立哌唑 10mg/d～30mg/d（7～21 周），最后在双盲维持期（≤52 周）按 2∶1 随机分配至 10mg/d～30mg/d 阿立哌唑组或安慰剂组，主要终点为精神分裂症症状恶化或复发。

（二）本案 DMC 的实践

受试者需要持续接受治疗直至达到预先规定的复发标准或研究终止标准，根据预先设定的统计标准，为了获得≥80% 的疗效，估计有 37 次复发事件发生时试验终止。而为了最大限度地减少受试者对安慰剂的暴露，DMC 提出在 37 次复发事件的 75% 事件发生（$n=28$）时进行期中分析，如果试验达到主要目标则提前终止试验。然而在后续期中分析中，由于未达到预先设定的提前终止统计标准，DMC 建议该项临床试验继续，申办方最终在 DMC 的建议下观察到 37 起复发事件发生之后方才结束试验。详细研究流程图见图 5-2。

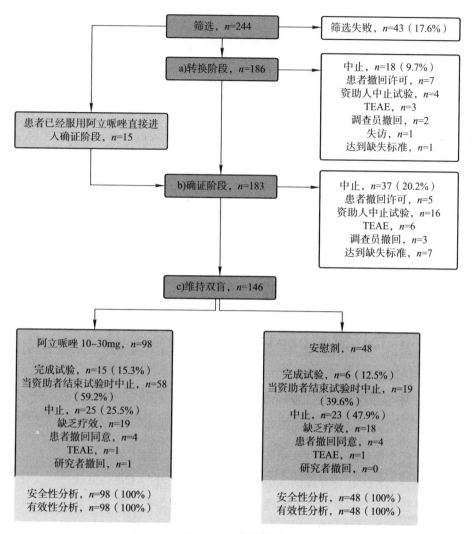

图 5-2   研究流程图

研究结束时，201 名受试者共有 146 名在双盲维持期随机接受阿立哌唑（n=98）或安慰剂（n=48）治疗。由于研究的早期终止，仅有 21 人完成了试验（阿立哌唑 n=15，安慰剂 n=6）。37 次复发事件中阿立哌唑（19.4%）低于安慰剂（37.5%），表明阿立哌唑治疗与精神分裂症状恶化/复发的时间显著延长相关。这项研究为尽量减少受试者对安慰剂的暴露，在 37 个复发事件后研究提前终止，缩短了一些受试者口服阿立哌唑的暴露时间。

（三）案例点评

DMC 是一个独立具有各专业知识和经验的专家组，负责定期审阅正在开展的临床试验积累数据，保护受试者的安全性、保证试验的可靠性、科学性和试验结果的有效性，为申办方提供建议。该项案例展现了 DMC 在临床试验设计与最终阶段的建设性作用，严格遵循预期目标，以最大限度确保受试者的权益，减少受试者对安慰剂的暴露，同时也保证研究的完整性及科学性。

本案 DMC 的另一个重要任务是通过审阅期中分析数据对有效性进行监查，并协助申办方做出是否提前终止试验的决策。《指导原则》中提到，DMC 应慎重考虑以阳性结果提前终止的决策，除满足统计学要求外，还需综合考虑期中分析数据的可靠性和准确性、安全性信息的充分性、内部和外部结果的一致性，以及监管部门对该类临床试验的相关要求。在本案例中，期中分析由于未达到预先设定的提前终止统计标准，DMC 建议该项临床试验继续，申办方最终在 DMC 的建议下观察到 37 起复发事件发生之后方才结束试验，保证了试验的可靠性、科学性和试验结果的有效性。

第四节 ┃ 特殊情况下的 DMC 运行方式

一、甲状腺髓样癌监测研究

如何利用真实世界证据评价药物的有效性和安全性，已成为全球相关监管机构、制药企业和药物研发学术界共同关注的热点话题。临床试验可能存在持续时间短、人群少和选择性纳入标准等局限性。此外，来自高度选择和受控环境的结果提供了较高的内部有效性，但不一定可以推广到真实世界的环境（即无法提供外部有效性）。监管机构鼓励拥有同类药物上市许可的行业赞助商联合开展真实世界研究，最大限度地减少对患者、医生的影响及登记研究的不便，同时最大限度地提高数据暴露率。从下面这个案例可以看出，需要多学科和多机构共同努力，建立支持真实世界研究的强大基础设施，包括临床试验之外的 DMC 授权，为真实世界研究提供研究完整性和可信度的监查。本案例创建了独特的 DMC 监查来自观察性、回顾性、真实世界研究的数据，解决了研究中一个 DMC 为 4 个申办方提供服务而带来的额外挑战。

（一）临床研究简介

在临床剂量的 GLP-1 RA 下，啮齿动物中甲状腺 C 细胞肿瘤（腺瘤和癌）的发病率与剂量和治疗持续时间相关，但啮齿动物甲状腺结果的临床相关性仍不清楚，加之甲状腺髓样癌（MTC）发病率极低（0.2/100000），给患者、医生和注册研究带来不便，因此美国 FDA 要求所有已上市 GLP-1 RA 产品的申办方进行合作研究，从而形成了一个由 4 家申办方（阿斯利康、礼来公司、葛兰素史克、诺和诺德）组成的联盟。28 个参与研究的注册机构需要获得机构审查委员会的批准。

"甲状腺髓样癌监测研究"（NCT01511393）纳入 6750 例患者，随访 15 年。本研究在美国开展，研究目的是监测每年新发 MTC 病例的数量，并为新病例建立登记数据库。研究的主要终点指标是美国 MTC 年发病率，以确定将利拉鲁肽、艾塞那肽和其他 GLP-1 受体激动剂引入美国市场与年发病率增加的任何相关可能。研究监测表明，长效 GLP-1 RA 治疗与美国 MTC 年发病率之间可能存在关联信号。研究的次要终点指标包括以下几点：①癌症家族史：MEN2A 或 MEN2B 史、FMTC 史、RET 原癌基因突变史。②人口统计学特征。③既往甲状腺疾病史。④所有糖尿病药物暴露的剂量和使用时间，包括长效和短效 GLP-1 受体激动剂、DPP4 抑制剂和胰岛素。⑤所有体重管理药物（包括长效 GLP-1 受体激动剂）的使用剂量和持续时间。⑥生活方式因素（吸烟和饮酒）。⑦环境暴露，包括相关职业史、放射性碘暴露、放射性沉降暴露等。

（二）本案 DMC 的实践

本研究中的 DMC 旨在监查由美国行业联合发起的观察性、回顾性、授权后安全性研究的安全性数据。在卫生监管机构和政府资助机构制定的 DMC 指南中，一般重点关注临床试验的 DMC。虽然指南认识到 DMC 的角色从临床前到上市后随着试验环境（包括观察性研究）的变化会出现必要演变，但没有提出相关可靠的最佳实践经验。每个申办方的 DMC 的 SOP 内只有解释性临床试验，并没有确定行业联合发起的研究中 DMC 的最佳实践模式。在本研究中，申办方联盟就以下问题进行了内部集体讨论：① DMC 指南、最佳实践建议，以及各方 SOP 对用于观察性、回顾性真实世界研究的 DMC 的适用性。②对不适用的内容如何进行调整。③对建议的 DMC 相关流程调整达成共识。此外，本研究还与美国甲状腺协会（ATA）的成员合作，该协会是一个由甲状腺癌专家组成的专业组织，其成员参加了联盟会议。在联盟会议上，申办方提出改编 DMC 并起草了 DMC 章程，章程草案由当时参与该研究的所有发起人审查。结合申办方联盟的内部集体讨论结果，并经过多方面的审核确定章程。审核的内容包括以下几方面：行业联合资助研究的优先权、DMC 指南、DMC 成员的独立性和组成、用于 DMC 审查的安全数据（包括统计分析计划）、DMC 数据审查会议的举行方式和参会人员、DMC 对申办方的建议、DMC 与申办方和指导委员会的沟通流程、启动会议。

申办方联盟召集所有 DMC 成员和申办方代表举行了启动会议，讨论 DMC 章程、SAP 草案及实施意见。会议结束后，确定了最终 DMC 章程，DMC 成员的意见在和申办方达成协议。DMC 章程在签字后（包括 DMC 主席、CRO 和所有发起人）得到实施。经过调整，DMC 包括 2 名流行病学家和 1 名具有观察性研究设计专业知识的统计学家。此外，患者倡导者和数据编程专家也可能参与审查真实世界数据。所有 DMC 成员都通过 CRO 获得赞助商的差旅费报销和酬金。

本研究对 DMC 传统的公开会议和闭门会议进行了调整。DMC 成员和申办方参加公开会议，只审查盲态数据。为了保持 DMC 的独立性并减少申办方与 DMC 成员互动，申办方在 CRO 的协助下通过电话参会，而 DMC 成员则进行面对面线下会议。目前已经举行了 5 次 DMC 会议（每年一次），在每次公开会议开始前，DMC 成员会被提醒不要在会议中对申办方的盲态数据发表评论。如果需要的话，指导委员会的成员也会被邀请参加 DMC 公开会议。闭门会议仅由 DMC 成员（包括无投票权的外部独立 CRO 统计员）参加，审查和讨论揭盲数据（具体的 GLP-1 RA 暴露药物和公司）。在闭门会议期间，DMC 可以请求 CRO 统计员进行外部临时咨询（无需申办方参与），通过 CRO 与一名或多名申办方代表举行临时电话会议或线下会议。

DMC 的建议反映了研究的持续有效性、无效性和结果的整体可信度。由于本研究的数据均为从现实环境中收集的回顾性数据，因此停止研究以确保患者安全的建议并不适用于该 DMC 模型。建议模板被纳入模型中，并由 DMC 主席在每次闭门会议后签署。

由于 DMC 审查多个申办方研究药物的安全数据所带来的复杂性（DMC 与申办方的沟通不能透露其他研究申办方的盲态数据），传统的沟通方式（DMC 的建议可以直接传达给试验申办方或研究指导小组）并不适用。然而，如果研究药物或申办方出现安全性问题，则必须立即通知其余申办方，以便及时开展药物警戒活动。申办方、DMC、指导委员会和 CRO 反复讨论了可以满足这些需求的不同沟通流程方案，并就流程达成一致。

DMC 的建议和所提出的安全问题会在闭门会议后 24 小时内通过 CRO 传达给申办方。为了维护申办方的机密性，DMC 主席在通知研究申办方安全问题时，所使用的商定措辞是"为一个或多个 GLP-1 RA 确定了某安全问题"。每个申办方将根据其内部 SOP 进行适当的行动，以支持其进行药物警戒。

此外，负责一种或多种引发安全问题的药物的申办方将在 CRO 的协助下直接由主席通知。如果 DMC 提出安全问题（或建议修改研究，或在下一次计划的年度报告提交之前向 FDA 报告），在 DMC 主席和申办方对话做出进一步的行动或决定之前，将由申办方代表和 CRO 进行讨论。关于 DMC 会议建议和安全问题的书面沟通将由 CRO 在闭门会议后的第三个工作日结束时转交给 DMC 主席。申办方对按照 DMC 的建议采取行动负有最终责任。

（三）案例点评

本案例是第一个用于真实世界的观察性、回顾性研究的 DMC，适用于行业联合资助的研究。作为外部独立跨学科顾问，本研究中的 DMC 只负责监查注册数据，不负责保护受试者安全性，侧重于证明修改研究设计或早期 FDA 报告的合理性。创建本研究的 DMC 时，不存在用于观察性、回顾性研究的 DMC 指南及 SOP，也没有必要的多申办方合作研究的 DMC 先例，每个申办方都有各自的 SOP，传统的 DMC 模式无法作为最佳实践参考。本研究中的 DMC 在对真实世界证据进行科学验证并确保研究的完整性和可信度方面不断发挥着作用，并已在研究进行的 5 年多的时间里证明了其有效性，可能成为处理类似药物警戒活动的参考。本研究的 DMC 之所以能高效运行包含几个重要因素：DMC 成员提供的专业知识、申办方联盟和 ATA 的密切合作、CRO 在所有申办方、DMC 和指导委员会之间的运行监督，以及盲态和揭盲数据便利的交流。

二、新型冠状病毒感染临床试验

首例新型冠状病毒感染于 2019 年 12 月被报告，在这之后新型冠状病毒感染受到世界卫生组织的关注，并出现了对新型冠状病毒感染诊断和疫苗接种及新型冠状病毒感染治疗的大量研究。由于新型冠状病毒感染是一种与高死亡率相关的严重疾病，研究中需要 DMC 进行监测。但 DMC 面临许多挑战，包括快速招募需要异常高频率的安全审查、频繁使用复杂设计，以及几乎没有该疾病的既往经验。本案例讨论了新型冠状病毒感染相关试验中如何设置和运行

DMC，重点关注临床试验的统计监查，包括安全审查数据的呈现、安全监测的停止边界及外部数据的纳入。

（一）临床研究简介

随着新型冠状病毒感染的出现，各国政府和企业先后启动临床试验，以评估可能对新型冠状病毒感染产生有利影响的干预措施，包括已批准用于其他疾病的产品和新开发的产品。这些试验在很大程度上遵循传统的临床试验结构，包括使用基于数十年经验及实践指导的 DMC。截至 2020 年 7 月，已有超过 2500 项新型冠状病毒感染相关的研究被注册。研究新型冠状病毒感染干预措施的临床试验主要侧重于评估死亡率、发病率、机械通气或 ICU 护理需求的短期终点，如 RECOVERY 随机试验的主要终点是 28 天的全因死亡率，ACTT 适应性、随机、双盲、安慰剂对照试验的主要终点是入组后 28 天内恢复的时间，GS-US-540-5773 随机试验的主要终点是第 14 天的临床状态。

（二）本案 DMC 的实践

针对新型冠状病毒感染，各国研究人员可以同时开展多项相关试验，以评估不同临床环境中的治疗方案。新型冠状病毒感染干预临床试验中受试者的招募比研究非流行性疾病的临床试验更快，目标数量受试者可能会在几个月甚至几周内完成招募。而新型冠状病毒感染试验也为 DMC 带来挑战，包括流行病传播速度及获益 – 风险结果数据积累的影响。积累的数据会出现事先没有预料到的问题，需要 DMC 调整重点，同时必须简化流程以满足时间要求。不同于通常每年 2～3 次 DMC 会议，在此类试验中 DMC 需要以更高的频率召开会议（比如几周就召开一次）。会议还需要避免面对面形式，要采用线上会议并防止黑客造成安全漏洞风险，且在试验中要制定有效程序以保护临时数据和 DMC 审查过程的机密性。受试者的快速招募需要 DMC 进行频繁的安全监测，要每周进行安全审查。而 DMC 会议的频率增加将导致 DMC 成员投入大量时间。此外，建立 DMC 不仅可以监查单个试验，还可以监查疾病层面的多个试验计划。虽然 DMC 监查多项临床试验的情况并不少见，但监督通常是针对研究相同干预措施的多项试验，而不是针对研究不同干预措施的多项试验。除了提升运营效益之外，负责监查多项研究的 DMC 还可以在决策时考虑所有试验中出现的数据。在联合分析时，不同的研究应视为分层。新型冠状病毒感染的特征和进展都强烈表明，DMC 监查相关研究的工作应该是多学科的，超出了传统 DMC 的两名临床医生和 1 名统计学家的组成。例如，如果研究重点是住院的新型冠状病毒感染者，除了呼吸科医生外，DMC 还可能要包括 1 位具有重症监护医学专业知识的医生。随着新型冠状病毒感染者接受多种药物治疗，药理学家的专业知识也为 DMC 带来了额外的价值。临床流行病学家和传染病专家可向 DMC 提供临床试验的相关知识。

　　DMC 还需积极监查期中数据，以就是否提前结束研究或研究组变更提出建议。DMC 审查可用数据的质量可能会受到累积速度的影响，新型冠状病毒感染相关试验的数据可能不具有与其他试验同等的质量。例如，由于受试者快速增加，研究站点可能缺乏及时将数据输入数据库的人员，或者输入的受试者数据不完整。又如当报告严重不良事件时，DMC 可能无法获得同一受试者的合并药物或医疗状况的数据。不完整的数据可能会使 DMC 从数据中得出充分结论的情况变得复杂。因此，向 DMC 提供的封闭报告应包括评估数据的可用性、质量和完整性的措施。此外，DMC 应了解数据中任何不完整的记录、错误和不一致之处。当数据质量可能影响数据的解释时，相关数据质量的信息报告就变得更加重要。数据质量指标包括但不限于随机接受治疗的受试者数量、完成研究的受试者数量、撤回同意的受试者数量、因不良事件而停止治疗的受试者数量，以及数据收集和报告之间的延迟。因提倡在新型冠状病毒感染研究中采用自适应设计，基于盲态（非比较）数据的调整通常不需要 DMC 监查，而基于非盲态（比较）数据的调整则需要独立方（通常是 DMC）的监查。因此，DMC 的职责超出了标准安全监查的范围，还将审查非盲态（比较）数据，以就预先计划的调整提出建议，例如多臂试验中的治疗选择、亚组选择或样本量重新估计。如果 DMC 负责有关适应性的职责，则 DMC 需要具备适应性设计所需的专业知识和经验。

　　研究人员向 DMC 提供的报告需要使 DMC 能够全面了解干预措施的安全性、有效性和获益 – 风险概况。DMC 报告的详细信息是针对干预和试验的，常见内容包括基线特征、参与者倾向、治疗暴露、方案遵守情况、安全性数据、实验室值和疗效数据。在评估新型冠状病毒感染干预措施的临床试验中，许多试验的对照措施是提交数据时的护理标准。由于护理标准随着时间的推移而变化，并且不同地区、国家之间可能存在差异，因此应按相关地点分层提供有关护理标准和伴随药物的信息。而 DMC 报告则应具有清晰的结构，最好包含目录。数据的图形化和交互式可视化可以简化对数据的研究并增强阅读者对数据的理解。如显示关键安全性和有效性终点的风险比率的森林图、排名理想结果的比率图或总结效益的面条图。除报告之外，DMC 在会议期间可使用交互式显示屏审查数据（如不良事件数据）。这种交互式显示可以从各组之间主要系统器官类别的 AE 数量比较开始，能提供高水平的描述。通过严重性、严重性与治疗关系的过滤器，可以立即显示相关信息。通过将事件数量链接到经历这些事件的受试者 ID 列表，然后将 ID 链接到附加事件信息、实验室参数等，DMC 可以立即获得与其安全评估相关的所有信息。

无论是否被指定为主要终点，全因死亡率、机械通气和转入 ICU 护理都是重要事件，DMC 应予以监查。有研究者提出了一项针对新型冠状病毒感染临床试验典型设置的模拟研究。在模拟研究中，评估了基于 Cox 回归的事件发生时间变量的危害监测程序的操作特性。假设开展一项双组临床试验，对受试者进行为期 4 周（即 28 天）的随访（新型冠状病毒感染治疗试验的典型情况）。目标样本大小分别为 $n=500$ 和 $n=1000$，治疗分配为 1∶1，重点关注 8 周内统一招募的环境。使用指数分布来模拟事件。设定事件发生率，使得控制对象在 4 个星期的随访内经历事件的概率 P（4 周内事件 | CTL）为 0.15；在试验过程中，经历事件的概率在 0.15 和 0.25 之间变化，即 P（4 周内事件 | TRT）为 0.15、0.175、0.2、0.25。为了监测危害，在每次数据查看时执行基于 Cox 回归的 H0∶HR=1 检验，并设定单侧显著性水平 α（0.025，0.05）。从第一位受试者随机分组后一周开始，每周进行一次监测。基于治疗组和对照组随机化后 4 周内事件发生的概率，可以计算 Cox 模型中的风险比。

DMC 不会只考虑单个试验中的数据，而会同时考虑其他可用或新出现的数据（即外部数据），这些数据可能来自随机对照试验或其他类型的研究（包括临床登记）。特别是在外部环境快速变化的情况下，DMC 必须了解同一药物或具有相似作用机制的药物可能出现的任何新的安全性或有效性信号。例如评估羟氯喹治疗新型冠状病毒感染的功效和安全性时，在短短几周内，人们就对羟氯喹的看法发生了巨大变化。起初它被认为是一种有前景的治疗选择，随后被怀疑不安全，最后因缺乏疗效而被驳回。合并数据的一个关键点是监测试验与提供外部证据的研究在研究设计、患者群体、护理标准等方面具有相似性。

（三）案例点评

在新型冠状病毒感染期间，DMC 面临着干预措施的获益 - 风险数据以惊人的速度积累、必须使用最先进的通信软件来防范安全漏洞以支持频繁举行线上会议等挑战，且 DMC 还需简化流程以满足时间方面的要求。此外，由于许多临床试验在新型冠状病毒感染环境中进行，DMC 在监查中常常要解决与之密切相关的科学问题。应建设流程使不同试验的 DMC 能够彼此共享新出现的机密证据，以更好地评估风险和获益。在此期间设立 DMC 面临时间上的压力和困难，研究人员可能会考虑不仅采用 DMC 的建议，还会包含申办方的一些内部专业知识和经验。不论如何，DMC 提供的独立监督对于在发生公共卫生紧急事件情况下进行的试验尤为重要。

三、艾滋病临床试验

在艾滋病的相关临床试验中存在一些挑战性问题，如在人类受试者中进行研究的伦理道德，如何为感染者提供负责任的准确和快速评估，以及对于新药和改进药物的需求。这也对正在进行的此类临床试验的数据评估提出了挑战，DMC 因此承担了越来越多的责任，以满足科学和公众对加快药物开发的关注。下面以案例分析 DMC 在针对 HIV 感染人群开发和评估新疗法方面的职责和运作经验。

（一）临床研究简介

在 20 世纪 80 年代中后期艾滋病流行时，美国国立卫生研究院（NIH）先后组成两个临床试验项目艾滋病临床试验小组（ACTG）和艾滋病临床研究社区计划（CPCRA），开展了大量临床试验，评估对不同人群的多种干预措施，美国国家过敏和传染病研究所（NIAID）建立了一个可以监督多项艾滋病研究的 DMC。其中在 1987 年 8 月，ACTG 启动了两项大型临床试验，代号 016 和 019，以评估齐多夫定（ZDV）的有效性。试验 016 测试了 ZDV 是否可以减缓患有早期艾滋病相关综合征（ARC）受试者的 HIV 感染进展。在这项双盲、随机、安慰剂对照试验中，疾病进展（晚期 ARC 或艾滋病）和死亡是主要结果指标。试验 019 评估了 ZDV 是否能减缓无症状 HIV 感染者的病情进展，将高剂量、标准剂量和低剂量的 ZDV 与安慰剂进行比较。

（二）本案 DMC 的实践

该 DMC 同时监查 20～25 项正在进行的 ACTG 试验，其一大优点是能够对 NIAID 所有艾滋病的治疗试验具备完整的监查视角。在本案例中，DMC 的责任超出了监查有效性和安全性数据及建议继续或终止试验，还包括根据累积数据或其他来源报告的数据修改研究设计和（或）研究方案，包括剂量、时间安排、筛查和诊断程序、随访频率和持续时间，以及加强遵守资格标准和治疗规范的程序。

为了在监查临床试验时能正确解释不断变化的数据，DMC 必须解决一些复杂的问题。如果使用标准统计程序，随着数据积累而反复评估特定疗效结果，可能会增加错误宣称治疗效果已经确定的可能性，而实际上治疗效果并不存在。虽然出于伦理和科学原因需要对试验进行监查，但增加得出错误结论的可能性显然是不可取的。为了将试验的总体假阳性率维持在可接受的水平，实用的解决方案是需要更有力的证据或更小的 P 值，以便在期中分析时得出准确的结果。采用表 5-1 提供的临界值和相应的名义显著性水平，用于指导评估期中数据。在期中分析中，如果按通常方式计算的 P 值小于表中所示的值，则该数据在总体显著性水平为 5% 时将被视为具有统计显著性。这种方法提供了对期中结果的谨慎解释，同时仍然保护患者的安全。尽管已经开发出复杂的统计方法来评估试验结果的定量强度，但值得注意的是，仅统计学方法不足以指导提前终止决定。DMC 成员的专业知识和判断是必要的，做出有关提前终止的决定需要考虑许多其他因素，例如次要指标的结果、安全性数据、对方案的遵守程度、结果评估中可能的偏差来源、数据的完整性和时效性、数据的内部和外部一致性及其他试验的新数据。

表 5-1 指导评估期中数据的 Z 值和 P 值

K		显著性水平					
		1	2	3	4	5	6
2	Z	2.96	1.97				
	P	0.0031	0.0488				
3	Z	3.7300	2.5260	1.9920			
	P	0.0002	0.0118	0.0466			
4	Z	4.333	2.9630	2.3590	2.0140		
	P	0.000013	0.0031	0.0180	0.0040		
5	Z	4.8770	3.3470	2.6800	2.2900	2.0310	
	P	0.000001	0.0008	0.0074	0.0220	0.0424	
6	Z	5.3610	3.7130	2.9700	2.5380	2.2520	2.0450
	P	<0.000001	0.0002	0.0030	0.0110	0.0240	0.0410

该 DMC 每季度举行一次会议，每次审查大约 8 份期中报告，并从 1989 年起按照下述程序高效而负责任地完成对期中试验结果的评估：①发送报告：

统计中心在会议前向 DMC 成员提供计划审查的试验期中报告。内容包括招募的范围和时间、不合格率、随访的完整性、数据质量、基线特征、依从性和退出情况、主要和次要结果比较及不良事件。一名 DMC 成员被指定为每项试验的主要审查人，并在研究进行期间持续担任该角色。②闭门执行会议：DMC 开始对特定项目（例如 ACTG）的试验进行审查，召开执行会议，仅 DMC 成员、统计中心主任、研究统计学家及 NIAID 资助项目内的临床和统计项目主管参加。会上讨论每份报告，确定稍后与首席研究员、研究统计学家、监管代表、制药公司代表或其他 NIAID 工作人员讨论的问题。③公开会议：研究主席、相关行业代表、FDA 代表和 NIAID 的代表可能出席，但不向公众开放。研究主席提交一份研究进展的简要总结报告，结果数据不会在公开会议中呈现。DMC 在执行会议期间发现的问题将在公开会议上以不揭示盲法或非盲法治疗比较的方式得到解决。④闭门会议：每项试验的第二次闭门会议由 DMC 成员、统计中心主任、研究统计学家、负责方案的 NIAID 医疗官员及 NIAID 的医疗和统计监督人员参加。参会人员根据公开会议的讨论详细审查数据，如果考虑提前终止试验，将对决策问题进行系统审查。因此，相关统计中心工作人员及上述负责实施 DMC 建议的 NIAID 工作人员都在场。对于关键决策，出席会议的 DMC 成员必须达到规定人数。如果 DMC 主席在会前审查数据报告时，预计研究终止问题会引起争议，则可以在会前对无法出席的 DMC 成员进行民意调查，以获取他们的观点。如果不考虑提前终止，DMC 将建议按计划继续试验或进行修改以解决试验设计或实施中的缺陷。研究主席不参加审查非盲数据的闭门会议，仅参与公开会议。⑤最后闭门执行会议：DMC 可能会选择召开成员闭门会议，仅讨论与 NIAID 在后勤或计划问题上的潜在或实际冲突。

1989 年 8 月，DMC 审查了参加 ACTG 试验 016 的 713 名受试者的数据，结果显示安慰剂治疗组中有 36 例疾病进展或死亡事件，而 ZDV 治疗组中只有 15 例，中位随访时间长达 11 个月。两组中只有不到 5% 的受试者经历过严重毒性，远低于之前经验的预期。虽然计划的随访仅完成了大约一半，但观察到的治疗差异如此之大（$P=0.0013$），以至于估计治疗效果的大小被认为具有临床显著性，并且结果具有统计显著性，P 值小于临时分析时终止所需的值（$P=0.003$）。DMC 认为继续对患者志愿者进行安慰剂治疗是不合适的，并建议终止试验。1 天后，该研究被公开宣布终止。在同一次 DMC 会议上，还公布了 ACTG 试验 019 的期中结果。超过 3200 名受试者已入组，按条目 CD4 计数（高于或低于 500）进行分层。ACTG 试验 019 的一个目标是分别评估 ZDV 在每个层中的功效。平均随访时间约为 1 年。截至 1989 年 5 月 10 日的可用数据，结果表明 ZDV 治疗组与安慰剂相比均呈现有利趋势，研究调查人员还报告了对继续试验以评估长期治疗效果的价值持严重保留态度，因为越来越多的研究患者选择不设盲并开始积极治疗。尽管需要尽早提供有益的治疗来减少艾滋病进展，但 DMC 认为在提出任何建议之前必须解决这两个问题：报告的数据不够及时和研究小组尚未验证分析中的所有事件。研究团队被要求更新主要终点事件的数据报告（截至 8 月 1 日）并验证所有事件均符合方案定义。这项任务将在两周内完成，并安排召开 DMC 成员电话会议。后续数据表明先前的趋势持续存在，低剂量 ZDV 优于安慰剂（P=0.003）。在仔细审查了更新的报告后，DMC 于 1989 年 8 月 16 日建议终止高风险（CD4＜500）层中的安慰剂组。24 小时内，这些结果向公众发布。

（三）案例点评

本案例介绍了 NIAID 设立的 DMC 在评估正在进行的艾滋病临床试验中的作用。DMC 监查了一系列同时进行的临床试验，其提供的独立监查在面对研究疾病性质特殊及治疗可能与显著毒性相关等情况时显得尤为重要。该 DMC 模型还可以帮助业界在全球范围内开发药物评价系统。

该 DMC 的组成使多学科专家参与试验的监查过程，以确保在制定有关试验继续或终止的建议时适当权衡复杂的临床、统计和伦理问题。随着将科学观察从临床试验领域转化为医学实践变得越来越重要，DMC 的工作在许多方面提供了第一级同行评审，有助于保持正在进行的临床研究的可信度并提高其效率。由于艾滋病问题受到众多关注，目前关于治疗益处和安全性的期中数据可能并不成熟，并且在科学上尚不令人信服。如果这些数据泄露给研究人员、科学界或公众，谣言和不适当的预先判断可能会阻碍进一步的招募，并使患者评估产生偏见，从而无法完成试验或提供适当的科学审查。因此，确保临床试验期中结果的保密性至关重要。如果没有保密性的保证，DMC 就无法履行其被赋予的责任。

四、高风险急性缺血性脑卒中临床试验

在临床试验中，DMC 的职责之一是保护患者的利益。在缺血性脑卒中的

试验中，DMC 成员通常在神经学、内科学和生物统计学领域具有广泛专业知识。独立性和完整性是 DMC 组织运行的关键，尤其是在与试验申办方的关系中。DMC 就继续或停止患者招募及保护患者安全可能需要修订方案向试验指导委员会提供建议。下面介绍 DMC 在高风险急性缺血性脑卒中（AIS）临床试验中的应用案例。

（一）临床研究简介

这是在我国进行的一项前瞻性、多中心、单臂试验（NCT02930837），研究时间为 2016 年 11 月至 2017 年 12 月，在 11 家研究中心共纳入 120 人，旨在评估我国 AIS 患者在脑卒中症状出现后 3～4.5 小时内使用阿替普酶的安全性和有效性。主要疗效终点是 3 个月时的良好结果，采用改良 Rankin 量表，得分为 0 或 1。根据文献综述，主要疗效终点的阈值确定为 40%。根据欧洲急性卒中合作研究Ⅲ（ECASS Ⅲ）试验定义，主要安全终点是症状性颅内出血（sICH）。使用倾向评分匹配（PSM）方法对本研究与 ECASS Ⅲ 试验之间的事后分析进行了比较。

（二）本案 DMC 实践

本研究创建 DMC 独立评估主要安全终点指标，主要安全终点是根据欧洲合作急性卒中研究（ECASS）Ⅲ标准的 sICH，包括大脑或颅内任何与病情恶化相关的明显血管外血液，或导致死亡并被确定为神经功能恶化的主要原因。其他安全终点包括 3 个月内死亡率、与卒中或神经系统原因相关的死亡、脑疝和症状性脑水肿及其他不良事件。由 DMC 根据 ECASS Ⅲ 定义集中评估的 sICH 患者百分比。sICH 事件首先由研究者评估，然后 DMC 评估所有治疗后任何时间 NIHSS 评分增加至少 4 分的患者（包括所有致命患者和研究者评估的 sICH 事件）。

对于安全性评估，假设 sICH 发生率为 2.4%，95%CI（0.48%，6.99%），置信宽度为 6.51%，可认为达到了合理的估计精度。DMC 在治疗组人群中评估安全性终点，其中包括接受任何剂量阿替普酶研究药物的所有入组患者。计算 3 个月内 sICH 发生率及其 95%CI 作为主要安全终点。其他二元终点、百分比和 CI 也相应计算。

使用倾向评分匹配，调整因素包括年龄、性别、体重、基线 NIHSS 评分、血压（收缩压和舒张压）、糖尿病、高血压、心房扑动或颤动、既往脑卒中的发生率和开始治疗的时间。将本研究的数据与具有里程碑意义的 ECASS Ⅲ 试验的安全性终点及死亡情况进行比较，结果与 ECASS Ⅲ 试验阿替普酶组和安慰剂组情况相匹配。

根据 DMC 的评估，3 名患者［2.5%，95%CI（0.5，7.1）］发生 sICH。所有 sICH 均发生在开始阿替普酶治疗后 24 小时内，经研究者评估与药物相关，其中两名患者死亡，且所有 sICH 均发生在 3 名未使用肝素的患者中。120 名患者中共有 7 名患者（5.8%）死亡，其中 4 名患者在 2～7 天之间死亡，2 名患者在 8～30 天之间死亡，1 名患者在 100 天时死亡。5 例死亡病例被认为与脑卒中或神经系统原因有关，其中有 2 名患者出现脑疝，3 名患者出现症状性脑水肿且均经过 sICH。共有 23 名患者（19.2%）出现严重不良事件，其中 15 名患者（12.5%）报告了与药物相关的 AE。在倾向性评分分析中，匹配的 ECASS Ⅲ 试验阿替普酶组中的 2 名患者（1.7%）报告了 sICH，而匹配的安慰剂组中没有患者报告有 sICH，阿替普酶组和安慰剂组分别有 7 名患者（5.8%）在 3 个月内死亡。

（三）案例点评

DMC 在此多中心、前瞻性的单臂试验中保持其独立性，在主要安全性指标的评估中发挥了重要作用。本案中 DMC 的工作职责相对集中，为在高风险的临床试验中保护受试者的安全及研究药物安全性评价提供借鉴。

五、阿帕鲁胺联合阿比特龙、泼尼松治疗转移性去势抵抗性前列腺癌研究

由于 DMC 可能需要审阅非盲态数据的分析结果，因此需要设立一个独立统计团队来支持 DMC 的工作。下面以阿帕鲁胺联合阿比特龙和泼尼松治疗转移性去势抵抗性前列腺癌（metastatic castration-resistant prostate cancer，mCRPC）的研究为例，展现独立统计师团队的作用、实施注意事项以及 DMC 在安全性监测方面的相关内容。

（一）临床研究简介

mCRPC 发生在大多数晚期前列腺癌患者中，这些患者最初对雄激素剥夺疗法有反应，但雄激素受体基因扩增和过度表达可能会导致耐药性，使得雄激素剥夺治疗失败。有文献表明，阿帕鲁胺加阿比特龙、泼尼松的联合疗法，可实现雄激素信号轴的双重抑制，能延迟 mCRPC 患者耐药性的出现并改善其预后。

　　申办方发起了一项随机、安慰剂对照、双盲、Ⅲ期临床研究。研究的预期是使用阿帕鲁胺加醋酸阿比特龙、泼尼松的联合治疗可以延迟mCRPC患者耐药性的出现并改善其预后。研究纳入年龄大于18岁（含18岁）未接受化疗、正在接受雄激素剥夺治疗、美国东部肿瘤协作组体能状态（ECOG PS）评分为0或1、简明疼痛量表问题3小于3分的982名mCRPC患者。患者按1∶1的比例随机分组给予阿帕鲁胺240mg qd加醋酸阿比特龙1000mg qd和泼尼松5mg bid（阿帕鲁胺组）或口服安慰剂加同等剂量醋酸阿比特龙、泼尼松（安慰剂组）。研究的主要终点是影像学无进展生存期。

　　（二）本案DMC的实践

　　申办方委托DMC持续监查试验的安全性和有效性数据，以确保患者的安全并审查疗效数据。可能造成治疗分组揭盲的数据分析都由DMC的独立外部统计师完成，以保证盲态数据的完整性并最大限度地减少偏倚的可能性。研究方案对总体生存终点进行两次期中分析和一次最终分析，两次期中分析将在预设的659例死亡达到45%和62%时进行。根据DMC的建议，盲法研究一直持续到总生存率的最终分析。研究结论得出，阿帕鲁胺联合阿比特龙和泼尼松改善了mCRPC的影像学无进展生存期。此外，DMC的首要任务是进行安全性监查以保护受试者的安全。对于试验前有证据显示研究干预可能存在重大安全隐患，或者针对危及生命的疾病开展研究的试验，均应考虑设立DMC。本案例设立DMC持续监查试验数据以确保患者安全。在阿帕鲁胺组中，60%（294/490）的患者治疗后报告出现了3级或4级不良事件，而安慰剂组中51%（250/489）的患者出现了不良事件。阿帕鲁胺组和安慰剂组中最常见的3级或4级不良事件是高血压（分别为17%和10%），最常见的严重不良事件是肺炎（分别为4%和2%）、血尿（分别为1%和3%）和尿路感染（分别为2%和1%）。阿帕鲁胺组和安慰剂组与死亡相关的不良事件发生率分别为3%和8%。

　　（三）案例点评

　　该案例体现出，独立统计团队必须独立于研究相关方，特别在涉及数据盲态的问题时尤为重要。原则上，凡是有保持数据盲态要求的临床试验，独立统计团队只负责向DMC提供非盲态的数据及其分析结果，不得向其他任何人员、机构和组织泄露非盲态信息。独立统计团队一般应来自申办方外部，通常不建议与项目统计师或DMC统计专家来自同一组织或单位，以便保持其独立性，从而确保试验的完整性。同时，DMC还具有提供试验设计调整建议、监查试验质量的作用。在保证试验完整性的前提下，DMC 对正在进行的试验设计提出调整的建议将有助于提升临床试验的科学性，并降低试验失败的风险。

六、某中成药上市后再评价临床研究

上市后药品评价不仅涉及药品的有效性，还包括安全性、经济性等方面的综合评估。其中，安全性评价是尤为重要的部分。DMC 需要对临床研究药物的安全性进行独立审查，尤其关注研究过程中出现的可疑且非预期严重不良反应（SUSAR）。DMC 将依据研究者手册、已上市药品的说明书或产品特性摘要等已有资料信息，判断严重不良反应是否超出了预期范围，从而确定其是否为 SUSAR。这一过程对于识别试验药物的安全性信号和风险至关重要，有助于及时发现和评估潜在的安全性问题，确保受试者的安全和试验的顺利进行。下面以某中成药上市后再评价的临床研究为例，探讨 DMC 在安全性审核中对于 SUSAR 处理及判定发挥的作用。

（一）临床研究简介

本研究为制药企业发起的一项上市后再评价临床研究，研究目的为考察某中成药长期治疗冠心病患者的有效性、安全性和经济性。试验设计为多中心、开放性、空白对照临床试验设计，纳入经皮冠状动脉介入治疗（PCI）术后已接受双联抗血小板治疗（阿司匹林加氯吡格雷或替格瑞洛）12 个月以上，且改为阿司匹林单抗治疗满 1 个月的中医辨证属心血瘀阻的稳定性冠心病患者，按中医院和西医院分层，在每一层内试验组与对照组中心数的分配比例为 2∶1。样本量共计 3600 例，试验组 2400 例，对照组 1200 例。观察期包括用药期 12 周，随访期 12 周。主要疗效指标为主要不良心脑血管事件（MACCE）的复合终点发生率，安全性指标包括实验室检查及不良事件等。

（二）本案 DMC 的实践

本研究建立 DMC 主要为了对临床研究药物的安全性进行审查。研究中 DMC 的具体职能为对临床研究的安全性进行独立监查，重点对临床研究过程研究者判定的 SUSAR 进行审查。

本项目 DMC 由 4 名临床专家和 1 名伦理专家组成。当发生 SUSAR 时，启动 DMC 会议审核，4 名 DMC 专家中至少应有 2 名 SUSAR 所属专科疾病权威临床专家参会，对相关 SUSAR 的判定应有 2/3（含）以上的成员投票同意方可通过，即应有 4 名及以上 DMC 成员投票同意方可通过。

例如，DMC 针对一位受试者出现 SUSAR "右眼玻璃体积血"和"右眼视网膜中央静脉阻塞"的讨论及建议如下。

该受试者首次严重不良事件即报告了"右眼玻璃体积血"及"右眼视网膜中央静脉阻塞"，视网膜中央静脉阻塞的并发症包括黄斑囊样水肿、黄斑前膜形成、玻璃体积血，故受试者的主要问题为视网膜中央静脉阻塞。导致视网膜中央静脉阻塞的病因比较复杂，该病为多因素致病，与视网膜炎症、视网膜低灌注、高血压、动脉硬化、血液高黏度和血流动力学异常等有密切关系，外伤、口服避孕药或过度疲劳等均可为发病诱因。

受试者的基础疾病为冠心病，5 年前行 PCI 术，术后持续服用的药物有阿司匹林、阿托伐他汀钙、美托洛尔、盐酸曲美他嗪和咪达普利。患者 CT 检查报告结果为冠状动脉壁钙化。以上基础疾病及患者长达 30 年的吸烟史（平均每天吸烟 20 支）均可能导致视网膜中央静脉阻塞的出现。

因研究药物为活血化瘀的药物，该受试者眼科主治医生认为右眼玻璃体积血与试验药物可能有关，故停止使用试验药物，但同时给予患者治疗时使用了具有活血祛瘀功效的中药注射剂。DMC 认为眼科主治医生并非该试验的研究者，不具备进行关系判定的条件，不应以其判定作为研究者的判定结果。

该研究药物组成为两种临床常用的活血化瘀药物，根据中医临床用药经验及既往研究，这两种药物临床运用较为安全。患者加服临床研究研究药物后，其血小板、凝血指标等并未出现有临床意义的异常改变，因此加服研究药物未对受试者的凝血功能造成影响。同时，患者出现右眼玻璃体积血、右眼视网膜中央静脉阻塞后，虽然停用了研究药物，但又使用了其他活血化瘀药物进行治疗，提示活血化瘀药物可能不是造成该严重不良事件发生的原因。受试者首次住院治疗后视力恢复，不久之后病情反复并加重，一方面与该疾病本身的特点有关，另一方面与首次治疗未按照眼科诊疗规范处理有一定的关系。综上，请研究者结合所有证据及专家的讨论意见，对上述严重不良事件与研究药物的关系进行再次判定。

最终，研究医生结合 DMC 专家的意见进行了再次判定。

（三）案例点评

上市后再评价研究中通常更加关注研究药物的安全性，本案例给出了 DMC 在安全性审核中对于 SUSAR 处理及判定发挥的作用，对临床研究中进一步保护受试者的安全及对研究药物安全性的合理评价提供了一种思路。

七、纳曲酮联合安非他酮治疗超重或肥胖患者非劣效试验

临床试验中有效性数据是评价药品能否上市的关键，但安全性数据也不可或缺，不良的获益－风险比是制约新药上市的一个重要因素。LIGHT 试验是一项多中心、随机双盲试验，评估纳曲酮和安非他酮联合使用较安慰剂组是否会增加超重或肥胖患者的主要心血管不良事件的发生，试验中的安全性数据是影响药品上市的终点指标，亟需 DMC 发挥在试验全周期的安全性数据监查中的作用，这也是影响 FDA 决策的关键所在。

（一）临床研究简介

LIGHT 试验是于 2012 年在美国开展的一项Ⅲb 期、多中心、随机、双盲、安慰剂对照、非劣效试验，评估纳曲酮和安非他酮联合使用与安慰剂相比是否会增加超重或肥胖患者主要心血管不良事件（心血管死亡、卒中或心肌梗死）的发生。试验在 266 个中心开展，样本量为 8910 人，其中安慰剂组（$n=4454$），试验组（纳曲酮 32mg/d、安非他酮 360mg/d，$n=4456$）。该研究首先将患者纳入导入期，以排除对低剂量纳曲酮联合安非他酮治疗不耐受或依从性差的患者。在导入期内，受试者以 1∶1 的比例被随机分配到两个治疗序列中的一个，先予 1 周的研究药物，然后 1 周的安慰剂；或者先予 1 周的安慰剂，然后 1 周的研究药物。符合条件的患者随后以 1∶1 的比例随机接受纳曲酮联合安非他酮或安慰剂治疗，随机治疗的持续时间在 2～4 年。主要终点是心血管不良事件（心血管死亡、卒中和心肌梗死），对所有受试者进行跟踪调查，直到报告 378 个主要事件。按照试验设计，如果 25% 试验终点的数据（大约 87 个事件的期中分析）小于非劣效界值 2.0，FDA 将考虑批准上市，但试验将以双盲的方式继续下去，直到 378 个主要终点完成观察。

（二）本案 DMC 的实践

试验开展约 18 个月后，DMC 进行了 25% 试验终点数据的期中审查，总共有 94 个主要终点事件，其中试验组为 35 个，安慰剂组 59 个，两者危险比为 0.59，数据有利于试验组。因此，DMC 建议公开目前的期中数据，并根据试验数据访问计划的具体规定继续试验。FDA 基于这些数据批准了上市。

在第一次期中分析后的 16 个月，DMC 对 25% 试验终点数据和 50% 试验终点数据进行了第二次期中分析，结果 50% 试验终点数据与 25% 试验终点数据的有利证据相当不一致。心血管终点事件出现 98 个，其中试验组为 55 个，

安慰剂组 43 个，两者危险比为 1.29，与第一次期中分析截然相反。但就在同一天，试验申办方公布了 25% 试验终点数据的期中分析，作为向 FDA 提交报告的一部分，该报告声称"对心血管结果有积极影响"。显然这份关于早期结果的报告具有严重的误导性，因为在试验的第二阶段，总体数据与第一次期中数据非常不一致，并且不能预估最终的结论。鉴于第二次期中分析中暴露出试验组的心血管风险较安慰剂组高，该研究的 DMC 建议终止试验，试验赞助方同意终止。

该试验的最终报告共包含 243 个事件，占目标数量的 64%，试验组与安慰剂组的危害比为 0.95，远远高于第一次期中分析公布的 0.59。此外，试验组的非心血管性死亡更多，所有死亡的复合终点的估计危险比为 1.02。

（三）案例点评

该试验中 DMC 错误地建议申办方提前公开期中数据，未考虑到临时数据的不稳定性和不完整性，从而对潜在的受众产生误导，可能导致不必要的甚至致命的风险。由于意外提前终止试验，导致该治疗的心血管安全性仍不确定，FDA 建议申办方开展新的试验以评估该治疗的心血管风险。因此，申办方需要付出额外更多的时间、资源去证实，从而大大增加了时间成本和经济成本。

一些临床试验旨在向药监部门提供临时数据，以支持初步的上市批准，然后在批准后继续进行试验以提供关于主要安全性或有效性结果更确切的证据。而这些试验中关于主要结果数据的保密性往往没有得到适当保护，这对于成功获取长期的数据信息来评估干预措施的利弊构成了很大的挑战。因此，在公布初始数据供药监部门审查时，必须继续保护新出现的长期数据的机密性，直到达到预先规定的完成试验的标准，这就要求 DMC 在全试验周期更加严谨地做决定。

八、血管紧张素受体阻滞剂治疗心衰临床研究

作为血管紧张素转换酶（ACE）抑制剂的替代品或辅助药物，血管紧张素受体阻滞剂（如坎地沙坦）有可能改善心衰患者的临床结果。下面以 CHARM 项目为例，说明 DMC 监查对于按照计划完成试验的重要性。

（一）临床研究简介

CHARM 项目被设计为 3 个独立、随机、双盲试验，在 3 个具有不同症状的心力衰竭患者群体中比较坎地沙坦与安慰剂疗效的差异。

试验一（NCT00634400）面向 CHARM-Alternative 患者（n=2028），即 LVEF≤0.40，且因既往不耐受而未使用 ACE 抑制剂者。试验二（NCT00634309）面向 CHARM-Added 患者（n=2548），即 LVEF≤0.40，并接受 ACE 抑制剂治疗者。试验三（NCT00634712）面向 CHARM-Preserved 患者（n=3023），即 LVEF>0.40 者。

3 项试验的主要终点采用复合事件，即因心血管（CV）死亡或慢性心力衰竭（CHF）恶化而住院治疗。每个症状所需的样本量都是基于该症状的统计功效计算。总体方案旨在评估症状性心力衰竭患者的全因死亡率，预计总体样本量为 6500。采用双侧检验水准 0.05，检验功效为 0.85。预计安慰剂组的年总死亡率为 8%，试验组死亡率较安慰剂组降低 14%（即 6.88%），采用 log-rank 检验。

3 项试验在 26 个国家的 618 个地点进行。在 1999 年 3 月至 2001 年 3 月期间，通过对 7599 名患者进行至少两年的随访，超过了其招募 6500 名患者的目标。所有随访均于 2003 年 3 月 31 日结束，中位随访时间为 3.14 年。最终结果发表在 2003 年 9 月 6 日的《柳叶刀》杂志上。在整个 CHARM 项目中，与安慰剂组相比，坎地沙坦组的主要终点事件发生率降低了 16% ［95%CI（9%，23%），P<0.0001］，全因死亡率下降 9%［95%CI（0%，17%），P=0.055］。

（二）本案 DMC 的实践

在 CHARM 项目中，DMC 由 2 名内科医生和 1 名数据分析师组成。DMC 与执行委员会合作拟订了一份章程。该章程规定了 DMC 的职权范围、作业程序及提前终止的准则（包括统计停止边界）。

DMC 每月收到一份包括截至报告时所有严重不良事件和死亡的数据的安全报告。此外，DMC 每年举行两次会议，并提供一份更全面的期中报告，报告包含更广泛的随访数据，特别是关于死亡、主要和次要临床终点和严重不良事件的数据。

DMC 使用终点委员会对死亡原因和非致死性重大临床事件的裁决结果进行评估。对于终点委员会尚未验证的事件，则使用研究者的分类进行评估。所有的期中报告和安全报告均由独立于试验赞助商的数据分析师提供。结果以盲法（即编码治疗组 A 和 B）显示；DMC 可在任何阶段进行揭盲（即确定坎地沙坦组是治疗组 A 还是治疗组 B）。本次研究在第二次期中分析时进行揭盲。

在每个月收到安全报告之后，任何 DMC 成员都可以指出存在的安全问题，或者在必要的情况下召开会议。如果未发现药物安全问题，DMC 统计师应向执行委员会和赞助商通过传真和邮寄确认，使研究按计划继续进行。在每次 DMC 举行的会议上，都包含一个只有 DMC 成员和独立数据分析师参加的会议。期中结果的盲态数据仅可由该会议成员知晓与讨论。该会议至少有 2名 DMC 成员长期现场出席，第三名成员有两次机会通过电话会议参加。除了第一次 DMC 会议外，其他所有会议都包含一个由执行委员会成员和赞助商代表参加的公开会议，公开会议的主要目的是分享有关研究进展和组织的信息，DMC 可以在公开会议上就停止或修改整个或部分项目提出任何建议。第四次期中报告后，一份只包含两个治疗组合并数据的经盲法处理的期中报告被提交给执行委员会。在本次研究中，未发生 DMC 建议停止或修改项目的情况。

（三）案例点评

CHARM 项目证明了坎地沙坦对心衰患者，尤其是射血分数降低的患者，在减少心血管事件和改善生存率方面具有重要的临床价值。DMC 在 CHARM 项目中的经验说明了按照计划完成试验的重要性，DMC 通过严格的监控和独立的期中分析，确保了研究的科学性，为研究的成功和临床应用提供了保障。通常情况下，做出提前停止试验的决定时需要有证据表明干预措施会影响临床实践，而不是严格依赖统计停止指南做出决定。

九、芪蛭通络胶囊治疗缺血性脑卒中恢复期临床研究

缺血性脑卒中为脑部血液循环障碍所引发的一类脑血管疾病，通常其发病率、致残率及死亡率较高。西医学治疗缺血性脑卒中的手段有限，尤其对于恢复期患者疗效并不显著，而中医药治疗缺血性卒中恢复期有一定优势。芪蛭通络胶囊在国内广泛用于缺血性卒中恢复期偏瘫、肢体麻木、身体乏力的治疗。下面以一项针对芪蛭通络胶囊的随机、多中心、双盲、安慰剂对照、适应性设计临床试验为例，展现 DMC 在中成药临床研究中的作用和运行经验。

（一）临床研究简介

2002 年获批以来，芪蛭通络胶囊对缺血性脑卒中恢复期（气虚血瘀证）表现出改善作用，在改善患者整体生存状态质量方面具有潜在价值。2010 年启动上市后临床研究，为进一步评价其治疗恢复期缺血性卒中（气虚血瘀证）

的临床疗效和安全性，采用适应性设计方法，进行两阶段的临床研究。2010年10月至2011年4月，已完成第一阶段68例缺血性卒中恢复期患者的临床小样本研究。结果显示，在改善机体功能方面，芪蛭通络胶囊与对照药功能相似；在改善失语功能方面，芪蛭通络胶囊优于对照药；在改善血瘀证方面，芪蛭通络胶囊可能有优于对照药的趋势（有待扩大样本量证实）。因此，第二阶段临床研究将重点关注其优势，并在第一阶段基础上计算样本量，选择其优势作为评价其治疗效果的终点指标，为临床应用推广提供更高水平的证据。

本研究是一项随机、多中心、双盲、安慰剂对照、适应性设计临床试验。患者以2∶1∶1的比例随机分配到芪蛭通络组（芪蛭通络胶囊4粒，每日两次，午餐后服用4粒安慰剂），脑心通组（脑心通胶囊4粒，每日3次），或安慰剂组（外观和味道与芪蛭通络胶囊匹配的安慰剂4粒，每日3次）。三组治疗时间均为12周。

研究的主要疗效终点为卒中发生后第12周时测量的下肢Fugl–Meyer运动（FMMS–LL）评分从基线的变化。关键次要疗效终点包括在卒中发生后第4周、第12周和第90天时测量的FMMS总分、上肢FMMS评分、失语商（AQ）评分、无失语患者（AQ评分>93.8）比例、Barthel指数（BI）、BI评分>90的患者比例、中医证候评分从基线的变化。

此项研究自2013年10月开始至2016年10月停止，在13个中心纳入了总共622例患者。试验结果显示，从基线到第12周，芪蛭通络组与安慰剂组相比，其主要疗效终点在第4周至第90天的每次随访中均表现出更大的改善：第4周时，风险比0.89，95%CI（0.30，1.49），$P=0.0032$；第12周时，风险比1.81，95%CI（0.88，2.74），$P=0.0001$；第90天时，风险比1.83，95%CI（1.01，2.66），$P<0.0001$。与脑心通组相比，芪蛭通络组在卒中后第12周和第90天也观察到显著差异：第12周时，风险比1.05，95%CI（0.13，1.96），$P=0.0253$；第90天时，风险比0.88，95%CI（0.07，1.70），$P=0.0339$。

在接受研究药物治疗的622例患者中，37例患者报告了40例不良事件，大多数不良事件的严重程度为轻中度，不良事件的发生频率在3个组之间没有显著差异（$P=0.7239$）。

综上所述，芪蛭通络胶囊是一种有效的脑卒中治疗干预措施。与接受脑心通和安慰剂治疗的患者相比，脑卒中恢复期患者服用芪蛭通络胶囊可以更好地促进下肢运动障碍的恢复，且不良事件发生率低。研究表明，芪蛭通络胶囊可作为一种潜在的卒中康复新策略。

（二）本案 DMC 的实践

为满足试验目的，助力大规模、长期、多中心的复杂临床研究高质量完成，本案中 DMC 参与了现场质量核查，监查方案依从性、招募状态、受试者的脱落率和数据完整性等方面的信息。同时，基于已收集数据，在保证试验完整性的前提下，DMC 对正在进行的试验设计提出调整的建议，这有助于提升试验的科学性，并降低试验失败的风险。

为保证 DMC 程序的规范透明，本试验在开始前制定了相关的 DMC 章程，内容包括主要职责、成员组成、会议计划、相关方交流流程、模拟建议示例等，对 DMC 将如何开展工作及如何与其他研究参与方沟通交流进行了规定。

具体来说，DMC 由 6 名与试验无关的成员组成，其主要职责为进行监查研究实施的数据（评估研究质量），监查积累的安全性数据（评估安全性），监查积累的有效性数据（评估有效性），进行期中分析（节约时间成本和资源），以及保护受试者的权益。

在期中分析中，共有 312 名患者入组试验，其中 305 名患者有主要终点。两组下肢 Fugl-Meyer 运动评分（Lan-DeMets 消耗功能边界未跨越）的变化差异无统计学意义。使用 EAST 5.2 计算条件功率（CP）为 0.984。因此，DMC 决定研究按原方案进行，不增加样本量。

本研究临床试验质控于 2018 年 12 月 8 日在北京进行，6 位 DMC 专家参与现场视察。DMC 给出的建议主要包括 4 点：① AE 的评价：应结合受试者的体征、实验室检查、合并用药等进行分析；建议组织院内专家讨论会，针对肝肾功能异常（中药制剂安全性的重点关注问题）、APTT 升高及消化道反应的病例进行再次评价；梳理补充漏报的 AE。②量表评分和安全性指标：核对 HIS 系统，确保量表评分的准确；避免采集距入组时间较长的实验室检查结果，若出现此种情况，在入组前应安排受试者再次进行实验室检查确定入排；如受试者提前出组，应尽量进行相关实验室检查。③入组前合并用药：入组前停止使用与试验药物含相同成分或具有活血化瘀功能的中药；停用药物日期应与入组本试验的日期有一定间隔，以减小入组前合并用药对试验药物的影响。④合并用药记录：治疗用药与治疗史用药分类记录，可按功能、剂型、服法分类，有利于整体分析，分析同类药物是否导致同一 AE 的出现。

（三）案例点评

本试验中，DMC 提出维持原方案继续试验，并通过现场视察的方式，对 AE 的评价、量表评分和安全性指标、入组前合并用药、合并用药记录 4 个方面进行了指导。正是由于 DMC 的存在，使试验数据获得了定期客观的审阅，这有助于保护受试者的安全，保证研究的完整性与有效性，并减少研究结果的偏倚。本试验中，研究中心建立"项目组—专业组—质控办"三级质控体系，DMC 参考 GCP 建立相应的 SOP 并制定统一的过程文件模板，积极开展定期的沟通会议，项目文件夹按照 SOP 的要求，专人、专柜管理同时电子备份。DMC 在启动会前对所有监查员进行针对芪蛭通络胶囊临床试验的系统综合培训并进行考核，项目开展过程中对受试者权益、方案执行性、操作的规范性、药品的管理进行全方位监管，监查次数与入组进度相互促进，数据质量得到较好保证。

本研究中 DMC 审阅临床试验过程中收集有效性和安全性数据，避免研究结果出现偏倚，根据统计数据进行期中分析，并为申办方提供建议，从而保障临床试验受试者的切身利益，并提高试验的完整性和数据的可靠性。

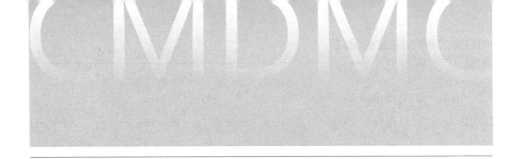

参考文献

[1] 陈峰，夏结来 . 临床试验统计学 [M]. 北京：人民卫生出版社，2017.

[2] Fleming，T. R.，Ellenberg，S.，et al. Monitoring Clinical Trials：Issues and Controversies Regarding Confidentiality [J].Statistics in Medicine，2002，21（19）：2843–2851.

[3] Shah，S. K.，Dawson，L.，et al. Should Sponsors and DSMBs Share Interim Results Across Trials [J]. Journal of Acquired Immune Deficiency Syndromes，2011，58（5）：433–435.

[4] Bresalier RS，Sandler RS，Quan H，et al.Cardiovascular Events Associated with Rofecoxib in a Colorectal Adenoma Chemoprevention Trial [J]. The New England Journal of Medicine，2005，352：1092–102.

[5] 陈启光，陈炳为 . 医学统计学 [M].3 版 . 南京：东南大学出版社，2013.

[6] Chow SC，Chang M.Adaptive Design Methods in Clinical Trials [J]. Chapman & Hall/CRC，2007：175–178.

[7] Chang M.Adaptive Design Theory and Implementation Using SAS and R [J]. Chapman & Hall/CRC，2008：96–187.

[8] Crulli J，McMillian WD，Saba M，et al.Addaptive Trial Design：Its Growing Role in Clinical Research and Implications for Pharmacists [J]. American Journal of Health–System Pharmacy，2011，68（9）：807–813.

[9] Friede T，Kieser M.Sample Size Recalculation in Internal Pilot Study Designs：A Review [J]. Biomedical Journal，2006，48（4）：537–555.

[10] Friede T，Kieser M.Blinded Sample Size Recalculation for Clinical Trials with Normal Data and Baseline Adjusted Analysis [J]. Pharmaceutical Statistics，2011，10（1）：8–13.

[11] Mattingly G.，Arnold V.，Yan B.，et al. A Phase 3，Randomized Double–Blind Study of the Efficacy and Safety of Low–Dose SHP465 Mixed Amphetamine Salts Extended–Release in Children with Attention–Deficit/Hyperactivity Disorder [J]. Journal of Child and

Adolescent Psychopharmacology，2020，30（9）：549-557.

[12] Driscoll J，Almas M，Gregorian G，et al. Pregabalin as Adjunctive Therapy in Adult and Pediatric Patients with Generalized Tonic-Clonic Seizures：A Randomized，Placebo-Controlled Trial [J]. Epilepsia Open，2021，6（2）：381-393.

[13] 陈建平，魏永越，陈峰，等 . 期中分析的条件检验效能及样本含量再估计 [J]. 中国卫生统计，2010，27（4）：361-363.

[14] Bretz F，Schmidli H，Koenig F，et al. Confirmatory Seamless Phase Ⅱ/Ⅲ Clinical Trials with Hypotheses Selection at Interim：General Concepts [J]. Biomedical Journal，2006，48（4）：623-634.

[15] Gallo P.Confidentiality and Trial Integrity Issues for Adaptive Designs [J]. Drug Information Journal，2006，40（6）：445-450.

[16] Gaydos B，Krams M，Perevozskaya I，et al. Adaptive Dose-Response Studies [J]. Drug Information Journal，2006，40（6）：451-461.

[17] Krams M.，Lees K R.，Hacke W.，et al. Acute Stroke Therapy by Inhibition of Neutrophils（ASTIN）：An Adaptive Dose-Response Study of UK-279，276 in Acute Ischemic Stroke [J]. Stroke，2003，34（11）：2543-2548.

[18] Maca，J，Bhattacharya，S，Dragalin V，et al. Adaptive Seamless Phase Ⅱ/Ⅲ Designs-Background Operational Aspects and Examples [J]. Drug Information Journal，2006，40（4）：463-473.

[19] Quinlan JA，Krams M.Implementing Adaptive Designs：Logistical and Operational Considerations [J]. Drug Information Journal，2006，40（6）：437-444.

[20] Stewart WH，Ruberg SJ. Detecting Dose Response with Contrasts [J]. Statistics in Medicine，2000，19：913-921.

[21] 中国心血管健康与疾病报告编写组 . 中国心血管健康与疾病报告 2020 概要 [J]. 中国循环杂志，2021，36（06）：521-545.

[22] 付长庚，刘龙涛，王跃飞，等 . 丹红注射液临床应用中国专家共识 [J]. 中国中西医结合杂志，2018，38（04）：389-397.

[23] Yu Y，Hu S，Li G，et al. Comparative effectiveness of Di'ao Xin Xue Kang capsule and Compound Danshen Tablet in Patients with Symptomatic Chronic Stable Angina [J]. Scientific Reports，2014（4）：1-8.

[24] Johnston SC，Easton JD，Farrant M，et al. Clopidogrel and Aspirin in Acute Ischemic

Stroke and High-Risk TIA [J]. The New England Journal of Medicine, 2018, 379（3）: 215-225.

[25] Lewis RJ, Connor JT, Teerlink JR, et al.Application of Adaptive Design and Decision Making to a Phase Ⅱ Trial of a Phosphodiesterase Inhibitor for the Treatment of Intermittent Claudication [J]. Trials, 2011, 25（12）: 134.

[26] Kjellberg A, Douglas J, Pawlik MT, et al. Randomised, Controlled, Open Label, Multicentre Clinical Trial to Explore Safety and Efficacy of Hyperbaric Oxygen for Preventing ICU Admission, Morbidity and Mortality in Adult Patients with COVID-19 [J]. BMJ Open., 2021, 11（7）: 1-9.

[27] Correll CU, Kohegyi E, Zhao C, et al. Oral Aripiprazole as Maintenance Treatment in Adolescent Schizophrenia: Results From a 52-Week, Randomized, Placebo-Controlled Withdrawal Study [J]. Journal of the American Academy of Child and Adolescent Psychiatry, 2017, 56（9）: 784-792.

[28] Bristow MR, Sharma K, Assmann SF, et al.Data and Safety Monitoring Board Evaluation and Management of a Renal Adverse Event Signal in TOPCAT [J]. European Journal of Heart Failure, 2017, 19（4）: 457-465.

[29] Collins JF. Data and Safety Monitoring Board Issues Raised in the VA Status Epilepticus Study [J]. Contemporary Clinical Trials, 2003, 24（1）: 71-77.

[30] Holubkov R, Casper TC, Dean JM, et al.The Role of the Data and Safety Monitoring Board in a Clinical Trial: the CRISIS Study [J]. Pediatric Critical Care Medicine, 2013, 14（4）: 374-383.

[31] 邓迎莹, 高敬书, 马红丽, 等.不孕症临床研究数据与安全监察委员会的成立与运行 [J]. 中华中医药杂志, 2017, 6: 2467-2469.

[32] Wittes J. On Independent Data Monitoring Committees in Oncology Clinical Trials [J]. Chinese Clinical Oncology, 2014, 3（3）: 1-10.

[33] Patrawala S, Puzanov I.Vemurafenib（RG67204, PLX4032）: A Potent Selective BRAF Kinase Inhibitor [J]. Future Oncology, 2012, 8（5）: 509-523.

[34] Thuss-Patience Peter C, Shah Manish A, Ohtsu Atsushi, et al. Trastuzumab Emtansine Versus Taxane Use for Previously Treated HER2-Positive Locally Advanced or Metastatic Gastric or Gastro-Oesophageal Junction Adenocarcinoma（GATSBY）: An International Randomised, Open-Label, Adaptive, Phase 2/3 Study [J]. The Lancet, 2017, 18（5）:

640–653.

[35] Leticia Delgado–Herrera，Dan Anbar.A Model for the Interim Analysis Process：A Case Study [J].Controlled Clinical Trials，2003，24（1）：51–65.

[36] Berwaerts J，Liu Y，Gopal S，et al.Efficacy and Safety of the 3–Month Formulation of Paliperidone Palmitate vs Placebo for Relapse Prevention of Schizophrenia：A Randomized Clinical Trial [J]. JAMA Psychiatry，2015，72（8）：830–839.

[37] Heerspink HJL，Stefánsson BV，et al.Dapagliflozin in Patients with Chronic Kidney Disease [J]. The New England Journal of Medicine，2020，383（15）：1436–1446.

[38] Voelker J，Berg PH，Sheetz M，et al. Anti–TGF–β1 Antibody Therapy in Patients with Diabetic Nephropathy [J]. Journal of the American Society of Nephrology，2017，28（3）：953–962.

[39] Todd J，Heyderman RS，Musoke P，et al. When Enough is Enough：How the Decision was Made to Stop the FEAST Trial：Data and Safety Monitoring in an African Trial of Fluid Expansion As Supportive Therapy（FEAST）for Critically Ill Children [J]. Trials，2013，14（85）：2–8.

[40] Bath PM，Woodhouse LJ，Appleton JP，et al. Antiplatelet Therapy with Aspirin，Clopidogrel，and Dipyridamole Versus Clopidogrel Alone or Aspirin and Dipyridamole in Patients with Acute Cerebral Ischaemia（TARDIS）：A Randomised，Open–Label，Phase 3 Superiority Trial [J]. The Lancet，2018，391（10123）：850–859.

[41] Emens LA，Esteva FJ，Beresford M，et al. Trastuzumab Emtansine Plus Atezolizumab Versus Trastuzumab Emtansine Plus Placebo in Previously Treated，HER2–Positive Advanced Breast Cancer（KATE2）：A phase 2，Multicentre，Randomised，Double–Blind Trial [J]. The Lancet Oncology，2020，21（10）：1283–1295.

[42] 卿培东，赵生鑫，胥鸿达，等．补骨坚骨液配合依降钙素治疗胸腰椎骨质疏松骨折临床研究 [J]. 四川中医，2022，10：166–169.

[43] Krown SE，Moser CB，MacPhail P，et al. Treatment of Advanced AIDS–Associated Kaposi Sarcoma in Resource–Limited Settings：A Three–Arm，Open–Label，Randomised，Non–Inferiority Trial [J]. The Lancet，2020，395（10231）：1195–1207.

[44] Major–Pedersen A，McCullen MK，Sabol ME，et al. A Joint Industry–Sponsored Data Monitoring Committee Model for Observational Retrospective Drug Safety Studies in the Real–World Setting [J]. Pharmacoepidemiol And Drug Safety，2021，30（1）：9–16.

[45] DeMets DL，Fleming TR，Whitley RJ，et al. The Data and Safety Monitoring Board and Acquired Immune Deficiency Syndrome（AIDS）Clinical Trials [J]. Controlled Clinical Trials，1995，16（6）：408–421.

[46] Zheng H，Yang Y，Chen H，et al. Thrombolysis with Alteplase 3–4.5 Hours After Acute Ischaemic Stroke：the First Multicentre，Phase III Trial in China [J]. Stroke and Vascular Neurology，2020，5（3）：285–290.

[47] Saad F，Efstathiou E，Attard G，et al. Apalutamide Plus Abiraterone Acetate and Prednisone Versus Placebo Plus Abiraterone and Prednisone in Metastatic，Castration-Resistant Prostate Cancer（ACIS）：A Randomised，Placebo-Controlled，Double-Blind，Multinational，Phase 3 Study [J]. The Lancet Oncology，2021，22（11）：1541–1559.

[48] Nissen SE，Wolski KE，Prcela L，et al. Effect of Naltrexone-Bupropion on Major Adverse Cardiovascular Events in Overweight and Obese Patients With Cardiovascular Risk Factors：A Randomized Clinical Trial [J]. JAMA，2016，315（10）：990–1004.

[49] Pocock S，Wang D，Wilhelmsen L，et al. The data monitoring experience in the Candesartan in Heart Failure Assessment of Reduction in Mortality and Morbidity（CHARM）program [J]. American Heart Journal，2005，149（5）：939–943.